中医肿瘤临证对药

ZHONGYI ZHONGLIU LINZHENG DUIYAO

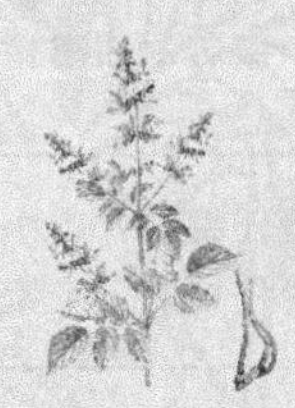

刘延庆 主编

化学工业出版社
·北京·

内容简介

本文共七章，涉及补益类、清热解毒抗癌类、化痰散结类、理气类、活血化瘀类、固摄类及其他类中医肿瘤临床常用药物，收录147组抗肿瘤对药，且经过现代药理及临床研究证实有效。一组对药就是一个方剂。每组对药包括单味功用、伍用功能、主治、常用量、化学成分、药理研究、临证体会、参考文献。常用的对药结合具体的辨证论治，对其具体的使用和适应证进行明确化。旨在提高疗效，减少放、化疗的不良反应，对提高肿瘤患者生活质量、延长肿瘤患者生存期。本书适合中医师、中医临床学生阅读。

图书在版编目（CIP）数据

中医肿瘤临证对药/刘延庆主编. —北京：化学工业出版社，2020.12（2024.1重印）

ISBN 978-7-122-38213-9

Ⅰ. ①中… Ⅱ. ①刘… Ⅲ. ①肿瘤-中药配伍 Ⅳ. ①R273

中国版本图书馆 CIP 数据核字（2020）第 249921 号

责任编辑：戴小玲　　文字编辑：赵爱萍

责任校对：王素芹　　装帧设计：张　辉

出版发行：化学工业出版社（北京市东城区青年湖南街 13 号　邮政编码 100011）

印　　装：北京科印技术咨询服务有限公司数码印刷分部

850mm×1168mm　1/32　印张 10½　字数 250 千字

2024 年 1 月北京第 1 版第 4 次印刷

购书咨询：010-64518888　　售后服务：010-64518899

网　　址：http：//www.cip.com.cn

凡购买本书，如有缺损质量问题，本社销售中心负责调换。

定　　价：39.00 元

版权所有　违者必究

编写人员名单

主　编： 刘延庆

副主编： 戴小军

编　者： 刘延庆　戴小军　何正飞　陈高阳

王子承　陆清昀　侯　超　王海波

序

医学迅猛发展的当今，肿瘤防治依然是全球医学界的重大健康挑战。中医药作为医学体系的重要组成部分，被大量临床实践及研究证实确有延长肿瘤患者生存期、减轻放化疗不良反应、提高患者生存质量等作用，使得抗肿瘤中药俨然成为全球抗肿瘤药物研发领域富有中国特色的资源宝库。复方中药制剂的优势发挥在于辨证施治，紧扣病机、配伍组方为其核心武器。药对是复方中药制剂的重要组成，因而系统收集和整理纷繁复杂的抗肿瘤药对，紧跟药理学研究进展，结合临床用药体会，可为把握抗肿瘤药对的组合规律及药效机制提供有益参考，本书主编的初衷大抵如此。

药对也叫对子药、对药、姐妹药，配伍相对固定，多由两味药组合而成。药对不是药物的随意拼凑，也不是药效的单纯叠加，根据不同的用药目的配伍使用，往往有“相须”“相使”“相畏”“相杀”等不同效应。中药的配伍理论亘古长远，溯源《神农本草经》谓中药“有单行者，有相须者，有相使者，有相畏者，有相恶者，有相反者，有相杀者，凡此七情，合和视之，当用相须、相使者良，勿用相恶相反者，若有毒宜制，可用相反相杀者，不尔，勿合用也。”由于药对是历代医家集腋成裘的经验传承，也是临床用药体悟的萃华，更是中药复方现代化研究的重要抓手。因而广大中医药工作者历来重视对“药对”的研讨。

主编刘延庆教授是第六批全国老中医药专家学术经验继承工作指导老师，国家中医药管理局胃癌毒邪论治重点研究室主任，江苏省名中医，扬州大学-扬州市肿瘤研究所所长，博士研究生导师。他从事中医药防治恶性肿瘤的临床、教学及科研工作近40年，有丰富的临床经验和较深的学术造诣。这部由他牵头主编的抗肿瘤中药药对专著，凝聚着他和众多编委的智慧。挖掘、整理了经方、时方及民间验方常用药对，总结了抗肿瘤中药现代临床应用及药理研究的最新进展，并结合多年临证用药体会，传承精华，守正创新。从伍用功能、药理研究及临证感悟等多个方面对抗肿瘤中药药对进行了系统阐述，契合中医药防治肿瘤的临床实际需求，方便读者了解抗肿瘤中药药对的现代研究及临床应用的全貌。

本书的出版，将利于中医肿瘤、中西医结合肿瘤专科医师及抗肿瘤中药科研工作者的查阅与学习，尤其对中医肿瘤学科研究生等初学者的拓宽视野、启发思路具有重要的指导意义。

刘沈林

庚子年十月十四日

前言

中国的传统文化源远流长，祖国的中医药博大精深，对药（也称药对）是中药单方与复方之间的桥梁，其作为复方中最小的组方单位，构成虽然简练，但符合复方配伍的基本规律。与单味药相比，双药配伍应用能起协同作用，各取所长，提高疗效。《神农本草经》曾载："药有……凡此七情，合而视之，当用相须、相使者良。"这是对药配伍的理论基础。自此以后，后世不断发展"七情和合"的内涵，对对药的理解愈加深刻、运用愈加自如。

早在春秋战国时期中医学理论形成之前，即出现了对药的应用，如《黄帝内经》中有乌贼骨丸"以四乌贼骨（即海螵蛸）、藘茹（即茜草）二物并合之"的处方，至今临床上仍广泛应用。"药对"一词最早见于《雷公药对》，成书于公元二世纪初，是中国药学以药对命名的专著，也是七情畏恶相反（配伍宜忌）最早的一部专著。医圣张仲景虽未直言对药，但对其应用颇有造诣，临证变通，自成条理，《伤寒杂病论》257方中以两味药配伍组方的就有40方，如麻黄与桂枝、附子与干姜、茵陈与栀子、柴胡与黄芩等对后世影响深远。北宋·徐之才的《药对》以某某为之使、畏某某、恶某某为主要形式，论述了药对的不同作用。清·严西亭《得配本草》一书，重点阐述药物间配伍作用，其得、配、佐、和萃取了临床对药应用经验。《施今墨对药》详细介绍了近代名医施今墨临床常用对药，包括组成、单味功用、伍用功能、主治病症、常用剂量及临证经验等。陈维华《药对论》、胥庆华《中药药对大全》就对药的涵义、组成、作用、应用等问题做了论述，并阐述了临床常用对药，是现代关于对药的专著。

癌症是多种恶性肿瘤的总称，以脏腑组织发生异常增生为特征，属于多发病、常见病、难治病，预后一般欠佳。历代医家对本病早有相关论述，《黄帝内经》中即载有“息积”“肠覃”等类属于肺癌、大肠癌的病症，不仅有“邪气留止，积聚乃伤”之论，还提出“积证”这一相关病名。宋代《仁斋直指附遗方论》有：“癌者上高下深，岩穴之状，颗颗累垂……毒根深藏，穿孔透里”的相关记载，《杂病源流犀烛》云：“邪既胜，正不得而制之，遂结成形而有块”，对癌症的病因有了进一步的认识。鉴于癌症的预后较差，运用单味中药或将中药两两相配在癌症的治疗中往往可提高疗效，减少放、化疗的不良反应，对提高患者生活质量、延长患者生存期等具有积极意义。经过现代药理及临床研究筛选出的一些具有抗肿瘤作用的“对药”可以在辨证论治的基础上与其他药物配伍使用，以期提高疗效。肿瘤的发生、发展过程十分复杂，单一药物治疗往往难以满足临床实际需求，这促使中医药研究人员开始关注协同效应药品，以达到更好的治疗效果及更小的毒副作用，而这种药物协同的应用形式已在中药复方中使用了数千年，并积累了丰富的临床经验，其独特的治疗理念与模式得到广泛的使用和认同，治疗效果也得到了现代体内、体外研究和临床试验的证实。

近年来在临床研究中对常用的对药结合具体的辨证论治和特殊疾病对其具体的使用及适应证进行明确化。在实验研究方面，对对药的有效成分、剂量组成、药理作用的探索，更为定性定量的对药使用增加了认识。对药是复方重要的组成部分，有时一个对药就是一个方剂。抗肿瘤对药研究的最终目的是对抗肿瘤复方的研究。对药的研究是复方研究的基础，积极地把单个对药的研究融入方剂的研究中，逐步阐明复方的功效、主治、效应物质、作用机制，是将来研究的方向。

刘延庆

2020 年 10 月

目录

第一章 补益类

一、黄芪　党参 …… 1
二、黄芪　白术 …… 3
三、黄芪　山药 …… 5
四、黄芪　附子 …… 8
五、黄芪　熟地黄 …… 10
六、黄芪　升麻　柴胡 …… 12
七、黄芪　龙骨　牡蛎 …… 15
八、黄芪　桂枝 …… 18
九、黄芪　山茱萸 …… 20
十、党参　麦冬　五味子 …… 22
十一、党参　茯苓 …… 25
十二、党参　丹参 …… 28
十三、党参　蛤蚧 …… 30
十四、茯苓　白术 …… 32
十五、墨旱莲　女贞子 …… 35
十六、沙参　麦冬 …… 38
十七、熟地黄　巴戟天 …… 40
十八、黄芪　干姜 …… 42

十九、仙茅　淫羊藿 …… 45
二十、菟丝子　沙苑子 …… 48
二十一、黄精　玉竹 …… 51
二十二、石斛　天花粉 …… 54
二十三、龟甲　鳖甲 …… 57
二十四、益智　补骨脂 …… 59
二十五、山茱萸　枸杞子 …… 62
二十六、枸杞子　菟丝子 …… 64
二十七、杜仲　桑寄生 …… 66
二十八、肉苁蓉　巴戟天 …… 68
二十九、鹿角胶　阿胶 …… 70
三十、红景天　三七　黄芪 …… 73
三十一、百合　麦冬 …… 76
三十二、当归　鸡血藤　黄芪 …… 78
三十三、紫河车　熟地黄 …… 81
三十四、薏苡仁　白扁豆 …… 83
三十五、知母　百合 …… 85

第二章　清热解毒抗癌类

一、白花蛇舌草　半枝莲 …… 88
二、藤梨根　白毛藤 …… 91
三、重楼　败酱草 …… 93
四、石上柏　蛇六谷 …… 96
五、金荞麦　鱼腥草 …… 98
六、黄芩　桑白皮 …… 101
七、菝葜　白毛藤 …… 104
八、龙葵　肿节风 …… 106

九、红豆杉　山慈菇 ························ 109
十、半枝莲　半边莲 ························ 112
十一、冬凌草　浙贝母 ······················ 113
十二、黄芩　牛蒡子 ························ 116
十三、土茯苓　重楼 ························ 118
十四、蛇莓　冬凌草 ························ 120
十五、野葡萄根　大血藤 ···················· 122
十六、虎杖　田基黄 ························ 124
十七、漏芦　八月札 ························ 126
十八、牛蒡子　马勃 ························ 128
十九、贯众　虎杖 ·························· 131

第三章 化痰散结类

一、天南星　浙贝母 ························ 134
二、枇杷叶　百部 ·························· 136
三、苦杏仁　白前 ·························· 139
四、桔梗　甘草 ···························· 141
五、夏枯草　猫爪草 ························ 144
六、半夏　生天南星 ························ 146
七、制天南星　白附子 ······················ 148
八、浙贝母　芥子 ·························· 150
九、海藻　昆布 ···························· 151
十、橘核　荔枝核 ·························· 153
十一、黄药子　牡蛎　夏枯草 ················ 155
十二、海藻　黄药子 ························ 157
十三、瓜蒌　夏枯草 ························ 159
十四、瓜蒌　半夏 ·························· 161

十五、僵蚕　夏枯草 …………………………… 162
十六、玄参　浙贝母 …………………………… 164

第四章 理气类

一、陈皮　半夏…………………………………… 167
二、枳壳　紫苏梗 ……………………………… 169
三、柴胡　黄芩…………………………………… 171
四、柴胡　半夏…………………………………… 172
五、柴胡　郁金…………………………………… 174
六、柴胡　姜黄…………………………………… 175
七、柴胡　香附…………………………………… 177
八、柴胡　延胡索 ……………………………… 178
九、柴胡　川楝子 ……………………………… 180
十、陈皮　香附…………………………………… 182
十一、枳壳　木香 ……………………………… 183
十二、大腹皮　木香 …………………………… 185
十三、大腹皮　槟榔 …………………………… 186
十四、乌药　木香 ……………………………… 188
十五、厚朴　苍术 ……………………………… 189
十六、砂仁　厚朴 ……………………………… 192
十七、豆蔻　陈皮 ……………………………… 194
十八、草果　厚朴 ……………………………… 196
十九、枳壳　甘松 ……………………………… 197
二十、九香虫　陈皮 …………………………… 199
二十一、八月札　王不留行 …………………… 201
二十二、香附　高良姜 ………………………… 202
二十三、小茴香　木香 ………………………… 204
二十四、乌药　豆蔻 …………………………… 206

二十五、徐长卿　白芍 ………………………… 207
二十六、细辛　川乌　草乌 …………………… 209
二十七、贯众　虎杖 ………………………… 211
二十八、桔梗　枳壳 ………………………… 213

第五章　活血化瘀类

一、桃仁　红花 ………………………………… 216
二、丹参　当归 ………………………………… 219
三、川芎　当归 ………………………………… 220
四、三棱　莪术 ………………………………… 223
五、全蝎　蜈蚣 ………………………………… 225
六、守宫　蜈蚣 ………………………………… 229
七、全蝎　僵蚕 ………………………………… 231
八、川芎　鸡血藤 ……………………………… 233
九、牡丹皮　赤芍 ……………………………… 235
十、僵蚕　地龙 ………………………………… 237
十一、蜂房　僵蚕 ……………………………… 239
十二、土鳖虫　水蛭 …………………………… 241
十三、川芎　桂枝 ……………………………… 244
十四、鸡血藤　当归 …………………………… 246
十五、全蝎　川芎 ……………………………… 248
十六、白花蛇　守宫 …………………………… 250
十七、蝼蛄　猪苓 ……………………………… 252
十八、五灵脂　蒲黄 …………………………… 254
十九、土鳖虫　鳖甲 …………………………… 256
二十、姜黄　延胡索 …………………………… 258
二十一、大黄　土鳖虫 ………………………… 260
二十二、乳香　没药 …………………………… 263

第六章 固摄类

一、浮小麦　碧桃干 …………………………… 266
二、五味子　生牡蛎 …………………………… 268
三、浮小麦　山茱萸 …………………………… 270
四、金樱子　益智 ……………………………… 272
五、石榴皮　诃子 ……………………………… 274
六、糯稻根　黄芪 ……………………………… 276
七、海螵蛸　瓦楞子 …………………………… 278
八、乌梅　生牡蛎 ……………………………… 279
九、桑螵蛸　海螵蛸 …………………………… 282
十、肉豆蔻　补骨脂 …………………………… 283

第七章 其他类

一、黄芩　浙贝母 ……………………………… 286
二、牛蒡子　白芷 ……………………………… 287
三、冬瓜子　茯苓 ……………………………… 289
四、焦山楂　六神曲　白术 …………………… 291
五、鸡内金　炒谷芽　炒麦芽 ………………… 293
六、地骨皮　白薇 ……………………………… 295
七、生地黄　知母 ……………………………… 297
八、升麻　鸡内金 ……………………………… 300
九、薏苡仁　砂仁 ……………………………… 302
十、地榆炭　槐花 ……………………………… 303
十一、猪苓　茯苓 ……………………………… 306
十二、青蒿　鳖甲 ……………………………… 308
十三、陈壶卢瓢　大腹皮 ……………………… 310
十四、火麻仁　郁李仁 ………………………… 312
十五、三七　白及 ……………………………… 314
十六、仙鹤草　白茅根 ………………………… 316

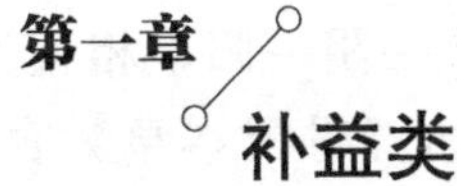

第一章 补益类

一、黄芪　党参

【单味功用】

黄芪，又名黄耆、绵黄耆、箭芪。本品为豆科植物蒙古黄芪或膜荚黄芪的干燥根。味甘，性微温，归脾、肺经。具有补气升阳、固表止汗、利水消肿、生津止渴、行滞通痹、托毒排脓、敛疮生肌之功效。临床上常用于治疗脾肺气虚所致之气虚乏力、咳喘气短、表虚自汗，中气下陷所致之久泻脱肛、内脏下垂，脾虚水湿失运导致的尿少水肿，气血不足所致的痈疮内陷、脓成不溃及久溃不敛，内热消渴，中风后遗症等疾病。为升阳补气之圣药。

党参隶属于桔梗科党参属，本品为桔梗科植物党参、素花党参（西党参）或川党参的干燥根。味甘，性平，归脾、肺经。具有健脾益肺的功效，常用于治疗脾肺虚弱、气短心悸、食少便溏、虚喘咳嗽、内热消渴等病症。

【伍用功能】

黄芪、党参两药均味甘，归脾、肺经。党参和脾健运，益气生血。黄芪甘温，补气升阳，益卫固表，生津养血，托毒生肌，利水消肿。党参补中气，黄芪固卫气。党参偏于阴而补中，《本经逢原》谓其“上党人参，虽无甘温峻补之功，却有甘平清肺之力，亦不似沙参之性寒专泄肺气也。”黄芪偏于阳而实表。黄芪、党参二药相合，一里一表，一阴一阳，相互为用，益气之力更宏，共奏扶正补气之功。如《得配本草》言：“上党参……得黄耆实卫……”

【主治】

（1）肝癌、肺癌、胃癌等各种恶性肿瘤。

（2）各种恶性肿瘤患者手术、放化疗伴肺脾两虚、气血不足者。

【常用量】

黄芪 9～30g。

党参 9～30g。

【化学成分、药理研究】

黄芪的抗肿瘤组分和化学成分：黄芪多糖类、皂苷类、黄酮类化合物和黄芪水提液等。抗肿瘤成分有黄芪甲苷Ⅳ、黄芪皂苷Ⅰ等。

黄芪的抗肿瘤药理作用如下。①抑制肿瘤细胞。黄芪及其活性成分具有抑制胃癌、肺癌、肝癌细胞增殖、侵袭和转移，诱导癌细胞凋亡，抗血管生成等作用。②抗肿瘤细胞转移。黄芪皂苷能够抑制癌转移因子 VEGF、bFGF、MMP2/9 等因子的表达从而减轻肿瘤细胞的转移。③抗血管新生。黄芪皂苷等可以抑制胃腺癌、结肠癌等癌症的新生血管，减缓肿瘤细胞的侵袭。④免疫调节。黄芪多糖可以改善细胞免疫能力从而发挥其作用。

党参的抗肿瘤组分和化学成分：党参中抗肿瘤组分有党参

精、党参多糖、党参皂苷等。抗肿瘤化学成分有酸性党参多糖等。

党参的抗肿瘤药理作用如下。①抑制肿瘤细胞。党参多糖对肺癌、肝癌细胞具有细胞毒作用。党参多糖可以延长荷瘤小鼠的生存时间。②抗肿瘤细胞转移。党参多糖能够抑制肿瘤细胞表达，并抑制肿瘤细胞的浸润及迁移。③免疫调节。党参精、党参水煎液、党参多糖可以提高机体免疫功能。

【临证体会】

黄芪、党参为临证常用的补中益气、生津养血药对。黄芪、党参配伍使用，见于《脾胃论》之补中益气汤及人参养荣汤、归脾汤等。常用于脾胃虚弱，食少便溏，四肢乏力，肺虚喘咳，气短自汗，气血两亏诸证。

参考文献

[1] 李经纬，邓铁涛，等．中医大辞典［M］．北京：人民卫生出版社，1995：5.

[2] 钟赣生．中药学［M］．北京：中国中医药出版社，2012：5.

[3] 李清云，卢宪媛，董雅倩，等．党参-黄芪药对不同配比的中医应用数据分析［J］．云南中医中药杂志，2018，39（8）：20-25.

二、黄芪　白术

【单味功用】

黄芪，见本章“一、黄芪　党参”。

白术，又名山蓟、术、山芥、天蓟等，为菊科植物白术的干燥根茎。其性温，味甘、苦，归脾、胃经，具有健脾益气、燥湿利水、止汗、安胎之功效，临床上常用于脾虚食少、腹胀泄泻、痰饮眩悸、水肿、自汗、胎动不安等病症。

【伍用功能】

黄芪、白术两药均味甘、性温，同入脾经，黄芪甘而微温，健脾补中、升阳举陷、利水消肿、托毒生肌；白术甘苦而温，健脾益气、燥湿利水、止汗、安胎。黄芪健脾补中，白术燥湿培土，两药相须，健脾燥湿之效更著；黄芪既能补气健脾，又能利水消肿，标本兼顾，为治气虚水肿之要药，白术有燥湿利尿之功，如《珍珠囊补遗药性赋》谓之：“利水道有除湿之功。”二药配伍相辅相成，相得益彰。

【主治】

（1）肝癌、胃癌、肺癌、胰腺癌等各种恶性肿瘤。

（2）各种恶性肿瘤患者见脾虚泄泻、脾不统血、气虚水肿、气虚自汗等证。

【常用量】

黄芪 9～30g。

白术 6～12g。

【化学成分、药理研究】

黄芪，见本章“一、黄芪　党参”。

白术的抗肿瘤组分和化学成分：抗肿瘤组分有挥发性成分、内酯类成分、苷类、多糖类成分以及氨基酸等。抗肿瘤化学成分有白术内酯Ⅰ。

白术的抗肿瘤药理作用如下。①抑制肿瘤细胞。张雪青等研究发现白术挥发油组分对肺癌 A549 细胞和宫颈癌 Hela 细胞生长均具有极明显的抑制作用。龙方懿等研究发现白术内酯Ⅰ可通过 PI3K/信号转导分子蛋白激酶 B（proteinkinase B,

AKT）途径下调卵巢癌 SK-OV-3 与 OVCAR-3 细胞 CDK 1 的表达，从而使细胞阻滞于 G2/M 期，进而发挥抑制肿瘤细胞增殖作用。②免疫调节作用等。

【临证体会】

黄芪、白术二药相伍，常用于治疗脾虚失运，水湿内停之水肿、小便不利等病证，如防己黄芪汤；黄芪擅长益肺实卫，固表止汗，补气利水，白术则素有健脾益气敛汗之功，二药合用，补肺健脾，实卫气，肥腠理，达固表止汗之效，如玉屏风散。

参考文献

[1] 石俊英，陈随清，崔亚军，等．中药鉴定学［M］．北京：中国医药科技出版社，2006：193.

[2] 李家实．中药鉴定学［M］．上海：上海科学技术出版社，1998：201.

[3] 高学敏．中药学［M］．北京：中国中医药出版社，2005：502，503.

[4] 张晓娟，左冬冬．白术化学成分及药理作用研究新进展［J/OL］．中医药信息，2018，(6)：101-106.

[5] 张雪青，邵邻相，吴文才，等．白术挥发油抑菌及抗肿瘤作用研究［J］．浙江师范大学学报（自然科学版），2016，39（4）：436-442.

[6] 龙方懿，贾萍，王华飞，等．白术内酯Ⅰ抑制卵巢癌 SK-OV-3 与 OVCAR-3 细胞增殖作用机制的研究［J］．局解手术学杂志，2017，26（2）：89-93.

三、黄芪　山药

【单药功用】

黄芪，见本章“一、黄芪　党参”。

山药，别名薯蓣、山芋等，为薯蓣科植物薯蓣的干燥根茎。始载于《神农本草经》，列为上品。《本经》谓：“味甘、温、平，无毒，主伤中，补虚羸，除寒热邪气，补中、益气力、长肌肉……久服耳目聪明，轻身，不饥，延年。”其味甘，性平，归脾、肺、肾经。具有补脾养胃，生津益肺，补肾涩精之功效，常用于脾虚食少、久泻不止、肺虚喘咳、肾虚遗精、带下、尿频、虚热消渴等病证。

【伍用功能】

黄芪、山药两药均味甘，归脾、肺经。黄芪甘温，补气升阳，益卫固表，生津养血，托毒生肌，利水消肿。山药健脾补肺，固肾益精。黄芪补中益气，固表益卫，升提中焦清气，偏补脾阳。山药甘平，入肺脾肾三脏且补脾阴之力卓著，明·周慎斋有“脾阴不足，山药宜多用”之语，二药配用养脾阴兼温脾阳；山药性平，补脾滋阴，补肾固精，为滋阴固肾之良药，黄芪为补气药之最佳品，而且有升提气机的作用，二药和合，有固涩升提之效，常用于中气下陷、泻痢滑脱之证；黄芪补肺气升元气，益肾水之源，使气旺自能生水，山药益肺气养肺阴，强肾固精，山药滋肺阴，黄芪补肺阳，金水相生，肺肾双补，益气养阴，补肺固肾之功益著，故二药配伍常用于肺肾两虚之喘促短气、自汗易汗、形寒肢冷、鼻道不利等证。

【主治】

（1）食管癌、宫颈癌、鼻咽癌、淋巴瘤、白血病、乳腺癌等恶性肿瘤。

（2）各种恶性肿瘤见脾虚泄泻、虚劳咳嗽、消渴、遗精、小便频数、脾虚久泄等病证。

【常用量】

黄芪 9～30g。

山药 15～30g。

【化学成分、药理研究】

黄芪，见本章“一、黄芪　党参”。

山药的抗肿瘤组分和化学成分：多糖、氨基酸、微量元素、皂苷等。抗肿瘤成分有山药多糖等。

山药的抗肿瘤药理作用如下。①免疫调节。抗肿瘤、提高免疫功能，如赵国华等研究发现山药多糖在体内能显著提高荷瘤小鼠的 T 淋巴细胞增殖能力和 NK 细胞活性，同时还能明显提高小鼠脾脏细胞产生 IL-2 的能力和腹腔巨噬细胞产生肿瘤坏死因子（TNF)-α 的能力。②放化疗减毒增效。山药还对化学性肝损伤有保护作用，其皂苷对离体心脏缺血再灌注损伤有保护作用，还能抗肿瘤、抗突变等。

【临证体会】

黄芪补益脾气。山药益脾气养脾阴固精。二药合用，气阴并调，补不滞气，养不腻滞，共奏益脾气养脾阴之效。张锡纯《医学衷中参西录》中治疗消渴的玉液汤和滋月萃饮即以黄芪和山药为主药。此亦为施今墨治疗糖尿病的有效配伍，可降低血糖。治疗溃疡病，辨证选用二药，有补气止血作用，有利于溃疡的愈合。

参考文献

[1]　郑荣寿，孙可欣，张思维，等．2015 年中国恶性肿瘤流行情况分析［J］．中华肿瘤杂志，2019，41（1）：19-28.

[2]　孙星衍，孙星翼．神农本草经［M］．上海：商务印书馆，1995：19.

[3]　钟赣生．中药学［M］．北京：中国中医药出版社，2012：5.

[4]　赵国华，陈宗道，李志孝，等．山药多糖对荷瘤小鼠免疫功能的影响［J］．营养学报，2003，25（1）：110-112.

四、黄芪　附子

【单药功用】

黄芪，见本章“一、黄芪　党参”。

附子，别名鹅儿花、铁花，为毛茛科植物乌头的子根的加工品。味辛、甘，性大热，有毒，归心、肾、脾经；具有回阳救逆、补火助阳、散寒止痛之功效。用于大汗亡阳、吐逆厥逆、心腹冷痛及一切沉寒痼冷之疾。附子在我国中医学中应用广泛、历史悠久，被称为“回阳救逆第一品”。

【配伍功能】

黄芪、附子两药均味甘，偏温热属性，归脾经。黄芪甘温，补气升阳，益卫固表，生津养血，托毒生肌，利水消肿。附子辛甘大热，回阳补火，散寒除湿。李杲言其：“除脏腑沉寒，三阴厥逆，湿淫腹痛，胃寒蛔动；治经闭；补虚散壅。”黄芪偏补中焦脾阳，附子偏补下焦肾阳。二药相合，固护脾肾阳气，相互为用，温补之力更宏，共奏温补脾阳之功，且黄芪-附子配伍，黄芪可以显著降低附子的毒性。

【主治】

（1）脑部肿瘤、胃癌、食管癌、中央型肺癌等恶性肿瘤。

（2）各种恶性肿瘤患者手术、放化疗伴大汗亡阳、吐逆厥逆、心腹冷痛者。

【常用量】

黄芪 9～30g。

附子 3～15g。（注：本品有毒，宜先煎 0.5～1 小时，至口尝无麻辣感为度。）

【化学成分、药理研究】

黄芪，见本章“一、黄芪　党参”。

附子的抗肿瘤组分和化学成分：有效成分主要是生物碱，包括单酯型生物碱苯甲酰次乌头原碱、苯甲酰新乌头原碱、苯甲酰乌头原碱和双酯型生物碱次乌头碱、新乌头碱、乌头碱等。抗肿瘤组分附子提取物（主要是附子多糖等）对肿瘤细胞有细胞毒作用。

附子的抗肿瘤药理作用如下。①抑制肿瘤细胞。附子提取物（主要是附子多糖等）对多种肿瘤细胞具有剂量相关的细胞毒作用，能抑制鼠肿瘤细胞、人淋巴瘤细胞、胃癌细胞生长。②抗诱导细胞凋亡。附子提取物有诱导癌细胞凋亡的作用，其作用机制与升高宿主 TNF-α、胱天蛋白酶-3 表达及抑制肿瘤细胞 NF-κB 信号通路相关。③影响癌基因表达。附子多糖可使小鼠肿瘤细胞抑癌基因 *p53* 和 *Fas* 表达增高。

【临证体会】

黄芪、附子配伍，其功效有二：其一，黄芪行外而实卫固表，附子温阳益气，回阳救逆，固表止汗益彰；其二，黄芪补脾肺而利水消肿，附子补元阳而化阴水。临床常用于以下诸证：①阳虚卫弱，虚寒倦怠，汗出之阳虚自汗证；②阳虚之心悸，胸闷，甚至脉微欲绝，四肢厥冷，大汗如洗。③虚寒之水肿，小便不利。④亦可用于久泻虚实夹杂者。

参考文献

[1]　刘春安，彭明．抗癌中草药大辞典［M］．武汉：湖北科学技术出版社，1994：582，583.

[2]　高学敏．中药学［M］．北京：中国中医药出版社，2005：502，503.

[3] 张广平，解素花，朱晓光，等．附子相杀、相畏配伍减毒实验研究［J］．中国中药杂志，2012，37（15）：2215-2217.

[4] 韩天娇，宋凤瑞，刘忠英，等．附子配伍过程中二萜类生物碱在Caco-2小肠吸收细胞模型中吸收转运的UPLC/MS研究［J］．化学学报，2011，69（15）：1795-1802.

[5] 雷崎方，孙桂波，沈寿茂，等．附子的化学成分研究［J］．中草药，2013，44（6）：655-659.

[6] 徐力，鹿竞文．中药抗癌研究与临床应用［M］．北京：人民卫生出版社，2012：424.

五、黄芪　熟地黄

【单味功用】

黄芪，见本章“一、黄芪　党参”。

熟地黄，又名伏地，为玄参科植物地黄的新鲜或干燥块根。经加工炮制而成。通常以酒、砂仁、陈皮为辅料经反复蒸晒，至内外色黑油润，质地柔软黏腻。切片用，或炒炭用。味甘，性微温。归肝、肾经。具有补血养阴，填精益髓的功效。可用于血虚萎黄、眩晕、心悸失眠、月经不调、崩漏等症，亦可用于肾阴不足的潮热骨蒸、盗汗、遗精、消渴等症。最早记载于《神农本草经》，被列为上品，主要产于河南、河北、山东、山西等地，但以“古怀庆府”一代的怀地黄栽培历史最长，是中国著名的“四大怀药”之一。

【伍用功能】

黄芪、熟地黄均性味甘温，黄芪补气健脾、生津养血、行滞通痹，主治脾气亏虚、气血不足所致痹痛、肢体麻木、食少便溏、自汗、神倦、脉虚等。熟地黄补血养阴、填精益髓，主治肾精不足、阴虚血亏所致腰膝痿弱、劳嗽骨蒸、遗精、崩漏、月经不调、耳聋目昏、心悸失眠健忘等。黄芪偏于阳而补气，熟地黄偏于阴而滋阴，二药相合，一阳一阴，相互为用，共奏滋阴补气之功。

有研究显示熟地黄-黄芪配伍应用可改善去卵巢大鼠的氧化应激状态，对氧化应激诱导的绝经后骨质疏松症具有一定的防治作用。

【主治】

（1）食管癌、胃癌、肝癌、肺癌等各种恶性肿瘤。

（2）各种恶性肿瘤患者手术、放化疗伴气阴两虚、气血不足者。

【常用量】

黄芪 9～30g。

熟地黄 9～15g。

【化学成分、药理作用】

黄芪，见本章“一、黄芪　党参”。

熟地黄的抗肿瘤组分和化学成分：环烯醚萜苷类、糖苷类、氨基酸及铁、镁等元素。抗肿瘤成分有地黄多糖。

熟地黄的抗肿瘤药理作用如下。①抑制肿瘤细胞。研究证实地黄多糖可延长荷瘤小鼠存活时间，明显抑制 Lewis 肺癌、H22 肝癌、B16 黑色素瘤、S180 肿瘤生长。②增强免疫作用。地黄多糖增强巨噬细胞吞噬功能、促进细胞因子的产生与分泌，增强对荷瘤机体的免疫作用。这些细胞因子可以激活免疫相关细胞直接杀灭肿瘤细胞或者诱导肿瘤细胞凋亡，有明显的抑瘤效果。

【临证体会】

黄芪益气，熟地黄养阴，治疗气阴两虚之证，十分贴切中晚期癌症患者气阴不足的体质特征。本证病位偏于中下焦，而生脉饮所治之气阴两虚应在上焦。如《兰室秘藏》方当归六黄汤，用黄芪配生地黄、熟地黄、当归、黄连、黄柏、黄芩，用黄芪益气固表，当归地黄补血养阴，三黄清热泻火，治疗气虚阴亏有火的盗汗证，确有一定效果。

参考文献

[1] 郑荣寿，孙可欣，张思维，等.2015年中国恶性肿瘤流行情况分析[J].中华肿瘤杂志，2019，41（1）：19-28.

[2] 高学敏.中药学[M].北京：中国中医药出版社，2005：502，503.

[3] 冯卫生，李孟，郑晓珂，等.生地黄化学成分研究[J].中国药学杂志，2014，49（17）：1496-1502.

[4] 付国辉，杜鑫.地黄化学成分及药理作用研究进展[J].中国医药学，2015，5（15）：39-41.

[5] 吴勃岩，王雪，王君龙，等.熟地黄多糖对H22、S180荷瘤小鼠抑瘤作用及存活时间的影响[J].中医药信息，2012，29（6）：19-21.

六、黄芪　升麻　柴胡

【单味功用】

黄芪，见本章“一、黄芪　党参”。

升麻，为毛茛科植物大三叶升麻、兴安升麻或升麻的干燥根茎。其味辛、微甘，性微寒。归肺、脾、胃、大肠经。具有发表透疹，清热解毒，升举阳气的功效。临床上常用于治疗风热头痛、齿痛，口疮，咽喉肿痛，麻疹不透，阳毒发斑；脱肛、子宫脱垂等疾病。

柴胡，又名茈胡、山菜等，为伞形科植物柴胡或狭叶柴胡的干燥根。味辛、苦，性微寒。归肝、胆、肺经。始载于《神农本草经》，列为上品，本品有疏散退热、疏肝解郁、升举阳气的功效，在临床上主要治疗寒热往来、感冒发热、肝郁气滞、月经不调、胸胁疼痛、气虚下陷，久泻脱肛等症。2010年版《中华人民共和国药典》规定柴胡（北柴胡）和狭叶柴胡（南柴胡）为法定的药用柴胡品种。其中北柴胡常以干燥根供药用，因其药材主根粗大，且质地坚硬，又被称为“硬柴胡”。

【伍用功能】

黄芪补中益气，生用其性轻清而锐，升阳举陷，通达内外。升麻入肺脾胃三经而升阳。柴胡引少阳清气上行，《医学启源》曰：“柴胡……少阳、厥阴引经药也。妇人产前产后必用之药也。善除本经头痛，非他药所能止。治心下痞、胸膈中痛……引胃气上升，以发散表热。”三者配伍，是益气升阳法的具体应用，尤善用于恶性肿瘤患者气虚下陷证。此外，黄芪性微温，柴胡性微寒，透表泄热，升麻性微寒，具有清热解毒之用，三者相伍可平补正气，清解癌毒。

【主治】

（1）胃癌、食管癌、肺癌、膀胱癌等恶性肿瘤患者。

（2）各种恶性肿瘤患者手术、放化疗后伴气虚下陷、气虚发热者或化疗后白细胞减少、血小板低下者。

【常用量】

升麻 3～10g。

柴胡 3～10g。

【化学成分、药理作用】

黄芪，见本章“一、黄芪　党参”。

升麻的抗肿瘤组分和化学成分：三萜及其苷类、酚酸类、色酮类及其他类型化合物。抗肿瘤成分有24-*O*-乙酰升麻醇-3-*O*-*β*-D-木糖苷、三萜成分（actein 和 26-deoxyactein）。

升麻的抗肿瘤药理作用如下。①抑制肿瘤细胞。从兴安升麻提取的24-*O*-乙酰升麻醇-3-*O*-*β*-D-木糖苷，可有效抑制人肝癌细胞株 Hep G2 的增殖，并且可随着作用时间的延长出现少量凋亡细胞。②抗血管新生。Wu 等研究了从升麻根茎中分离的 2 种三萜成分（actein 和 26-deoxyactein）对 12 种人类肿瘤细胞株的作用，结果发现 actein 和 26-deoxyactein 在体内外均有显著的抗肿瘤活性，这 2 种成分能够使肿瘤细胞的细胞周期停滞，同时抑制血管生成，并具有毒性低的特点。

柴胡的抗肿瘤组分和化学成分：三萜皂苷类化合物柴胡皂苷。抗肿瘤成分有柴胡皂苷 D。

柴胡的抗肿瘤药理作用：抑制肿瘤细胞。如 Hsu 等研究发现柴胡皂苷 D 可使 A549 肺癌细胞的存活率降低。

【临证体会】

黄芪与升麻、柴胡配伍，寒热并用，补泻共施，升清阳而降阴火，顺应脏腑升降之势，升发阳气，而使脾气周流运转周身。故三药配伍，临床可应用于虚实夹杂、寒热互见、升降失常等复杂的病证中，并非局限于脾胃。东垣用药常中有变，仅三味药，三药用量由分至两，灵活多变，君臣有序，量随病变，因此基于升阳法而治疗多脏器多系统的病变。

参考文献

［1］ 国家药典委员会．中华人民共和国药典：一部［S］．北京：中国医药科技出版社，2015：302.

［2］ 单人骅，佘孟兰．中国植物志［M］．北京：科学出版社，1979：215-293.

［3］ 吴家荣，邱德文．常用中草药彩色图鉴［M］．贵阳：贵州科技出版社，2006：114.

［4］ 田泽，斯建勇，王婷，等．24-*O*-乙酰升麻醇-3-*O*-*β*-D-木糖苷对 Hep G2 细胞的细胞毒性及其作用机制［J］．中国药学杂志，2007，42（7）：505-508.

[5] Wu D, Yao Q, Chen Y, et al. Theinvitroandinvivo antitumor activities of tetracyclic triterpenoids compounds actein and 26-deoxyactein isolated from rhizome of Cimicifuga foetida L [J]. Molecules, 2016, 21 (8): 1001.

[6] Hsu Y L, Kuo P L, Lin C C. The proliferative inhibition and apoptotic mechanism of Saikosaponin D in human non-small cell lung cancer A549 cells [J]. Life Sci, 2004, 75 (10): 1231-1242.

七、黄芪　龙骨　牡蛎

【单味功用】

黄芪，见本章“一、黄芪　党参”。

龙骨，别名陆虎遗生、那伽骨，主要为中生代、新生代哺乳类动物犀类、三趾马、牛类、象类等的骨骼化石，主产于河南、河北、山西等地。其性平，味甘、涩，入心、肝、肾、大肠经，生用可平肝潜阳、镇惊安神，主治烦躁易怒、心悸失眠、头晕目眩、癫狂惊厥等症；煅用可收敛固涩，主治遗精早泄、崩漏、虚汗、湿疮痒疹、疮口不敛及外伤出血等症。《神农本草经》首次记载龙骨为上品之药。《名医别录》中标注龙骨“微寒，无毒”，强调其“养精神，定魂魄，安五脏”的功用。

牡蛎，为牡蛎科动物长牡蛎、大连湾牡蛎或近江牡蛎的贝壳。本品味咸，性微寒，归肝、胆、肾经。具有收敛固涩、平肝潜阳、软坚散结等功效。牡蛎的炮制方法为煅制法，其在煅制过程中药效发生明显改变，由生品的重镇安神、潜阳补阴、软坚散结的功效转变为煅制品收敛固涩的功效。《神农本草经》中记载：“牡蛎主伤寒寒热，温疟洒洒，惊恚怒气，除拘缓鼠瘘，女子带下赤白。久服强骨节。”《本草择要纲目》中记载牡蛎：“化痰软坚，清热除湿，止心脾气痛，痢下，赤白浊，消疝瘕积块，瘿疾结核。”

【伍用功能】

黄芪是用来治疗大气下陷的主药，其既善补气，又善升气。其为补肺脾之药，又可补肝气，张氏于醒脾升陷汤中用其升补肝气，又黄芪性升而能补，有膨胀之力，于气郁满闷证不宜，然于大气下陷满闷证则可升提大气，使呼吸利而满闷愈。龙骨、牡蛎为收涩之品，大气下陷，虑其耗散，有龙骨、牡蛎以收敛，转能辅升陷汤之所不逮。且龙骨善化瘀血（《神农本草经》主瘕），牡蛎善消坚结（观其治瘰疬可知）。二药并用，能使血之未离经者，永安其宅，血之已离经者，尽化其滞。黄芪、牡蛎、龙骨三药配伍，补涩并用，相得益彰，常用于自汗、盗汗、气阴两伤等病证。

【主治】

（1）骨恶性肿瘤、食管癌、肺癌等恶性肿瘤患者。

（2）恶性肿瘤见正气不足、失于固摄所致的多汗、遗精、尿频、崩漏、带下等滑脱诸症。

（3）恶性肿瘤经放化疗所致的肾之精气俱损、气血两虚之虚弱羸瘦、腰膝酸软及心慌失眠等。

【常用量】

黄芪 9～30g。

龙骨 10～15g。

牡蛎 9～30g。

【化学成分、药理研究】

黄芪，见本章“一、黄芪　党参”。

龙骨的抗肿瘤组分和化学成分：碳酸钙、磷酸钙和少量的其他元素如锌、铜、锰、铁等。

龙骨的抗肿瘤药理作用：镇静安神、抗抑郁、抗痉厥、促进血液凝固、降低血管通透性、减轻骨骼肌兴奋性等作用。

牡蛎的抗肿瘤组分和化学成分：牛磺酸、糖原、氨基酸、多糖、低分子活性肽等物质。抗肿瘤成分有牡蛎低分子活性多肽组分 BPO-L、牡蛎天然低分子多肽、BPO 1。

牡蛎的抗肿瘤药理作用如下。①抑制肿瘤细胞。李祺福等从牡蛎体内分离提取到牡蛎低分子活性多肽组分 BPO-L，证实 BPO-L 对肺癌细胞具有显著的诱导分化作用。其诱导癌细胞分化机制与其调节和干预 *c-myc*、*MTp53* 等癌基因与 *p21WAF1/CIP1* 和 *Rb* 等抑癌基因的表达有关。梁盈等从牡蛎分离提取出的牡蛎天然低分子多肽，能够改变人肺腺癌细胞的恶性形态与超微结构特征，因而推断其对肺癌细胞具有一定的诱导分化作用。李鹏等从牡蛎中提取得到 BPO 1，发现其对胃癌细胞具有显著的诱导凋亡作用。②调节免疫。多糖是由糖苷键结合的糖链，具有抗氧化，调节免疫作用。

【临证体会】

黄芪具有很好的益卫固表作用，是治疗表虚自汗要药。如配伍防风、白术，即玉屏风散，专治表虚自汗、易感冒者。牡蛎、龙骨则属气血有情之品，均入肝肾经，具收涩之性，认为具有强壮筋骨之功用。用治肝肾亏虚、筋骨不强之疾，症见背、腰、膝、胫、足等部位酸软疼痛、下肢挛急、屈伸不利、足胫无力、不耐多行久立等，多见于骨关节炎、骨质疏松症等病，可作专药，疗效满意。黄芪与牡蛎、龙骨配伍，补涩同治，相互增强，常用于气阴两伤之自汗、盗汗之证，如牡蛎散。

参考文献

[1] 君霞，刘力．浅述张锡纯应用龙骨牡蛎经验 [J]. 江西中医药，2009，40

(2)：11-12.
[2] 李光华，库宝善，周旭，等．浅谈龙骨的基本成分与炮制［J］．辽宁中医杂志，2001，28（6）：372.
[3] 邵江娟，钟洁雯，陈建伟，等．生、煅牡蛎鉴别研究［J］．中药材，2012，35（10）：1590-1594.
[4] 张锡纯．医学衷中参西录［M］．太原：山西科学技术出版社，2009：224-225.
[5] 刘明怀．龙骨牡蛎临床应用浅析［J］．中国药业，2006，15（7）：57-58.
[6] 李祺福，黄大川，石松林，等．牡蛎低分子活性肽 BPO-L 对人肺腺癌 A549 细胞周期和相关癌基因、抑癌基因表达的调控作用［J］．厦门大学学报：自然科学版，2008，47（1）：104-110.

八、黄芪　桂枝

【单味功用】

黄芪，见本章“一、黄芪　党参”。

桂枝为樟科植物肉桂的干燥嫩枝。是常用的解表中药之一，主产于广东、广西、云南等省区。始载于《神农本草经》，味辛、甘，性温，具有散寒解表、温通经脉、助阳化气之功效。临床上多用于风寒感冒、脘腹冷痛、血寒经闭、关节痹痛、痰饮、水肿、心悸、奔豚等病症。桂枝为散风寒、逐表邪、止咳嗽、去肢节风痛之要药，自汉代张仲景《伤寒论》以来，为历代医家所常用。在《伤寒论》和《金匮要略》中多使用桂枝组方。因此，在临床实践过程中形成系列以桂枝为主药的经典方剂，如桂枝汤、麻黄汤、葛根汤、桂枝茯苓丸、黄芪桂枝五物汤等，广泛应用于临床各科疾病的治疗。

【伍用功能】

黄芪甘温益气，实卫固表，乃补药之长，桂枝辛散温通，透达营卫，温通经脉，助阳化气，外可行于肌表以发散风寒，内可走于四肢以温通经脉。黄芪、桂枝二药相伍，黄芪补气，鼓舞卫气以畅血行，桂枝辛温通阳，相辅相成，寓通于补，益气固表，疏通经脉，标本兼顾，祛邪而不伤正。

【主治】

(1) 肺癌、肠癌、胃癌、乳腺癌等恶性肿瘤。

(2) 恶性肿瘤患者经化疗所致正虚不足、感受外邪所致气血营卫不足、肌肉痹痛、肩臂麻木等病证。

(3) 恶性肿瘤患者术后伤口部位疼痛及麻木。

【常用量】

黄芪 9～30g。

桂枝 3～10g。

【化学成分、药理研究】

黄芪，见本章“一、黄芪　党参”。

桂枝的抗肿瘤组分和化学成分：桂皮醛、有机酸类、鞣质类、糖类、甾体类、香豆素类等成分。抗肿瘤成分有桂皮醛。

桂枝的抗肿瘤药理作用如下。①抑制肿瘤细胞。桂枝中桂皮醛具有良好的体内体外抗肿瘤效果，其机制主要涉及对肿瘤细胞的细胞毒作用和诱导肿瘤细胞凋亡。对体外培养的人皮肤黑色素瘤、乳腺癌、食管癌、宫颈癌、肾癌、肝细胞瘤细胞的增殖具有良好的抑制作用。桂皮醛能有效对抗小鼠 S180 实体瘤，对人肿瘤细胞发挥细胞毒作用的同时，也能诱导其发生细胞凋亡。②免疫调节。桂枝中桂皮醛在适当剂量范围内可以保护和恢复荷瘤小鼠的免疫功能；且桂皮醛在一定剂量范围内具有保护和恢复机体免疫功能的作用。

【临证体会】

黄芪、桂枝二药配伍多用于治疗正虚不足、感受外邪所致气血营卫不足、肌肉痹痛、肩臂麻木等。黄芪桂枝五物汤中即有两者的配伍，起到益气温经、和血通痹之用，主治血痹之肌肤麻木不仁。因而黄芪桂枝五物汤用于治疗化疗所致的神经毒性，可明显改善患者手足麻木、肢冷、疼痛等症状；一般用量黄芪为15～30g，桂枝10g。另外，对改善术后伤口部位疼痛及麻木也有很好疗效。

参考文献

[1] 侯宽昭．中国种子植物科属词典［M］．北京：科学出版社，1998：111-112.

[2] 程红．从《伤寒论》谈仲景用桂枝的配伍．中华中医药学会第十七届仲景学说学术研讨会论文集［C］．西安：中华中医药学会仲景学说分会，2009：244-248.

[3] 聂奇森．桂枝抗过敏活性成分的研究［D］．南宁：广西大学，2008.

[4] 黄敬群，罗晓星，王四旺，等．桂皮醛抗肿瘤活性及对S180荷瘤小鼠免疫功能的影响［J］．中国临床康复，2006，10（11）：107-110.

九、黄芪　山茱萸

【单味功用】

黄芪，见本章“一、黄芪　党参”。

山茱萸，为山茱萸科植物山茱萸的干燥成熟果肉。主产于山西、陕西、河南等省，是我国传统的名贵滋补中药材。始载于《神农本草经》，其味酸、涩，性微温，归肝、肾经，具有补益肝肾和涩精固脱之功效。临床上常用于眩晕耳鸣、腰膝酸痛、阳痿遗精、遗尿尿频、崩漏带下、大汗虚脱、内热消渴等症。

【伍用功能】

黄芪、山茱萸均性微温，均为补益类药物，黄芪入脾、肺经，补气健脾、生津养血、行滞通痹，主治脾气亏虚、气血不足所致痹痛、肢体麻木、食少便溏、自汗、神倦、脉虚等。山茱萸入下焦肝肾，补肝肾，涩精气，固虚脱。《药性论》谓其"治脑骨痛，止月水不定，补肾气；兴阳道，添精髓，疗耳鸣，除面上疮，主能发汗，止老人尿不节。"黄芪、山茱萸配伍应用，相得益彰，气阴同补，固表收涩之力增强，常用于自汗、盗汗辨为气阴两伤者。

【主治】

（1）恶性肿瘤患者放化疗之后见气阴两虚证。

（2）恶性肿瘤患者伴大汗淋漓、气虚欲脱。

【常用量】

黄芪 9～30g。

山茱萸 6～12g。

【化学成分、药理研究】

黄芪，见本章"一、黄芪　党参"。

山茱萸的抗肿瘤组分和化学成分：环烯醚萜苷类、五环三萜酸及其酯类、鞣质类、多糖类等成分。抗肿瘤成分有山茱萸多糖。

山茱萸的抗肿瘤药理作用：山茱萸抗肿瘤作用的研究显示，山茱萸多糖对 S180 肉瘤小鼠有明显的瘤抑制作用，可以使外周血 $CD4^+$ T 细胞数量增加，$CD8^+$ T 细胞数量降低，并能提高 IL-2 水平、降低 IL-4 水平，且与剂量和浓度呈正相关。

【临证体会】

黄芪-山茱萸为中医学界近现代医家张锡纯临床常用药对，二药伍用，气阴双补，益气固涩之功增强，用于治疗糖尿病肾病的案例已明确记载于《张锡纯对药》中。黄芪可升举阳气，却无固脱之力，山茱萸可收敛固脱，而益气之效尤弱。山茱萸可收敛元气以固脱。对于脉大而浮数，重按无力的气虚浮越证，常常黄芪、山茱萸相伍为用，使得补中有收，升潜相宜。另外，山茱萸具有强阴益精之效，可补肝之体；黄芪可益气生发，能补肝之气，二者相配可使肝气生发有源，体用互彰。

参考文献

[1] 中国科学院中国植物志编辑委员会．中国植物志［M］．北京：科学出版社，1990.

[2] 国家药典委员会．中华人民共和国药典：一部［S］．北京：中国医药科技出版社，2015：27.

[3] 刘健．张锡纯对药［M］．北京：人民军医出版社，2009.

[4] 杨明明，袁晓旭，赵桂琴，等．山茱萸化学成分和药理作用的研究进展［J］．承德医学院学报，2016，33（5）：398-400.

[5] 邹品文，赵春景，李攀，等．山茱萸多糖的抗肿瘤作用及其免疫机制［J］．中国医院药学杂志，2012，32（1）：20-22.

十、党参　麦冬　五味子

【单味功用】

党参，见本章“一、黄芪　党参”。

麦冬为百合科植物麦冬（沿阶草）的干燥块根。麦冬始载于《神农本草经》，被列为上品。麦冬性寒，味甘、微苦。其主要功效为养阴生津、润肺清心，用于治疗肺燥干咳、阴虚痨嗽、喉痹咽痛、津伤口渴、内热消渴、心烦失眠、肠燥便秘。

五味子为木兰科植物五味子的干燥成熟果实。主产于辽宁、黑龙江、吉林、内蒙古等地，故又称北五味子。其始载于《神农本草经》，性温，味酸、甘，归肺、心、肾经，主要功效为收敛固涩、益气、生津、补肾、宁心安神。

【伍用功能】

三者伍用具有益气养阴，敛汗生脉的功效。麦冬养阴清热，润肺生津，其能预防元气耗散；党参性质平和，不燥不腻，长期服用，不至助火碍气，故对于气阴两虚的轻证和慢性疾病患者长期服用可以替代人参；五味子敛肺止汗，生津止渴，能预防元气耗散。三药合用，一润一敛，益气养阴，生津止渴，敛阴止汗，使气复津生，汗止阴存，气充脉复。

【主治】

(1) 各种恶性肿瘤患者放化疗之后见气阴两虚证。

(2) 各种恶性肿瘤患者伴大汗淋漓、气虚欲脱。

(3) 肺癌伴气阴两虚、咽干少痰。

(4) 各种恶性肿瘤患者伴热病伤阴、气阴两亏而不宜温补。

【常用量】

党参 9～30g。

麦冬 6～12g。

五味子 2～6g。

【化学成分、药理研究】

党参，见本章“一、黄芪　党参”。

麦冬的抗肿瘤组分和化学成分：甾体皂苷类、高异黄酮类、多糖类等。抗肿瘤成分有麦冬皂苷、水提麦冬多糖（WPOJ）。

麦冬的抗肿瘤药理作用如下。麦冬及其提取物通过影响各种信号传导通路起到降血糖及抗肿瘤作用，还可通过诱导肿瘤细胞自噬而发挥抗肿瘤作用。麦冬发挥抗肿瘤作用的有效部位主要是麦冬皂苷，其主要是通过诱导肿瘤细胞产生自噬、影响NF-κB信号通路表达等发挥作用。

五味子的抗肿瘤组分和化学成分：挥发性成分、木脂素类、有机酸类、多糖类、苷类等。抗肿瘤成分有五味子多糖。

五味子的抗肿瘤药理作用如下。①免疫调节。黄玲等研究发现，五味子多糖能抑制S180荷瘤生长，并可刺激免疫器官（脾脏、胸腺）增生。②抑制肿瘤细胞。五味子多糖具有轻度抑瘤形态学表现，能促进细胞凋亡，瘤内及瘤周炎症反应明显，而瘤细胞坏死则与对照组相当，推测五味子多糖的抑瘤作用可能不是直接杀死瘤细胞，而与细胞凋亡及活化免疫细胞有关。③抗血管新生。五味子多糖能够减少胶质瘤细胞中VECG表达，从而抑制肿瘤血管新生。

【临证体会】

党参（人参）、五味子、麦冬三药配伍，为《医学启源》名方生脉散的药物组成。方中党参（人参）甘温，益元气，补肺气，生津液，故为君药。麦冬甘寒，养阴清热，润肺生津，故为臣药。党参（人参）、麦冬合用，则益气养阴之功益彰。五味子酸温，敛肺止汗，生津止渴，为佐药。三药合用，一补一润一敛，益气养阴，生津止渴，敛阴止汗，使气复津生，汗止阴存，气充脉复，故名“生脉”。《医方集解》说：“人有将死脉绝者，服此能复生之，其功甚大。”至于久咳肺伤，气阴两虚证，取其益气养阴，敛肺止咳，令气阴两复，肺润津生，诸症可平。

参考文献

[1] 国家药典委员会．中华人民共和国药典 [S]．一部．北京：中国医药科技出版社，2015：155.

[2] 肖培根．新编中药志：2卷 [M]．北京：化学工业出版社，2002.

[3] 许秋菊，侯莉莉，胡国强，等．麦冬皂苷 B 诱导人宫颈癌 Hela 细胞自噬的机制 [J]．药学学报，2013，48（6）：855-859.

[4] 罗家洪，庄艳．五味子化学成分及生理活性研究进展 [J]．临床合理用药杂志，2012，5（10）：174-175.

[5] 黄玲，张捷平，陈华．五味子多糖对 S180 荷瘤小鼠抑瘤作用的研究 [J]．福建中医学院学报，2003，13（3）：22-23.

[6] 黄玲，陈玲，张振林．五味子多糖对荷瘤鼠瘤体抑制作用的病理学观察 [J]．中药材，2004，27（3）：202-203.

十一、党参　茯苓

【单味功用】

党参，见本章“一、黄芪　党参”。

茯苓又名玉灵、茯灵、万灵桂、茯菟、云苓等，为多孔菌科真菌茯苓的干燥菌核。是常用中药，多于7～9月采挖。茯苓多依附松科植物赤松或马尾松根上生长，主要分布在我国云南、贵州、湖北等地。茯苓味甘、淡，性平，归心、肺、脾、肾经，史载于《神农本草经》，列为上品。其具有利水渗湿、健脾宁心的功效，常用于治疗水肿尿少、痰饮眩悸、脾虚食少、便溏泄泻、心神不安、惊悸失眠等。

【伍用功能】

党参、茯苓均味甘，同归脾、肺经，都有健脾益气之功，党参既能补脾和胃，又擅补肺气、养血生津，如《本草纲目拾遗》谓其：“治肺虚，益肺气。”《科学的民间药草》言其：“补血剂。适用于慢性贫血，萎黄病，白血病，腺病，佝偻病。”故常用于治脾胃虚弱，气血两亏，体倦无力，食少，口渴，久泻，脱肛。茯苓健脾益气的同时，兼能利水渗湿，开窍益智。《本草正》言其：“能利窍去湿，利窍则开心益智，导浊生津；去湿则逐水燥脾，补中健胃；祛惊痫，厚肠脏，治痰之本，助药之降。以其味有微甘，故曰补阳。但补少利多。”常用于水肿尿少，痰饮眩悸，脾虚食少，便溏泄泻，心神不安，惊悸失眠。茯苓甘淡与偏于补中的党参相配，不仅助党参补脾，且渗湿作用又照顾了脾喜燥恶湿的生理特点，使党参更能发挥补脾益气的作用，如四君子汤；党参兼能补益肺气，与茯苓相须，肺脾同治，土木共生，补中益气之功更著，如补中益气汤。

【主治】

（1）各种肿瘤放化疗后的脾胃虚弱、食欲不振、便溏泄泻、心悸失眠。

（2）消化道肿瘤引起的气血两亏、脾胃虚弱、水肿。

【常用量】

茯苓 10～15g。

党参 9～30g。

【化学成分、药理研究】

党参，见本章“一、黄芪　党参”。

茯苓的抗肿瘤组分和化学成分：三萜类和多糖类化合物为主，茯苓中还含有甾体、脂肪酸、蛋白质、腺嘌呤、组氨酸、树胶、胆碱、卵磷脂、氨基酸以及钙、镁、铁、钾等无机盐。抗肿瘤成分有茯苓酸。

茯苓的抗肿瘤药理作用如下。①抑制肿瘤细胞。赵吉福等从茯苓菌核中分离出来的茯苓酸有抗肿瘤作用，其抗肿瘤活性成分为茯苓的乙醇提取物，但茯苓中的水溶性低分子量化合物无抗肿瘤活性。抗肿瘤实验表明茯苓酸有较好的抗肿瘤活性，对小鼠肉瘤（Sarcoma 180）的抑制率达 62.8%。许津等报道从茯苓菌核中分离的茯苓素在体外对小鼠白血病 L1210 细胞的 DNA、RNA 和蛋白质的合成有明显的不可逆的抑制作用，抑制作用随着剂量的增大而增强，对小鼠肉瘤 S180、艾氏腹水癌有显著的抑制作用。②抑制肿瘤细胞转移。从茯苓菌核中分离的茯苓素对小鼠 Lewis 肺癌的转移也有一定的抑制作用，与环磷酰胺合用有协同抑瘤作用。

【临证体会】

党参、茯苓是四君子汤的重要组成药物，常用于脾胃虚弱证。脾胃为后天之本，气血生化之源，脾胃气虚，运化失常，则饮食减少，大便溏薄；脾虚化源不足，脏腑组织器官失养，则面色苍白，语声低微；脾主肌肉，脾胃四肢肌肉无所禀受，故四肢乏力；舌淡苔白，脉虚弱皆为气虚之象。治宜补益脾胃之气，以复其运化受纳之功。四君子方中党参或人参大补元气，健脾养胃，为君药。脾喜燥恶湿，脾虚不运，则易生湿，故用甘苦温的白术，健脾燥湿以助运化，为臣药。茯苓渗湿健脾，为佐药。炙甘草补气和中，调和诸药，为使药。四药配伍，共奏益气健脾之功。

参考文献

[1] 张敏，高晓红，孙晓萌，等．茯苓的药理作用及研究进展［J］．北华大学学报：自然科学版，2008，9（1）：63-68.

[2] 中国药科大学．中药辞海［M］．北京：中国医药科技出版社，1996：1272-1278.

[3] 国家药典委员会．中华人民共和国药典：一部［S］．北京：中国医药科技出版社，2015：240.

[4] 马玲，尹蕾，王兵，等．茯苓研究进展［J］．亚太传统医药，2015，11

(12)：55-59.

[5] 赵吉福，何爱民，陈英杰．茯苓抗肿瘤成分研究 [J]. 中国药物化学杂志，1993，3 (2)：128-129.

[6] 许津，吕丁，钟启平，等．茯苓素对小鼠 L1210 细胞的抑制作用 [J]. 中国医学科学院学报，1988，10 (1)：45-49.

十二、党参　丹参

【单味功用】

党参，见本章“一、黄芪　党参”。

丹参为唇形科植物丹参的干燥根及根茎。主产于安徽、江苏、山东、四川等地，多为栽培品；春、秋二季采挖，除去泥沙，晒干。始载于《神农本草经》，列为上品。性微寒，味苦。归心、肝经。用于活血祛瘀，调经止痛，清心除烦。用于月经不调、经闭痛经、癥瘕积聚、胸腹刺痛、疮疡肿痛、心烦不眠、肝脾肿大等，有“一味丹参，功同四物”的说法。

【伍用功能】

党参、丹参配伍，临床常用于气血亏虚、气滞血瘀等气血病。党参甘、平，入脾、肺经，有健脾益肺、益气生血之功，如《本草纲目拾遗》谓其：“治肺虚，益肺气。”《科学的民间药草》言其：“补血剂。适用于慢性贫血，萎黄病，白血病，腺病，佝偻病。”气为血之帅，气充则血行，故党参可通过补肺脾气以增强丹参活血之力。丹参苦、微寒，入肝、心经，长于活血通经。《云南中草药选》言其：“活血散瘀，镇静止痛。治月经不调，痛经，风湿痹痛，子宫出血，吐血，乳腺炎，痈肿。”瘀血不去则新血不生，故丹参可除瘀血以助党参生新血。总而言之，党参、丹参二药相须，气血同治，相得益彰，共奏益气养血、活血通经之功。

【主治】

（1）肝癌、食管癌、胃癌、肺癌、妇科肿瘤等恶性肿瘤。
（2）恶性肿瘤伴心脑血管疾病气血不足、瘀血内阻者。

【常用量】

丹参 10～15g。
党参 9～30g。

【化学成分、药理研究】

党参，见本章“一、黄芪　党参”。

丹参的抗肿瘤组分和化学成分：丹参酮类、丹酚酸类、挥发油及无机盐等。抗肿瘤成分有丹参酮Ⅰ、丹参酮ⅡA、隐丹参酮等。

丹参的抗肿瘤药理作用如下。单云岗等报道了不同浓度的丹参酮Ⅰ、丹参酮ⅡA、隐丹参酮可通过阻滞细胞有丝分裂过程而减弱黑色素瘤细胞 B16 的增殖作用，而且高浓度的丹参酮Ⅰ可促进肿瘤细胞凋亡。冯欣等经研究证明，丹参酮ⅡA 对体外培养的人体肝癌细胞有明显的抑制作用，癌细胞抑制率与用药浓度呈现正相关性，并且存在明显的剂量和时间依赖性，将丹参酮ⅡA 制成具有缓释作用的亚微乳后，可延长对肿瘤细胞的抑制作用时间。丹参抗肿瘤的机制主要涉及抑制肿瘤细胞生长周期而阻碍其增殖，并通过诱导细胞凋亡的相关因子和蛋白的表达来促进癌细胞凋亡。

【临证体会】

丹参性微寒，若无瘀血，或虽有瘀血但偏寒者，应慎用，适当配伍些党参这类温养药物，不仅可避免伤及新血，且能有益气养血之功，共奏益气养血、活血通经之效。

参考文献

[1] 张超群，周德生．丹参治疗心脑血管疾病机制的研究进展述略［J］．实用中医内科杂志，2011，25（1）：16-19.

[2] 王涵，杨娜，谭静，等．丹参化学成分、药理作用及临床应用的研究进展［J］．特产研究，2018，40（1）：48-53.

[3] 单云岗，俞忠明，傅跃青．丹参不同有效成分对黑色素瘤细胞增殖活力和细胞周期影响的研究［J］．中华中医药学刊，2017，35（2）：435-440.

[4] 冯欣，张须学，冯涛聚，等．丹参酮ⅡA亚微乳抗肿瘤作用及对逆转SMMC-7721/VCR肿瘤多药耐药的影响［J］．中国临床药理学杂志，2017，33（5）：427-430.

十三、党参　蛤蚧

【单味功用】

党参，见本章“一、黄芪　党参”。

蛤蚧别名仙蟾，大壁虎，药用部位为壁虎科动物蛤蚧的干燥体。蛤蚧是我国重要的动物药，有长久的应用历史。本品性平，味咸，归肺、肾经；能补肺益肾、纳气定喘、助阳益精；具有调节免疫、抗肿瘤、平喘、抗炎及抗衰老等作用。临床上主治肺肾不足、虚喘气促、劳嗽咯血、阳痿遗精等症。

【伍用功能】

党参、蛤蚧均性平，归肺经，有补益肺气、益精养血之功。《本草纲目拾遗》谓党参“治肺虚，益肺气。”《科学的民间药草》言党参为“补血剂。适用于慢性贫血，萎黄病，白血病，腺病，佝偻病。”《本草纲目》总结蛤蚧补肺气，益精血，定喘止嗽，疗肺痈消渴，助阳道。党参健脾和中，培土生金，健脾以补肺；蛤蚧入肺、肾，金水相生，益肾以补肺。党参甘平养血，蛤蚧咸平益精，二药相须，精血同源，互生互长。共奏健脾补肺、补益精血之功，常用于肺脾气虚、精血不足等病证。

【主治】

(1) 肺癌、胃癌、肝癌、肠癌等恶性肿瘤患者免疫力下降者。

(2) 各种恶性肿瘤放化疗后伴见肺虚久咳或肺肾两虚喘促气短者。

【常用量】

党参 9～30g。

蛤蚧 3～6g。

【化学成分、药理作用】

党参，见本章“一、黄芪　党参”。

蛤蚧的抗肿瘤组分和化学成分：氨基酸、磷脂、蛤蚧肽、蛤蚧蛋白。抗肿瘤成分有蛤蚧肽、蛤蚧蛋白。

蛤蚧的抗肿瘤药理作用如下。①免疫调节。蛤蚧具有增强免疫抗肿瘤作用。肿瘤逃逸是决定肿瘤生长、进展和转移的主要生物机制。周蓓等通过实验观察蛤蚧对 S180 荷瘤小鼠免疫逃逸功能的影响得到如下结论：蛤蚧能升高脾脏指数、胸腺指数，并促进荷瘤鼠脾淋巴细胞增殖，说明蛤蚧具有提高机体免疫应答的能力，进而调控肿瘤免疫逃逸，抑制肿瘤生长。通过增强机体免疫力，蛤蚧具有抗肿瘤的作用，杨帆等研究发现蛤蚧肽对环磷酰胺所致小鼠免疫功能低下具有明显的改善作用，可提升小鼠脾淋巴细胞的增殖功能、NK 细胞和腹腔巨噬细胞活性，具有提高免疫的作用。②抑制肿瘤细胞。蛤蚧蛋白对 Hep G2 细胞也具有抑制作用，可能是通过调高 *bax* 基因

mRNA 的表达发挥促细胞凋亡作用，从而达到治疗肝癌的目的。

【临证体会】

党参、蛤蚧二药益气养阴，方中党参益气养阴；蛤蚧入肺肾经，补肾纳气而定喘。临床用于久病肾气亏耗，气失摄纳，故见呼多吸少，气不得续，动则喘甚；肾虚精气亏少，故见形神衰惫、舌淡、脉沉细等临床表现。

参考文献

[1] 国家药典委员会．中华人民共和国药典：一部 [S]. 北京：中国医药科技出版社，2015：343.

[2] 周蓓，邓家刚，吴燕春，等．蛤蚧对 S180 荷瘤鼠免疫逃逸功能的影响 [J]. 时珍国医国药，2015，26 (12)：2883-2884.

[3] 杨帆，席玮，谢裕安，等．蛤蚧肽对小鼠免疫功能的调节作用 [J]. 广西医科大学学报，2011，28 (3)：342-344.

[4] 李蕾，杨帆，匡志鹏，等．蛤蚧蛋白组分对肝癌 Hep G2 细胞生长抑制作用的研究 [J]. 中国癌症防治杂志，2011，3 (1)：15-19.

十四、茯苓　白术

【单味功用】

茯苓，见本章“十一、党参　茯苓”。

白术为菊科植物白术的干燥根茎。其性温，味甘、苦，归脾、胃经，具有健脾益气、燥湿利水、止汗、安胎功效，常用于脾虚食少、腹胀泄泻、痰饮眩悸、水肿、自汗、胎动不安等症。白术的有效成分有挥发性成分、内酯类成分、苷类、多糖类成分以及氨基酸等。近年来的研究表明白术具有利尿、抗菌、抗衰老、抗肿瘤等作用，对神经系统、子宫平滑肌、肠胃运动也有一定作用，还具有免疫调节功能。

【伍用功能】

白术味苦、甘，性温，茯苓味甘、淡，性平，二药均入脾、胃经，具有健脾益气、运化脾湿之功。二药性平和，健脾祛湿，但不耗伤胃阴，治疗各种疾病引起的消化不良、食欲减退、脘腹胀满、腹泻均有良好的效果。补气名方四君子汤即以白术、茯苓为主药组成。腹泻为主则用炒白术或焦白术，伴有便秘者则用生白术。

【主治】

(1) 各种消化道肿瘤引起的各种脾胃虚弱、水肿。

(2) 各类恶性肿瘤引起的消化不良、食欲减退、泄泻。

(3) 各种恶性肿瘤放化疗后引起的虚弱、贫血等。

【常用量】

茯苓 10～15g。

白术 6～12g。

【化学成分、药理研究】

茯苓，见本章“十一、党参　茯苓”。

白术的抗肿瘤组分和化学成分：挥发性成分、内酯类成分、苷类、多糖类成分以及氨基酸等。抗肿瘤成分有白术内酯、挥发油、苍术酮、白术甲醇提取物。

白术的抗肿瘤药理作用如下。①抑制肿瘤细胞。白术能有效抑制肿瘤细胞生长，其中的白术内酯和挥发油是抗肿瘤的活性成分。白术中的苍术酮、白术内酯Ⅰ和白术内酯Ⅱ可诱导HL-60 和 P388 肿瘤细胞凋亡发挥细胞毒作用。Huang 等发现白术甲醇提取物能够诱导人T淋巴瘤Jurkat细胞、U937和HL-60白血病细胞凋亡，而达到抗肿瘤的作用。②抗氧化作用。白术有抗氧化作用，能有效抑制脂质过氧化作用，降低组织脂质过氧化物的含量，避免有害物质对组织细胞结构和功能的破坏。

【临证体会】

白术甘补而苦燥，气香芳烈，温运脾胃，有健脾胃、运精微、温中阳、升清气、燥湿浊、消水肿、温分肉、实腠理、固卫表、止汗液、安胎气等作用，为健脾补气之要药。茯苓味甘而淡，主入心、脾、肾，甘能补脾，淡能渗泄，药性平和，既可祛邪，又可扶正，补而不峻，利而不猛，为利水消肿之要药，又有宁心安神之功。二药相伍，一补一渗，一燥一利，相反相成，使水湿除而脾气健，健脾气以运水湿，为平补平利之剂。二药配伍为治脾虚诸证的要药，脾虚兼有停湿夹饮者尤为适宜。脾胃虚弱，症见倦怠乏力，食少者，白术、茯苓配伍人参、甘草同用，如四君子汤（《圣济总录》）。脾虚泄泻，白术、茯苓配伍人参、莲子、山药、薏苡仁、砂仁、桔梗、白扁豆、甘草同用，补脾渗湿止泻，如参苓白术散（《太平惠民和剂局方》）。脾虚带下，白术、茯苓配伍莲子、山药、车前子、椿皮同用。脾阳不足则与附子同用，湿浊明显则与薏苡仁为伍。

参考文献

[1] 石俊英，陈随清，崔亚军，等．中药鉴定学［J］．北京：中国医药科技出版社，2006：193.

[2] 李家实．中药鉴定学［J］．上海：上海科学技术出版社，1998，201.

[3] 陈文，何鸽飞，姜曼花，等．近10年白术的研究进展［J］．时珍国医国药，2007，18（2）：338-340.

[4] Wang Ching-chiung，Chen Lih-geeng，Yang Lingling. Cytotoxic activity of sesquiterpenoids from Atractylodes ovate on leukemia cell lines［J］. Planta

Med, 2002, 68 (3): 204.

[5] Huang Hueylan, Chen Chien-chih, Yeh Chin-yi, et al. Reactive oxygen species mediation of Baizhuinduced apoptosis in human leukemia cells [J]. J Ethnopharmacol, 2005, 97 (1): 21-29.

[6] 李怀荆，郭忠兴，毛金军，等．白术水煎剂对老年小鼠抗衰老作用的影响 [J]. 佳木斯医学院学报，1996，19 (1)：9-10.

十五、墨旱莲　女贞子

【单味功用】

墨旱莲又称旱莲草，为菊科植物鳢肠的干燥地上部分。是我国分布极其广泛的一种中草药，墨旱莲性寒，味甘、酸，入足少阴肾经、足厥阴肝经，在《玉楸药解》中有记载“旱莲草汁黑如墨，得少阴水色，入肝滋血，黑发乌须。止一切失血，敷各种疮毒。汁涂眉发，其生速繁。”主要的功效是滋阴益肾，凉血止血，对于肾阴亏虚，阴虚血热而致出血患者适用。

女贞子为木犀科植物女贞的干燥成熟果实。其味甘、苦，性凉，归肝、肾经。具有扶正固本、滋补肝肾、明目乌发的功效。《神农本草经》将其列为上品，谓其“味苦平，主补中，安五脏，养精神，除百疾”。李时珍谓其女贞实强阴，健腰膝，变白发，明目。临床主要用于强腰膝、壮筋骨、乌须发，治疗阴虚内热、头晕、耳鸣等。近年来多用于治疗慢性气管炎、肝炎、高脂血症、糖尿病、更年期综合征、不孕症、动脉粥样硬化等。

【伍用功能】

中药女贞子-墨旱莲药对是依据传统中医七情理论配伍的经典药对之一，女贞子滋阴补肾，养肝明目，强健筋骨，乌须黑发；墨旱莲养肝益肾，凉血止血，乌须黑发，二药均入肝肾，相须为用，相互促进，组成经典名方二至丸，补肝肾，强筋骨，清虚热，疗失眠，凉血止血，乌须黑发之力增强。《本草备要》中指出，二者相须为用，有交通季节，顺应阴阳之妙用，相互促进，共奏补肝肾、强筋骨、清虚热之功。

现代药理表明该药对在保肝降酶、调节免疫、降血脂和改善血流变性、降血糖等方面有较好的作用。

【主治】

(1) 各种恶性肿瘤患者伴糖尿病，属肝肾不足，内热消渴，体虚有热者。

(2) 各种恶性肿瘤患者伴有肝肾不足，如腰膝酸痛，眩晕耳鸣者。

(3) 各种恶性肿瘤患者化疗后出现脱发、白发及目昏不明者。

【常用量】

墨旱莲 6～12g。

女贞子 6～12g。

【化学成分、药理研究】

墨旱莲的抗肿瘤组分和化学成分：香豆草醚类、三萜皂苷类、甾体类、噻吩类、黄酮类及挥发油等。抗肿瘤成分有墨旱莲水提取物。

墨旱莲的抗肿瘤药理作用：抑制肿瘤细胞。郑辉等进行小鼠 S180 实体瘤模型研究。试验结果表明，墨旱莲水提取物对小鼠 S180 实体瘤的生长有极显著的抑制作用（$P<0.01$），抑瘤率均＞40％。

女贞子的抗肿瘤组分和化学成分：萜类、黄酮类、苯乙醇苷类、挥发油、脂肪酸等。萜类成分齐墩果酸、熊果酸、特女贞苷、女贞苷 G13、女贞苷等；苯乙醇苷类成分红景天苷、3,4-二羟基苯乙醇-β-D-葡萄糖苷等。抗肿瘤成分有齐墩果酸、熊果酸。

女贞子的抗肿瘤药理作用如下。①抑制肿瘤细胞。女贞子具有抑制肿瘤细胞逆转录酶及多种 DNA 聚合酶的作用。女贞子可通过逆转肿瘤细胞对巨噬细胞的功能抑制而发挥抗肿瘤作用。其主要成分齐墩果酸具有提高细胞内钙离子水平，从而抑制人乳腺癌、肺癌细胞（MCF27）增殖和诱导凋亡的作用。向敏等报道，女贞子中的熊果酸对移植性肿瘤 H22 具有抑制作用，对 S180 肉瘤实体型小鼠也具有抑制作用。②抗转移作用。对胃、大肠消化道的 9 种癌细胞有明显的抑制作用，而对正常纤维细胞有促进增殖作用，通过减少基质溶解因子（matrilysin）的分泌而起到对肿瘤细胞的抑制和抗转移作用。

【临证体会】

墨旱莲、女贞子组成的二至丸为经典名方，方中以女贞子为君药，味甘、苦，性凉，补中有清，可滋肾养肝，益精血，乌须发。臣以墨旱莲，味甘、酸，性寒，既能滋补肝肾之阴，又可凉血止血。二药配合，补益肝肾，滋阴止血，药少、力专、性平，补而不滞，为平补肝肾之剂，共奏补益肝肾，滋阴止血之功。临床常用于肝肾阴虚，眩晕耳鸣、咽干鼻燥、腰膝酸痛、月经量多等病证。

参考文献

[1] 郑辉，王盟，朱玉云，等．墨旱莲水提取物对荷 S180 实体瘤小鼠抗肿瘤作用［J］．医药导报，2008（12）：1438-1439.

[2] 黄敏珊，黄炜，吴其年，等．齐墩果酸诱导人乳腺癌细胞凋亡及与细胞内 Ca^{2+} 水平关系的研究［J］．中国现代医学杂志，2004，14（16）：58.

[3] 吴林蔚，蒲蔷，陈晓珍，等．齐墩果酸对卵巢癌细胞 IGROV1 和乳腺癌细胞 MDA-MB-231 生长的抑制作用［J］．应用与环境生物学报，2010，

16 (2): 202.

[4] 张东方，黄炜，黄济群，等．齐墩果酸抗人肺癌细胞增殖、侵袭和诱导细胞凋亡的研究 [J]. 肿瘤防治研究，2003，30 (3)：180.

[5] 向敏，顾振纶，梁中琴，等．女贞子提取物对小鼠抗肿瘤作用 [J]. 传染病药学，2001，11 (3)：3.

[6] 李建芬．中药女贞子研究进展 [J]. 内蒙古中医药，2012，31 (16)：45.

十六、沙参　麦冬

【单味功用】

麦冬，见本章“十、党参　麦冬　五味子”。

沙参，为桔梗科沙参属植物轮叶沙参、沙参的干燥根。为我国的传统中药，其性寒，味甘，归肺、胃经，具有清补肺阴、制火益气、补脾肺阴、和中降逆、涵养肝阴、解郁潜阳、清养心阴和安神除烦等功效。

【伍用功能】

沙参、麦冬均味甘，性寒，入肺、胃经，味甘柔润能养阴，苦寒能泄热，两者配伍，加强补气养阴、清热生津的作用。此药对来自吴鞠通《温病条辨》中的“沙参麦冬汤”，是治疗燥伤肺胃阴的主方，为甘寒养阴的代表方之一，甘寒可复胃阴，胃液充足，则可上济肺阴，培土生金而治疗燥伤肺胃阴分。《中医方剂学》：方中沙参、麦冬清养肺胃，玉竹、天花粉生津解渴，生扁豆、生甘草益气培中、甘缓和胃，配以桑叶，轻宣燥热，合而成方，有清养肺胃、生津润燥之功。

【主治】

(1) 配合肿瘤患者放化疗，降低放化疗的不良反应，如放疗后口腔干燥症、咳嗽少痰或咯血等。

(2) 气阴两虚型晚期非小细胞肺癌。
(3) 各种恶性肿瘤患者伴放射性肺炎。
(4) 各种恶性肿瘤患者伴有糖尿病属气阴两虚证者。

【常用量】

沙参 4.5～9g。
麦冬 6～12g。

【化学成分、药理研究】

麦冬，见本章“十、党参　麦冬　五味子”。

沙参的抗肿瘤组分和化学成分：挥发油、糖苷、香豆素类等，还含有淀粉、三萜酸、豆甾醇、磷脂、氨基酸等。抗肿瘤成分有异欧前胡素、佛手柑内酯等。

沙参的抗肿瘤药理作用如下。抑制肿瘤细胞。其中异欧前胡素在体外抗肿瘤实验中，对人中枢神经系统肿瘤细胞株 XF498、人卵巢癌细胞 SK-OV3 和人肺癌细胞株 A549 等都有明显的抑制作用。董芳等从带皮北沙参中分离出佛手柑内酯，观察其体外抗肿瘤活性。实验结果显示，佛手柑内酯对肝癌细胞株抑制作用明显。此外，北沙参具有滋阴生津、益气之功，对血枯阴亏、阴虚燥咳等肿瘤患者配合放化疗疗效显著。

【临证体会】

据古代文献记载，前人所用沙参，系南沙参。至清代载有沙参分南、北两种。一般认为两药功效相似，均属养阴药，具有养阴清肺，益胃生津的功效。然南沙参又称大沙参、空沙参，其形粗大，质较疏松，功效较差，专长于入“肺”，偏于清肺祛痰止咳；北沙参，又称北条参、细条参，其形细长，质坚疏密，功效较佳，专长于入“胃”，偏于养阴生津止渴，说法各异。麦冬为百合科植物麦冬的块根，临床常用品有去心与不去心之分，去心之说最早见于陶弘景《名医别录》，谓麦冬如不去心可令人心烦。然后世医家反对者众多，如吴鞠通每用麦冬则注明不去心，谓麦冬有心可以心入心，直清心经之热。

参考文献

［1］ 陈双姝．南沙参和北沙参不能相互代用［J］．海峡药学，2011，23（8）：63-64.

［2］ 孙亚凤．南沙参与北沙参的鉴别应用［J］．光明中医，2011，26（11）：2348-2349.

［3］ Kenney D M，Geschwindt R D，Kary M R，et al. Detection of newly diagnosed bladder cancer，bladder cancer recurrence andbladder cancer in patients hematuria using quantitative RT-PCR of urinary survivin［J］. Tumour Biol，2007，28（2）：57-62.

［4］ 董芳，刘汉柱，孙阳，等．北沙参中佛手柑内酯的分离鉴定及体外抗肿瘤活性的初步测定［J］．植物资源与环境学报，2010，19（1）：95-96.

［5］ 李国荣，章美琴，张亚凤．北沙参临床功效拓展［J］．中医杂志，2011，52（2）：174-175.

［6］ 何昌生，贾晨光，刘丽杰．王明福使用北沙参经验［J］．中医药临床杂志，2012，24（12）：1198-1199.

十七、熟地黄　巴戟天

【单味功用】

熟地黄，见本章“五、黄芪　熟地黄”。

巴戟天，别名巴戟、巴吉、鸡肠风。为茜草科植物巴戟天的干燥根。主产于福建、广东、广西等地。巴戟天以肉质根入药，和槟榔、益智、砂仁并称为我国四大南药，性微温，味辛、甘，归肝、肾经。具有补肾壮阳、强筋健骨、祛风湿、固精髓的功效，常用于治疗阳痿遗精、少腹冷痛、小便不禁、子宫虚冷、风寒湿痹、腰膝酸痛等病证。

【伍用功能】

熟地黄、巴戟天均甘、微温，归肝、肾经，皆有补益肝肾之功。熟地黄补血养阴，填精益髓。本品甘温质润，补阴益精以生血，为养血补虚之要药。巴戟天功能补肾阳，强筋骨，祛风湿。《本草崇原》载其功效："主大风邪气，阴痿不起，强筋骨，安五脏，补中，增志，益气。"二药配伍，共奏补肝益肾，活血通经之效。朱立国等采用熟地黄配伍巴戟天制益肾养髓方治疗颈椎病，以活血化瘀、固肾补肾、调和气血、舒筋活络等为主要用药原则。

【主治】

(1) 肺癌、肝癌、胃癌等各种恶性肿瘤。

(2) 各种恶性肿瘤患者手术、放化疗伴肾阳不足、精血亏虚者。

【常用量】

熟地黄 9～15g。

巴戟天 3～10g。

【化学成分、药理研究】

熟地黄，见本章"五、黄芪　熟地黄"。

巴戟天的抗肿瘤组分和化学成分：糖类、蒽醌类、环烯醚萜苷类、有机酸类、微量元素、氨基酸和甾醇类等。抗肿瘤成分有巴戟天水提取物。

巴戟天的抗肿瘤药理作用如下。抑制肿瘤细胞。张学新等通过接种乳腺癌荷瘤（EAC）、肝癌细胞和 S180 肿瘤细胞建立小鼠移植性肿瘤模型，再给予巴戟天水提取物灌胃治疗，结果表明巴戟天水提液对 EAC 实体瘤、肝癌和 S180 肿瘤的生长均存在抑制作用，其作用机制可能与其下调B淋巴细胞瘤-2蛋白（b-celllymphoma-2，Bcl-2）基因的表达，抑制凋亡蛋白的生成，同时增加*Bax*基因的表达促进促凋亡蛋白的形成有关。

【临证体会】

熟地黄能滋肾中之真阴，大补肾水。《本草从新》载其功效：滋肾水，封填骨髓，利血脉，补益真阴，聪耳明目，黑发乌须。又能补脾阴，止久泻。治劳伤风痹，阴亏发热，干咳痰嗽，气短喘促，胃中空虚觉馁，痘证血虚无脓，病后胫股酸痛，产后脐腹急疼，感证阴亏，无汗便闭，诸种动血，一切肝肾阴亏，虚损百病，为壮水之主药。巴戟天能补肾中之真阳，兼补肾火。故熟地黄配伍巴戟天，不仅补肾中水火，还可利二便。

参考文献

［1］ 国家药典委员会．中华人民共和国药典（一部）［S］．北京：中国医药科技出版社，2015：81.

［2］ 朱立国，唐彬，银河，等．益肾养髓方治疗脊髓型颈椎病35例［J］．中国中医骨伤科杂志，2018，26（6）：56-58，63.

［3］ 张喜武，刘美欣，谢宁，等．地黄饮子现代研究进展［J］．中医药信息，2017（5）：124-128.

［4］ 张学新，肖柳英，潘竞锵．巴戟天对小鼠肿瘤细胞增殖及Bax、Bcl-2蛋白表达的影响［J］．中药材，2011，34（4）：598-601.

十八、黄芪　干姜

【单味功用】

黄芪，见本章“一、黄芪　党参”。

干姜又名白姜、均姜，为姜科植物姜的干燥根茎。主产于四川、贵州，冬季采挖，除去泥沙及须根，洗净晒干或低温干燥后，即成干姜。其始载于《神农本草经》。味辛，性热，归脾、胃、肾、心、肺经。具有温中散寒、回阳通脉等功效。临床多用于风寒感冒、心腹冷痛、阳虚晕吐等症。

【伍用功能】

近代名医张锡纯认为，黄芪善开寒饮，且常配伍干姜，治疗寒饮结胸之喘嗽证。生黄芪补胸中大气，大气壮旺，心肺阳足，自能运化水饮。干姜辛散化饮，补心肺之阳，阳足则阴霾自开。其所创之理饮汤，即重用干姜开寒饮，气分不足者，加重生黄芪温补元气。心肺阳虚，不能运化精液，痰饮内生者，又配少许厚朴，“厚朴多用破气，少用则通阳”，借其温通之性，使阳通气降。干姜可重用至30g，旨在通阳散饮。对于胸中痰饮郁结者，有时亦单用干姜10～30g，煎服数剂，继之加黄芪，每收佳效。张氏认为此配伍正合“大气一转，其气乃散”之旨。这是张氏对于“善治痰者不治痰而治气”的发挥。补气通阳，散寒开饮，丰富了治饮之法。

【主治】

（1）肺癌、胃癌、肠癌、肝癌、食管癌、乳腺癌等恶性肿瘤。

（2）各种恶性肿瘤手术后或放化疗后伴寒饮喘嗽、痰多结胸或脾肾阳虚者。

【常用量】

黄芪9～30g。

干姜3～10g。

【化学成分、药理研究】

黄芪，见本章“一、黄芪 党参”。

干姜的抗肿瘤组分和化学成分：挥发油、姜辣素、二苯基庚烷。抗肿瘤成分有6-姜酚。

干姜的抗肿瘤药理作用如下。①抑制肿瘤细胞。干姜具有较好的抗癌作用。Chrubasika等研究发现，6-姜酚对人脊髓细胞性白血病有抑制作用。蒲华清等对比6-姜酚在正常模式和低氧低糖模式两种情况下对于人肝癌细胞株Hep G2细胞的杀伤和化疗增敏作用。结果表明6-姜酚作用于Hep G2细胞后，细胞生长受到明显抑制，且抑制率随浓度的升高而升高，抑制率具有浓度依赖性。②抗肿瘤细胞迁移。6-姜烯酚通过抑制invadopodia相关蛋白，抑制MMP-9表达，从而抑制乳腺癌细胞迁移入侵。

【临证体会】

黄芪配伍干姜，则益气而升阳，温阳而化水。患者如出现阳虚水停之证，症见浮肿、小便少、心悸，尿蛋白持续升高，舌胖、苔水滑，脉沉迟者，须在补益正气之同时，运用温阳散寒、助气化之药。温阳散寒者，首推干姜、附子之属。黄芪与干姜相配伍，则益气而温阳。且黄芪甘温之性，可缓和干姜燥烈之偏。

参考文献

[1] 国家药典委员会．中华人民共和国药典：一部［S］．北京：中国医药科技出版社，2010：13.

[2] Chrubasika S，Pittlerc M H，Roufogalis B D. Zingiberis rhizome：A comprehensive review on the ginger effect and efficacy profiles［J］. Phytomed，2005，12（9）：684.

[3] 蒲华清，王秉翔，杜爱玲，等.6-姜酚在不同环境中对人肝癌细胞株杀伤和化疗增敏作用的研究［J］. 中华老年医学杂志，2014，33（4）：424-428.

十九、仙茅 淫羊藿

【单味功用】

仙茅又名地棕、独茅、山党参、海南参、婆罗门参。为石蒜科植物仙茅的干燥根茎。味辛，性热，有毒。入肾、肝、脾经。仙茅始载于《海药本草》。功能为补肾阳、壮筋骨、祛寒除湿。临床上常用于治疗阳痿精冷、小便失禁、崩漏、心腹冷痛、腰脚冷痹、痈疽、瘰疬。

淫羊藿别名仙灵脾、千两金、放杖草等，为小檗科植物淫羊藿、箭叶淫羊藿、柔毛淫羊藿、朝鲜淫羊藿的干燥叶。普遍分布于我国贵州、四川、辽宁、江西、陕西、湖南、湖北等地。淫羊藿最早记载见于《神农本草经》，具有极高的药用价值，其应用历史悠久，据记载，淫羊藿的主要功效有补肾壮阳、祛风除湿、强筋健骨等。气味辛、甘，性温，归肝、肾经。李明珍说："淫羊藿味甘气香，性温不寒，能益精气……真阳不足者宜之"。淫羊藿有治疗阳痿遗精、虚冷不育、尿频失禁、肾虚喘咳、腰膝酸软、风湿痹痛、半身不遂、四肢不仁的作用，阴虚而相火易动者禁服淫羊藿。

【伍用功能】

仙茅及淫羊藿（仙灵脾），是中医常用的温补肾阳药对，也是中医经典方"二仙汤"中的两味主药。仙茅乃温肾补阳之专药，《海药本草》载其功效："主风，补暖腰脚，清安五脏，强筋骨，消食。""宣而复补……主丈夫七伤，明耳目，益筋力，填骨髓，益阳。"淫羊藿亦能益精气补肾阳，《本经》载其功效："主阴痿绝伤，茎中痛。利小便，益气力，强志。"仙茅及淫羊藿（仙灵脾）二药配伍，相须为用，相得益彰，其补肾壮阳，强筋健骨，祛风除湿功力益强。

现代药理学研究表明仙茅-淫羊藿药对协同具有抑制破骨细胞的形成、分化和骨吸收功能，对防治骨质疏松具有较强的功效。"二仙"配伍可增效减毒，但其增效减毒的配伍比例，与成分含量的相关性及药理机制等有待阐明。

【主治】

（1）各种恶性肿瘤伴风湿、类风湿疾病。

（2）各种恶性肿瘤放化疗后所致的肌肉无力，四肢痿软。

（3）各种恶性肿瘤见肾之精气俱损，气血两虚之虚弱羸瘦，腰膝酸软，男子精少阳痿，女子宫寒不孕、经闭等。

【常用量】

仙茅 3～10g。

淫羊藿 6～10g。

【化学成分、药理研究】

仙茅的抗肿瘤组分和化学成分：酚及酚苷类、四环三萜皂苷类、木脂素类、生物碱类、黄酮类、挥发油及微量元素类等。抗肿瘤成分有丙酮提取物、石蒜碱等。

仙茅的抗肿瘤药理作用如下。①抑制肿瘤细胞。仙茅的丙酮提取物对艾氏腹水癌实体型瘤有抑制作用。而仙茅中的石蒜碱能抑制小鼠腹水癌细胞的无氧酵解，而癌细胞一般以无氧醇解为能量的主要来源，因而认为仙茅对癌细胞的糖代谢有一定干扰作用。②抗突变作用。邱佳信等以"细胞突变实验"和"细胞接到突变实验"作为肿瘤成因多阶段学说中的初始阶段的模型，通过实验表明仙茅能抑制由强力致癌剂造成的 V79

细胞的突变，证明仙茅具有反突变作用。

淫羊藿的抗肿瘤组分和化学成分：8位具有异戊烯基的黄酮类化合物（淫羊藿苷）、酚苷类、多糖类、微量元素、有机酸、肌醇、紫罗兰酮类、挥发油及苯乙醇苷类等。抗肿瘤成分有淫羊藿苷等。

淫羊藿的抗肿瘤药理作用如下。①抑制肿瘤细胞。前人研究发现，淫羊藿苷有显著的抑瘤作用，可通过促进实体瘤细胞早期凋亡，导致肿瘤组织坏死。②抑制肿瘤细胞迁移。淫羊藿苷抑制人胃癌细胞株SGC-7901细胞黏附、迁移及侵袭，增加了细胞内蛋白激酶A的活性，从而发挥逆转其恶性表型的作用。

【临证体会】

仙茅辛热燥烈，既善补命门而兴阳道，又能除寒湿而暖腰膝，故有温肾壮阳，祛寒除湿之功。淫羊藿味辛、甘，性温，入肝、肾经。甘温能温肾壮阳，辛温可祛风除湿，所以既能内壮肾阳而强筋健骨，又能外散风湿而通痹止痛。适用于肾阳虚男子阳痿，女子不育以及风寒湿痹痛等证。二药合用，温肾壮阳，祛风除湿之力增强，适用于各类恶性肿瘤辨证属命门火衰、寒湿痹阻者。

参考文献

[1] 国家药典委员会．中华人民共和国药典：一部［S］．北京：中国医药科技出版社，2015：102，327.

[2] 李贵海，涂晓龙．常用中药药对分析与应用［J］．北京：人民卫生出版社，2009：320-321.

[3] 薛黎明．基于蛋白质组学淫羊藿苷防治骨质疏松作用机理及药对“淫羊藿仙茅”配伍机制研究［J］．上海：第二军医大学，2012.

[4] 郭元晖，薛黎明，聂燕，等．淫羊藿苷和仙茅苷协同抑制破骨细胞的形成、分化和骨吸收功能［J］．药学实践杂志，2013，31（4）：231-235.

[5] 邱佳信，唐莱娣，杨金坤，等．健脾补肾中药对肿瘤成因多阶段学说中起始和启动的影响［J］．中国医药学报，1993，8（5）：16-19.
[6] Li C L（李翠玲），Zhang L（张玲），Gu H T（顾洪涛），et al. The invivo anti-tumo reffects of icariin and its mechanisms ［J］. Chinese Journal of Cancer Biotherapy（中国肿瘤生物治疗杂志），2007，14（2）：137-142（in Chinese）.
[7] Zhang J W（张京伟），Zhou Y F（周云峰），Wen X M（文显梅），et al. Icariin reverses malignant phenoty pe of gastric carcinoma cells ［J］. ChineseJournal of Experimental Surgery（中华实验外科杂志），2006，23（10）：1213-1214（in Chinese）.

二十、菟丝子　沙苑子

【单味功用】

菟丝子，始载于《神农本草经》，又名菟丝实、龙须子、吐丝子，为旋花科植物南方菟丝子、菟丝子的干燥成熟种子。其味甘、辛，性平，归肾、肝、脾经。是常用的补益中药，具有补益肝肾，固精缩尿，安胎，明目，止泻之功效，外用具有消风祛斑之功效。常用于肝肾不足，腰膝酸软、阳痿遗精、遗尿尿频、肾虚胎漏、胎动不安、目昏耳鸣、脾肾虚泻、白癜风等病证。

沙苑子，又名潼蒺藜，为豆科植物扁茎黄芪的干燥成熟种子。在历代本草中曾以白蒺藜、沙苑蒺藜子、沙蒺藜等名称入药。其味甘，性温。归肝、肾经。具有温补肝肾，固精，缩尿，益肝明目的功效，为滋补强壮药，临床常用于肾虚腰痛、阳痿遗精、遗尿尿频、白带过多、目暗不明、头昏目花等病证。

【伍用功能】

菟丝子、沙苑子均味甘，归肝、肾经，均有温补肾阳、固精缩尿、养肝明目之功，菟丝子补而不峻，温而不燥，故入肾经，虚可以补，实可以利，寒可以温，热可以凉，湿可以燥，燥可以润。《药性论》载其功效：“治男子女人虚冷，添精益髓，去腰疼膝冷，又主消渴热中。”沙苑子温补肝肾，固精缩尿。《本草从新》载其功效：“补肾，强阴，益精，明目。治虚劳腰痛、遗精带下，痔漏，阴癀。性能固精。”菟丝子配伍沙苑子，相须伍用，相互增强，补肾养肝之效更著，常用于治疗肝肾不足之头晕耳鸣、视物昏花等症。菟丝子、沙苑子药对也常通过补益肝肾、助阳固精之法治疗月经不调。

【主治】

(1) 膀胱癌、肾癌、肝癌等恶性肿瘤。

(2) 各种恶性肿瘤手术后或放化疗后伴肝肾亏虚见眩晕耳鸣、虚弱羸瘦、腰膝酸软、男子精少阳痿、女子宫寒不孕、经闭等。

【常用量】

菟丝子 9～15g。

沙苑子 10～15g。

【化学成分、药理作用】

菟丝子的抗肿瘤组分和化学成分：香豆精、黄酮、甾醇类、多糖、淀粉、蛋白质、胡萝卜素类、蒲公英黄质、有机酸、脂肪酸、氨基酸、淀粉酶等。

菟丝子的抗肿瘤药理作用：调节抗肿瘤免疫力等。

沙苑子的抗肿瘤组分和化学成分：氨基酸、多肽、蛋白质、黄酮类、三萜类、有机酸类、鞣质、甾醇及铁、锌、锰、铜等微量元素。抗肿瘤成分有沙苑子黄酮、沙苑子总皂苷。

沙苑子的抗肿瘤药理作用如下。①抑制肿瘤细胞。刘春宇等研究发现沙苑子黄酮和沙苑子总皂苷是沙苑子的主要抗癌活性成分；沙苑子黄酮对人肝癌细胞裸鼠移植瘤有明显的抑制作用。韦翠萍等研究沙苑子黄酮发现其具有抑制人乳腺癌细胞 MCF-7 增殖、诱导其凋亡的作用。②增强抗肿瘤免疫力。沙苑子黄酮明显提高荷瘤小鼠的胸腺指数和脾脏指数，显著提高巨噬细胞吞噬功能和淋巴细胞转化能力，增强 NK-92 细胞增殖和杀伤活性，可通过调节机体免疫发挥抗肿瘤作用。

【临证体会】

沙苑子与菟丝子均味甘性温，皆归经于肝与肾，均具有补益肝肾、固精缩尿、养肝明目之功效，临床常配伍用治肝肾不足，腰膝酸软疼痛、阳痿遗精、尿频遗尿、白带白浊及头昏眼花等证。

参考文献

[1] 国家药典委员会．中华人民共和国药典：一部 [M]. 北京：中国医药科技出版社，2015：309.

[2] 国家中医药管理局．中华本草 [M]. 上海：上海科学技术出版社，1999：336-339.

[3] 林洁珊，陈艳芬．基于关联规则的妇科调经方用药规律研究 [J]. 中国民族民间医药，2017，26（23）：4-7.

[4] 阎超，胡歌红，买尔旦·马合木提．菟丝子的化学成分及药理作用研究概况 [J]. 中国药物与临床，2005，(9)：683-684.

[5] 刘春宇，顾振纶，杜崇民．沙苑子黄酮对 H22 荷瘤小鼠的肿瘤抑制作用及对免疫功能的影响 [J]. 中成药，2007，29（11）：1690-1692.

[6] 韦翠萍，邱秀芹，顾振纶．沙苑子黄酮对人乳腺癌细胞 MCF-7 增殖抑制、诱导凋亡及上调 p53 表达、下调 NF-κB、c-Myc 表达作用 [J]. 南京医科大学学报，2010，30（11）：1556-1563.

二十一、黄精　玉竹

【单味功用】

黄精为百合科植物滇黄精、黄精或多花黄精的干燥根茎。是我国常用的中药材，按形状不同，习称“大黄精”“鸡头黄精”“姜形黄精”。黄精属植物在全球分布很广，有 40 多种，我国约有 31 种，分布于全国各地，但适应性较差、生境选择性强，主产于河北、内蒙古、陕西等省区。有关黄精的记载始见于《名医别录》，其味甘、性平，归脾、肺、肾经，具补肾益精、滋阴润燥之功，用于滋补强身和治疗肾虚精亏，肺虚燥咳以及脾胃虚弱之证。

玉竹又名铃铛菜、地管子、尾参，为百合科植物玉竹的干燥根茎。我国大部分地区（陕西、宁夏、湖北、湖南、浙江、安徽、广东等省）都有正品玉竹生长。最早以葳蕤之名载于《神农本草经》，将其列为上品，味甘、性微寒。入肺、胃经，具有养阴润燥，生津止渴的功效，常用于治疗肺阴虚证、胃阴虚证、热病阴伤、虚劳发热、消谷善饥等病证。

【伍用功能】

黄精和玉竹同来源于百合科黄精属植物的根茎，均味甘、性平，作用缓和，归脾、胃、肺经，为中医常用药物配伍，自古以来广泛被医家所用，黄精除有补肾益精、滋阴润燥之功外，还可补脾益气，以资气血生化之源，气阴双补，《日华子本草》载其功效：“补五劳七伤，助筋骨，止饥，耐寒暑，益脾胃，润心肺。”玉竹养阴润燥，生津止渴。《日华子本草》载其功效：“除烦闷，止渴，润心肺，补五劳七伤，虚损，腰脚疼痛，天行热狂。”与玉竹相须使用，有增强滋阴润燥、生津养液的功效。研究表明二药主要含有多糖、低聚糖、氨基酸等成分，具有提高人体免疫力，强心，降低血脂、血糖，延长动物寿命等作用。

【主治】

（1）肺癌、胃癌、肝癌、肠癌等恶性肿瘤伴免疫力降低。

（2）各种恶性肿瘤手术后或放化疗后见咳嗽少痰或咯血等肺胃阴伤、虚劳发热、消谷善饥等病证。

【常用量】

黄精 9～15g。

玉竹 6～12g。

【化学成分、药理作用】

黄精的抗肿瘤组分和化学成分：黄精多糖、甾体皂苷、蒽醌类化合物、生物碱、木脂素、维生素和多种对人体有用的氨基酸等化合物。抗肿瘤成分有黄精多糖。

黄精的抗肿瘤药理作用如下。①抑制肿瘤细胞。黄精也具有抗肿瘤作用，张峰等研究了黄精多糖对 H22 实体瘤、S180 腹水瘤的抑制作用和对荷瘤小鼠的调节作用。②免疫调节。黄精多糖灌胃的荷瘤小鼠脾脏指数和胸腺指数显著增加，中、高剂量的黄精多糖可以显著延长 S180 腹水型荷瘤小鼠的存活时间。

玉竹的抗肿瘤组分和化学成分：甾体皂苷类、高异黄酮类、挥发油类及多糖类等化合物。抗肿瘤成分有玉竹提取物 A、玉竹提取物 B。

玉竹的抗肿瘤药理作用如下。①抑制肿瘤细胞。李尘远等采用 MTT 法检测玉竹提取物 B 对 S180 荷瘤鼠产生的细胞因子水平的影响，实验发现玉竹提取物 B 可促进荷瘤鼠脾细胞分泌 IL 2 和腹腔巨噬细胞分泌 IL 1 和 TNF-α，能抑制 CL 187 细胞的增殖，可直接诱导肿瘤细胞凋亡，以此来发挥其抗肿瘤作用。卢颖等研究发现，玉竹提取物 A 对内毒素诱导内毒素血症小鼠具有保护作用，能提高小鼠 72h 生存率，拮抗血清中 TNF-α 和一氧化氮的产生可能是其机制之一。②免疫调节。玉竹多糖能够提高腹腔巨噬细胞功能，抑制小鼠腹水瘤和肉瘤细胞 S180 的生长。

【临证体会】

黄精得坤土之气，获天地之精而名之。性平质润，为补脾润肺，治疗脾胃虚弱、肺虚咳嗽之要药。正如李时珍说："黄精受戊己之淳气，故为补黄宫之胜品。土者万物之母，母得其养则水火既济，木金交合而诸邪自去，百病不生矣。"玉竹又名葳蕤，原指草木茂盛，枝叶下垂之貌，功在养阴润肺，生津止渴。用于肺胃阴伤，舌干口渴之症，并有滋阴解表之作用。李时珍曰："葳蕤性平味甘，柔润可食"。以葳蕤为君药，用治虚劳寒热之痁及一切不足之证，用代参芪，不寒不燥大有殊功。二药配伍使用，滋阴润燥、生津养液的功效相得益彰，常用于肺胃阴伤、虚劳发热、消谷善饥等病证。

参考文献

[1] 国家药典委员会．中华人民共和国药典：一部 [M]. 北京：中国医药科技出版社，2015：306.

[2] 徐国钧，徐珞珊．常用中药材品种整理和质量研究（南方协作组，第 1 册）[M]. 福州：福建科学技术出版社，1994.

[3] 中国科学院中国植物志编辑委员会．中国植物志：第 15 卷 [M]. 北京：北京大学科学出版社，1978：52-53.

[4] 张峰，高群，孔令雷，等．黄精多糖抗肿瘤作用的实验研究 [J]. 中国实用医药，2007，21（2）：95-96.

[5] 李尘远，潘兴瑜，张明策，等．玉竹提取物B抗肿瘤机制的初步研究[J]．中国免疫学杂志，2003（4）：253-254.

[6] 卢颖，李会，金艳书，等．玉竹提取物A对内毒素血症小鼠血清中肿瘤坏死因子α及一氧化氮水平影响的量效依赖性[J]．中国临床康复，2006，10（3）：104-106.

二十二、石斛　天花粉

【单味功用】

石斛，又名仙斛兰韵、不死草、还魂草等。为兰科植物鼓槌石斛、金钗石斛或流苏石斛的栽培品及其同属植物近似种的新鲜或干燥茎。味甘，性微寒，归胃、肾经。功效为益胃生津，滋阴清热。常用于阴伤津亏、口干烦渴、食少干呕、病后虚热、目暗不明等病证。《本草通玄》："石斛，甘可悦脾，咸能益肾，故多功于水土二脏。但气性宽缓，无捷奏之功，古人以此代茶，甚清膈上。"

天花粉，又名栝楼根、花粉、楼根。为葫芦科植物栝楼或双边栝楼的干燥根。味甘、微苦，性微寒，归肺、胃经。具有清热泻火，生津止渴，消肿排脓之功。用于治疗热病烦渴、肺热燥咳、内热消渴、疮疡肿毒等病证。《本草纲目》言："栝楼根，味甘微苦酸，酸能生津，故能止渴润枯，微苦降火，甘不伤胃，昔人只言其苦寒，似未深察。"

【伍用功能】

石斛、天花粉二药均性味甘、微寒，归胃经。天花粉养阴生津，主治胃热津亏之消渴、虚热、舌红少津。《本经》载其功效："主消渴，身热，烦满，大热，补虚安中，续绝伤。"石斛能清肾中浮火而摄元气，除胃中虚热而止烦渴，清中有补，补中有清。《药性论》载其功效："益气除热。主治男子腰脚软弱，健阳，逐皮肌风痹，骨中久冷，虚损，补肾积精，腰痛，养肾气，益力。”天花粉甘寒益胃又能生津，对胃有益；石斛滋肾阴明目作用大于天花粉，天花粉清火养胃阴的作用大于石斛。二药伍用，偏入于胃，相得益彰，养阴生津止渴作用增强。

【主治】

(1) 肺癌、宫颈癌、绒癌、乳腺癌、肝癌、胃癌、结肠癌、卵巢癌、黑色素瘤、白血病和淋巴瘤等恶性肿瘤。

(2) 各种恶性肿瘤手术后或放化疗后或伴糖尿病，属胃热津亏，内热消渴，体虚有热者。

【常用量】

石斛 6～15g。

天花粉 10～15g。

【化学成分、药理研究】

石斛的抗肿瘤组分和化学成分：生物碱、菲类、联苄、倍半萜类、香豆素、芴酮、多糖类、甾醇类、氨基酸类和微量元素等。抗肿瘤成分有铁皮石斛甲醇提取物（DCME)、串珠石斛中的联苄、龙石斛中的石斛酚、石斛毛兰素。

石斛的抗肿瘤药理作用：抑制肿瘤细胞。石斛中的酚类化合物、芳香族化合物、倍半萜类化合物、石斛毛兰素等均具有抗肿瘤作用。研究发现串珠石斛中的联苄和龙石斛中的石斛酚对肺癌 H460 细胞生长都有抑制作用，通过调节 N-钙黏素和下调 slug 波形蛋白的表达水平，抑制上皮细胞向间叶细胞的转变。多项研究表明，Sun 等发现毛兰素对 T47D 细胞增殖有明显的抑制作用，通过降低 Bcl-2 的表达水平、激活免疫逃逸信号通路来诱导乳腺癌 T47D 细胞凋亡、抑制细胞周期蛋白依赖性激酶（CDKs）表达，导致细胞周期停滞，通过调节基质金属蛋白酶（MPP）与基质金属蛋白酶组织抑制剂（TIMP）的平衡来抑制 T47D 细胞转移，且毛兰素不影响正常乳腺上皮 MCF10A 细胞的增殖。

天花粉的抗肿瘤组分和化学成分：多糖类、蛋白质类、皂苷和氨基酸等。抗肿瘤成分有天花粉蛋白（TCS）。

天花粉的抗肿瘤药理作用：抑制肿瘤细胞及诱导癌细胞凋亡。天花粉蛋白对人宫颈癌的影响主要是通过对人宫颈癌 Hela 细胞的生长和增殖的抑制作用，诱导宫颈癌 Hela 细胞发生凋亡，对抑癌基因和肿瘤抑制基因有一定的去甲基化作用等来实现。TCS 能够诱导结肠癌细胞 SW-1116 凋亡，凋亡率与剂量呈正相关。

【临证体会】

石斛、天花粉配伍，能增强滋阴益胃、生津止渴的作用，临床常适用于胃火炽盛、胃阴不足、消谷善饥之中消证。

参考文献

[1] 药典委员会．中华人民共和国药典：一部［S］. 北京：中国医药科技出版社，2010：52.

[2] Pengpaeng P，Sritularak B，Chanvorachote P. Dendrofalconerol A suppresses migrating cancer cells via EMT and integrin proteins［J］. Anticancer Res，2015，35（1）：201-205.

[3] Sun J，Fu X，Wang Y，et al. Erianin inhibits the proliferation ofT47D cells by inhibiting cell cycles，inducing apoptosis and suppressing migration［J］. Am J Transl Res，2016，8（7）：3077-3086.

[4] 谭寒星，黄利鸣，王艳林，等．天花粉蛋白对子宫颈癌 Hela 细胞 Survivin 基因的影响［J］. 中华中医药杂志，2011，26（11）：2702-2705.

[5] 王英俊，张桂兰．天花粉蛋白对结肠癌细胞株 SW-1116 凋亡影响的体外研究［J］. 中医研究，2007，20（4）：33-34.

二十三、龟甲　鳖甲

【单味功用】

龟甲别名神屋、龟壳、败龟甲、元武版、坎版、拖泥版、乌龟版、龟筒、龟版、败龟、败龟版、龟底版等，为龟科动物乌龟的背甲及腹甲。《神农本草经》将其列为上品。《神农本草经》："味咸平。主漏下赤白、破癥瘕痎疟、五痔、阴蚀、湿痹、四肢重弱……一名神屋，生池泽。"龟甲味咸、甘，性微寒。归肾、肝、心经。具有滋阴潜阳、益肾强骨、养血补心的功效，用于治疗阴虚潮热、骨蒸盗汗、头晕目眩、虚风内动、筋骨痿软和心虚健忘等病证。

鳖甲为鳖科动物鳖的背甲。始载于《神农本草经》，列为中品。鳖甲味咸，微寒，无毒，归肝、肾经。具有滋阴潜阳、软坚散结、退热除蒸之功效。用于阴虚发热、劳热骨蒸、虚风内动、闭经、久疟疟母等病证。

【伍用功能】

龟甲、鳖甲均归肝、肾经，具有滋补肝肾之阴之功，龟甲甘咸，走心、肝、肾，滋阴益肾健骨，功擅滋阴；鳖甲咸微寒，入肝、肾，养阴清热、破瘀散结，长于退热。二者相须为用，其滋阴潜阳、息风止痉之功效更著，用于治疗热病伤阴、虚风内动之手足瘛疭、痿软无力、舌红少苔；阴虚发热之劳热骨蒸、盗汗以及阴虚阳亢，肝阳上扰之头晕、目眩、头胀、头痛、耳鸣等。

【主治】

(1) 多发性骨髓瘤、肝癌、肾癌、乳腺癌等恶性肿瘤。

(2) 各种恶性肿瘤手术后或放化疗后伴肝肾亏虚，阴虚发热，骨蒸劳热者。

【常用量】

龟甲 9～24g。

鳖甲 9～24g。

【化学成分、药理作用】

龟甲的抗肿瘤组分和化学成分：含胶质、角蛋白、脂肪、钙盐等。化学成分有矿物质、酚类物质、甾体类、羟脯氨酸等。

龟甲的抗肿瘤药理作用：免疫调节作用。龟甲能提高机体抗肿瘤的免疫能力，其提取物对肉瘤细胞 S180、艾氏腹水瘤和腹水型肝癌有抑制作用。

鳖甲的抗肿瘤组分和化学成分：氨基酸、多糖、微量元素以及动物胶、角质、蛋白、碘质、维生素 D 等。抗肿瘤成分有鳖甲浸出液。

鳖甲的抗肿瘤药理作用：抑制肿瘤细胞。凌笑梅等研究表明鳖甲提取物对体外生长的小鼠腹水肉瘤细胞 S180、肝癌细胞 H22 和小鼠肺癌细胞 Lewis 有抑制作用。钱丽娟等经研究证明鳖甲浸出液对人肠癌细胞有抑制作用，且以鳖甲加 5-氟尿嘧啶（5-Fu）联合作用后的细胞形态改变更显著，证实了鳖甲浸出液有抗肠癌作用，与 5-Fu 联用效果更佳。

【临证体会】

龟甲偏于滋阴，补益之力大于鳖甲；鳖甲偏于退虚热及软坚散结。二药合用，滋阴潜阳、清热散结效用增强，二药配伍为临床常用的滋阴退热药对，可治温病阴伤津耗、虚风内动、阴虚发热、骨蒸劳热、骨软骨弱、癥瘕积聚等多种病症。

参考文献

[1] 国家药典委员会．中华人民共和国药典：一部［S］．北京：中国医药科技出版社，2015：180.

[2] 陈修园．神农本草经读［M］．北京：人民卫生出版社，1959：26.

[3] 江苏新医学院．中药大辞典：下册［M］．上海：上海科学技术出版社，1986：2723.

[4] 凌笑梅，刘娅，张娅婕，等．鳖甲提取物对体外肿瘤细胞生长的抑制作用［J］．中国公共卫生学报，1997，16（1）：8-9.

[5] 钱丽娟，许沈华，张宗显．鳖甲浸出液对人肠癌细胞（HR-8348）抑制作用的形态学观察［J］．癌症，1997，16（3）：175-176.

二十四、益智　补骨脂

【单味功用】

益智为姜科植物益智的干燥成熟果实。主要分布于我国的广西、广东、海南等地。益智是药食同源常用中药之一，自古以来益智就作为中医临床常用药材，在我国古代众多药物专著中均有记载，其性温，味辛，归肾、脾经。具有暖肾固精缩尿，温脾止泻摄唾的功能。常用于脾胃虚寒，呕吐，泄泻，腹中冷痛，口多唾涎，肾虚遗尿，尿频，遗精，白浊。

补骨脂又名胡故子、黑故子、婆固脂、破故纸、吉固子，为豆科植物补骨脂的干燥成熟果实。为常用中药。主产于河南、四川、陕西等地，主产于四川者称“川故子”，主产于河南者称“怀故子”。其味辛、苦，性温，归肾、脾经，具有温肾助阳、固精缩尿、温脾止泻、纳气平喘等功效，主要用于肾阳不足、遗尿尿频、阳痿遗精、虚寒喘咳、腰膝冷痛、五更泄泻等病证。外用可治疗白癜风、斑秃。

【伍用功能】

益智、补骨脂均性味辛温，归肾、脾经，皆有暖肾固精缩尿，温脾、止泻固摄之功效，益智偏入脾经，以建中阳，《医学启源》谓其“治脾胃中寒邪，和中益气。治人多唾，当于补中药内兼用之。”补骨脂偏入肾经，补肾助阳，《纲目》言其“治肾泄，通命门，暖丹田，敛精神。”二药相伍为用，脾肾同治，温暖水土，补益先天、后天之阳，温补脾肾、固精止泻之功效更著，用于治疗脾肾阳虚之泄泻、遗精。

【主治】

（1）肾癌、膀胱癌、胃癌、多发性骨髓瘤、骨肉瘤等恶性肿瘤。各类肿瘤引起的脾胃阳虚，症见消化不良、食欲减退、泄泻等。

（2）各种恶性肿瘤手术后或放化疗后见食欲减退、白细胞减少、腰膝酸软，男子精少阳痿，女子宫寒不孕、经闭等脾胃阳虚、肾阳不足等病证。

【常用量】

益智 10～15g。

补骨脂 6～10g。

【化学成分、药理研究】

益智的抗肿瘤组分和化学成分：倍半萜类、单萜类、二萜类、二苯庚烷类、黄酮类、简单芳香族化合物及脂肪族化合物。抗肿瘤成分有益智仁甲醇、益智酮甲、益智酮乙、益智仁正己烷及乙酸乙酯。

益智的抗肿瘤药理作用如下。①抑制肿瘤细胞。Lee 等研究发现，益智仁甲醇提取物能够显著改善佛波酯（TPA）诱导的雌性ICR小鼠的皮肤肿瘤及耳水肿，还能够显著抑制人早幼粒白细胞（HL-60）的生长，抑制DNA合成，因此推断益智可以作为化学防癌药物，具有一定的抗肿瘤活性。进一步的研究证实，益智酮甲、益智酮乙这两个与姜黄素类似的二苯庚烷类化合物是益智发挥抗肿瘤活性的潜在化学物质，它们在100 μmol/L时能够使永生化小鼠的成纤维细胞的激活蛋白（AP-1）失活。②抗血管生成。He等发现益智仁正己烷及乙酸乙酯萃取部位在10μg/mL时能够减少斑马鱼胚胎的血管形成，阻断人脐静脉内皮细胞（HUVEC）的迁移及增殖，同时还能够抑制人肝癌细胞（Hep G2）的增殖。

补骨脂的抗肿瘤组分和化学成分：香豆素、黄酮、异黄酮、查耳酮和萜酚类等化合物。抗肿瘤成分有补骨脂素、异补骨脂素。

补骨脂的抗肿瘤药理作用：抑制肿瘤细胞。补骨脂素对K562、人早幼粒白血病细胞（HL-60）及B淋巴瘤Raji细胞等白血病细胞有一定程度的杀伤作用，显示其广谱的抗白血病活性，且补骨脂素对造血细胞影响较小。

【临证体会】

益智与补骨脂二药皆有补肾温脾、止泻固精之功效。相伍为用则温补脾肾、固精止泻之功效更著，临床常用于治疗脾肾阳虚、中焦寒冷之脘腹冷痛，吐泻食少及脾肾阳虚之泄泻、遗精。

参考文献

[1] 国家药典委员会．中华人民共和国药典：一部［S］．北京：中国医药科技出版社，2015：291.

[2] 国家中医药管理局《中华本草》编委会．中华本草：第四卷［M］．上海：上海科学技术出版社，1999：603-608.

[3] 郑虎占，董泽宏，佘靖．中药现代研究与应用：第3卷［M］．北京：学

苑出版社，1998：2467-2488.
[4] Lee E，Park K K，Lee J M，et al. Suppression of mouse skin tumor promotion and induction of apoptosis in HL-60 cells by Alpinia oxyphylla Miquel（Zingiberaceae）[J]. Carcinogenesis，1998，19（8）：1377-1381.
[5] He Z H，Ge W，Yue G G，et al. Anti-angiogenic effects of the fruit of Alpinia oxyphylla [J]. J Ethnopharmacol，2010，132（2）：443-449.
[6] 郭江宁．补骨脂抗氧化与抗癌活性成分的研究 [D]. 沈阳：沈阳药科大学，2004.

二十五、山茱萸　枸杞子

【单味功用】

山茱萸，见本章“九、黄芪　山茱萸”。

枸杞为茄科植物宁夏枸杞的干燥成熟果实。始载于《神农本草经》，被列为上品，谓之：“久服坚筋骨，轻身不老，耐寒暑”。枸杞子味甘，性平。归肝、肾经。具有滋补肝肾，益精明目的功效。常用于肝肾阴亏，腰膝酸软、头晕目眩、目昏多泪、虚劳咳嗽、消渴、遗精等病证。《药性论》载“能补益精诸不足，易颜色，变白，明目，安神。”《本草述》载“疗肝风血虚，眼赤痛痒昏翳。治中风眩晕，虚劳，诸见血证，咳嗽血，痿、厥、挛，消瘅，伤燥，遗精，赤白浊，脚气，鹤膝风。”

【伍用功能】

山茱萸、枸杞子均归肝、肾经，皆有滋补肝肾的功效。山茱萸酸温收涩，兼有暖肾温肝，涩精敛汗之功，《日华子本草》言其“暖腰膝，助水脏，除一切风，逐一切气，破癥结，治酒皶。”《药性论》谓其“治脑骨痛，止月水不定，补肾气兴阳道……添精髓，疗耳鸣，除面上疮，能发汗，止老人尿不节。”枸杞子性平，偏于滋补肝肾阴气，并能养阴润肺。《纲目》言其“滋肾，润肺，明目。”二药相须，优势互补，相得益彰，滋补肝肾之功更著，兼有阴阳共治、涩精敛汗、养阴润肺之效。

【主治】

(1) 肝癌、肾癌、胃癌、肺癌、食管癌等恶性肿瘤。

(2) 各种恶性肿瘤患者手术后或放化疗后见腰膝酸痛、眩晕耳鸣、阴虚盗汗等肝肾亏虚病证。

【常用量】

山茱萸 6～12g。

枸杞子 9～12g。

【化学成分、药理研究】

山茱萸，见本章“九、黄芪　山茱萸”。

枸杞子的抗肿瘤组分和化学成分：糖类、氨基酸、氨基乙磺酸、锌、铁、铜、锗、锰、镁、钙、钾等、超氧化物歧化酶(SOD)、生物碱类、脂肪与脂肪酸、醇类、无机盐和其他有机物。抗肿瘤成分有枸杞多糖（LBP）。

枸杞子的抗肿瘤药理作用：免疫调节作用。现代研究发现枸杞多糖对 S180 荷瘤细胞免疫功能有增强作用和相应的抑瘤作用，与环磷酰胺合用有协同抗瘤作用。张永祥等报道 LBP 能增强经 ConA 处理的小鼠巨噬细胞抑制肿瘤增殖的活性。

【临证体会】

山茱萸、枸杞子都有滋阴作用。山茱萸酸温，收敛肝阴，以防肝木疏泄过度而盗伐肾水，医圣张仲景的肾气丸中用山茱萸收敛肝阴。枸杞子，甘平，滋养肝阴肾阴兼有温肾助阳的功效。二药相配，有清虚热滋养肝肾的作用。

参考文献

[1] 何进，闫淳泰，梁永祥．枸杞果实化学成分研究概况 [J]．中国野生植物资源，1997，1 (1)：8-11.

[2] 江苏新医学院．中药大词典（上册） [M]．上海：上海人民出版社，1997：1518.

[3] 王杰．济南枸杞子化学成分分析 [J]．中国药学杂志，1991，26 (5)：269.

[4] 杨新波，黄正明，曹文斌，等．枸杞多糖对正常小鼠及四氧嘧啶致高血糖小鼠血糖的影响 [J]．人民中医药专刊，1998，14 (1)：11-13.

[5] 张永祥．枸杞药理作用研究进展 [J]．中国药理学与毒理学杂志，2002，4 (5)：58.

二十六、枸杞子　菟丝子

【单味功用】

枸杞子，见本章“二十五、山茱萸　枸杞子”。

菟丝子，见本章“二十、菟丝子　沙苑子”。

【伍用功能】

枸杞子、菟丝子味均甘，归肝、肾经，皆有补益肝肾之功，枸杞子滋肾润肺，补肝明目，《药性论》载其功效：“能补益精诸不足，易颜色，变白，明目，安神。”菟丝子补益肝肾，固精缩尿，安胎，明目，止泻。《药性论》载沙苑子功效：“治男子女人虚冷，添精益髓，去腰疼膝冷，又主消渴热中。”二药配伍，用于治疗肾精不足，肝血亏损之二目昏花，视瞻昏眇，遗精早泄，头昏耳鸣，腰痛。枸杞子、菟丝子两者皆可平补肾中阴阳，养肝明目，为肾虚目暗常用之药，菟丝子偏于补肾中之阳，兼能涩精止遗，枸杞子滋补肾阴之功胜于助阳，且能补血兼有润肺之功，二者配伍则既补肾阴也补肾阳，且能增强明目之效，可治疗肝肾不足，目暗不明、头晕等证。常用方剂如归肾丸、七宝美髯丹等。

【主治】

（1）膀胱癌、肝癌、肾癌、胃癌、肺癌、食管癌等恶性肿瘤。

（2）各组恶性肿瘤患者手术后或放化疗后见腰膝酸痛、眩晕耳鸣等肝肾亏虚病证。

【常用量】

枸杞子 9～12g。

菟丝子 6～12g。

【化学成分、药理研究】

枸杞子，见本章“二十五、山茱萸　枸杞子”。

菟丝子，见本章“二十、菟丝子　沙苑子”。

【临证体会】

枸杞子补肾益精，养肝明目，补血安神，生津止渴，润肺止咳。治肝肾阴亏，腰膝酸软，头晕，目眩，目昏多泪，虚劳咳嗽，消渴，遗精。近来研究发现它具有明显的降压、降血糖作用，并能抗衰老。对高血压、糖尿病、性功能减退有防治作用。菟丝子为养阴通络上品。其味微辛，则阴中有阳，守而能走，有填精补髓之功效。二药相伍，可使阴阳调和，补益肝肾之功更著。

二十七、杜仲　桑寄生

【单味功用】

杜仲，又名木棉、思仙、思仲、思锦树，为杜仲科杜仲属植物杜仲的干燥树皮，是第三世纪冰川运动遗留下来的“活化石”。广泛种植于湖南、湖北、河南、山西、四川、贵州、云南等省。杜仲属补虚药下属分类的补阳药，《神农本草经》和《本草纲目》均将杜仲列为上品，并记载“杜仲色紫而润，味甘微辛，其气温平，甘温能补，微辛能润，故能入肝而补肾；主腰膝痛，补中，益精气，坚筋骨，强志，除阴下痒湿，小便余沥；久服，轻身耐劳”。其性温，味甘。归肝经、肾经，具有补肝肾、强筋骨、安胎的功效。用治肾虚腰痛、筋骨无力、妊娠漏血、胎动不安、高血压等病证。

桑寄生为桑寄生科植物桑寄生的干燥带叶茎枝。桑寄生主产于福建、广西、广东等地，又名广寄生、桃树寄生等。始载于《神农本草经》，“主腰痛，小儿背强，痈肿，安胎，充肌肤，坚发齿，长须眉”。其味苦、甘，性平，归肝、肾经，能补肝肾、强筋骨、祛风湿、安胎元，主治风湿痹痛、腰膝痠软、崩漏经多、妊娠漏血、胎动不安等病证。

【伍用功能】

杜仲、桑寄生均味甘，归肝、肾经。杜仲甘温，善补肝肾而强筋骨，暖下元，为治肝肾不足之腰膝酸痛、筋骨痿软的要药。《本经》载其功效：“主腰脊痛，补中益精气，坚筋骨，强志，除阴下痒湿，小便余沥。”桑寄生善于治疗痹证日久，累及肝肾，腰膝酸软，筋骨无力者。《本经》载其功效：“主腰痛，小儿背强，痈肿，安胎，充肌肤，坚发、齿，长须眉。”

桑寄生、杜仲两者配伍可增强其补肝肾、强筋骨之力，善于治疗肝肾不足之腰膝酸软、筋骨痿软之证。

【主治】

(1) 肾癌、肝癌、膀胱癌、胃癌、肺癌、食管癌等恶性肿瘤。

(2) 各种恶性肿瘤患者手术后或放化疗后见脱发、筋骨痿软、腰膝酸痛、眩晕耳鸣等肝肾亏虚病证。

【常用量】

杜仲 6～10g。

桑寄生 9～15g。

【化学成分、药理研究】

杜仲的抗肿瘤组分和化学成分：木脂素类、环烯醚萜类、黄酮类、苯丙素类、甾醇类、三萜类、多糖类、抗真菌蛋白及无机盐等。抗肿瘤成分有桃叶珊瑚苷、山柰酚、杜仲多糖、丁香脂素二葡萄糖苷、京尼平、京尼平苷和京尼平苷酸。

杜仲的抗肿瘤药理作用如下。①抑制肿瘤细胞。桃叶珊瑚苷可使 A549 细胞周期停滞在 G0/G1 期，促使细胞凋亡，具有抑制非小细胞肺癌的潜能。杜仲所含山柰酚能上调 p53，使 MDA-MB-453 细胞周期停滞在 G2/M 期，抑制乳腺癌的发展。②免疫调节。杜仲多糖能够抑制大鼠 Sarcomal 180 细胞的生长，其机制与清除氧自由基，增强抗氧化酶 SOD、GSH 活性及提高机体免疫力有关。

桑寄生的抗肿瘤组分和化学成分：黄酮类、挥发油类、维生素、微量元素等。抗肿瘤成分有乙醚萃取部位、乙酸乙酯萃取部位、正丁醇萃取部位（主要为黄酮类化合物）。

桑寄生的抗肿瘤药理作用：抑制肿瘤细胞。桑寄生的多种溶剂萃取物在体外对白血病细胞株 K562 有抑制增殖的作用。桑寄生的乙醚萃取部位、乙酸乙酯萃取部位、正丁醇萃取部位（主要为黄酮类化合物）可明显抑制白血病细胞增殖，是桑寄生体外抗白血病细胞的活性部位。

【临证体会】

杜仲、桑寄生均有补肝肾，强筋骨，安胎之效。同用可治肾虚腰痛或足膝痿弱、肝肾亏虚之胎动不安等病证。临床上常用于治疗各种癌症患者之肝肾不足之证。

参考文献

[1] 国家药典委员会．中华人民共和国药典［M］．北京：中国医药科技出版社，2015：299-300.

[2] Choi E J，Ahn W S. Kaempferol induced the apoptosisvia cell cycle arrest in human breast cancer MDA-MB-453 cells［J］. Nutr Res Pract，2008，2（4）：322-325.

[3] 辛晓明，王大伟，赵娟，等．杜仲总多糖抗肿瘤作用的实验研究［J］．医药导报，2009，28（6）：719-721.

[4] 史卉妍，何鑫，欧阳冬生，等．京尼平苷及其衍生物的药效学研究进展［J］．中国药学杂志，2006，41（1）：4-6.

[5] 苏娣，梁毅，周欣欣，等．桑寄生有效部位对白血病细胞株 K562 抑制作用的研究［J］．湖北中医药大学学报，2011，13（2）：12-15.

[6] 张瑾，周欣欣，梁毅，等．桑寄生不同萃取部位的体外抗白血病作用研究［J］．时珍国医国药，2011，22（10）：2452-2454.

二十八、肉苁蓉　巴戟天

【单味功用】

肉苁蓉为列当科植物肉苁蓉或管花肉苁蓉的干燥带鳞叶的肉质茎。春、秋均可采收。但以 3～5 月间采者为好，过时则中空。《本经》云“主五劳七伤，补中，除茎中寒热痛，养五脏，强阴，益精气，多子妇人癥瘕。”《药性论》载“益髓，悦颜色，延年，治女人血崩，壮阳，大补益，主亦白下。”其性温，味甘、咸。归肾经、大肠经。功能为补肾，益精，润燥，滑肠。主治男子阳痿、女子不孕、带下、血崩、腰膝冷痛、血枯便秘等病证。

巴戟天，见本章“十七、熟地黄　巴戟天”。

【伍用功能】

肉苁蓉、巴戟天均味甘性温，归肾经。巴戟天辛行甘补温通，善补肾阳、益精血而补筋骨，为补肾要剂，且温而不燥，体润而能强阴，兼有除风湿之功。《本草求真》言：“据书称为补肾要剂，能治五痨七伤，强阴益精，以其体润故耳。然气味辛温，又能祛风除湿，故凡腰膝疼痛，风气脚气水肿等症，服之更为有益。观守真地黄饮子，用此以治风邪，义实基此，未可专作补阴论也。”肉苁蓉甘温助阳，咸以入肾，温而不热，补而不腻，善治肾精、肾阳亏虚之证，且有润肠通便之功。两药相伍，相互配合，阴阳同治，可增强补肝肾、壮腰膝、强筋骨之效。

【主治】

(1) 肾癌、肝癌、膀胱癌、胃癌、肺癌、食管癌等恶性肿瘤。

(2) 各种恶性肿瘤患者手术后或放化疗后见阳痿早泄、腰膝冷痛等肾阳不足者。

【常用量】

肉苁蓉 6～10g。

巴戟天 6～15g。

【化学成分、药理研究】

肉苁蓉的抗肿瘤组分和化学成分：苯乙醇苷类、环烯醚萜类、挥发性成分、木脂素类、多糖、生物碱等。抗肿瘤成分有肉苁蓉多糖。

肉苁蓉的抗肿瘤药理作用：抑制肿瘤细胞。张洪泉等观察到肉苁蓉多糖能明显抑制肺癌 Lewis 细胞和肉瘤细胞 S180，可能是通过提高自然杀伤细胞（NKC）和 IL-2 的活性实现的。

巴戟天，见本章“十七、熟地黄　巴戟天”。

【临证体会】

巴戟天、肉苁蓉均为温肾助阳之品。然肉苁蓉甘咸而温，质地滋腻，性柔而不燥，补肾壮阳中兼有润燥益精、润肠通便之功，为补精血之要药。巴戟天辛甘而温，性偏燥而不柔，温阳助火力强，兼有祛风除湿之功。二药合用，相须配对，增强温肾壮阳之力，而且润燥相宜，具有补火而不燥水之妙。

参考文献

[1] 张宝艳．肉苁蓉化学成分的研究概况［J］．海峡药学，2015，27（5）：53-56.

[2] 张洪泉，许爱华，李电东．肉苁蓉多糖对肿瘤和荷瘤小鼠的药理作用［J］．中国中西医结合杂志，1997，17（S1）：155-156，294.

二十九、鹿角胶　阿胶

【单味功用】

鹿角胶为鹿角经水煎熬、浓缩而成的固体胶。始载于《神农本草经》，并被列为上品，称为白胶。药味甘、咸，性温，归肝、肾经。功能温补肾阳，益精补血，止血。适用于肾阳虚衰，精亏血虚，虚劳羸瘦，及吐血、衄血、崩漏、尿血等属于虚寒者，亦可用于阴疽。

阿胶为马科动物驴的干燥皮或鲜皮经煎煮、浓缩制成的固体胶。味甘，性平。归肺、肝、肾经。功效补血滋阴，润燥，止血。用于血虚萎黄、眩晕心悸、肌痿无力、心烦不眠、虚风内动、肺燥咳嗽、劳嗽咯血、吐血尿血、便血崩漏、妊娠胎漏等病证。

【伍用功能】

鹿角胶、阿胶均味甘，归肝、肾经，皆有补益肝肾、滋补精血之功。阿胶甘平柔润，为纯阴之物，补血止血，滋阴润肺，正如成无己所云："阴血不足者，补之以味，阿胶之甘以补阴血。"鹿角胶甘咸而温，为纯阳之物，温补肝肾，填精益血。两胶合用，阴阳兼顾。经云："阳化气，阴成形"，鹿角胶壮元阳以振生机，阿胶滋阴血以充化源，一阳一阴，相反相成，共奏益精补血之功。另外，鹿角胶温补肝肾，补血止血，适用于肾阳不足，吐衄便血，崩漏之出血；阿胶则滋阴润燥、补血止血，为妇科要药，二者均有较好的止血作用，合用则阴阳平补，止血之力更著。

【主治】

（1）肺癌、肝癌、肾癌、膀胱癌、胃癌、食管癌等恶性肿瘤。

（2）各种恶性肿瘤患者手术后或放化疗后骨髓抑制见男子精少阳痿，女子宫寒不孕、经闭等肾之精气俱损及脾肾阳虚病证。

【常用量】

鹿角胶 3～6g。

阿胶 3～9g。

【化学成分、药理研究】

鹿角胶的抗肿瘤组分和化学成分：未见报道。

鹿角胶的抗肿瘤药理作用：未见报道。

阿胶的抗肿瘤组分和化学成分：未见报道。

阿胶的抗肿瘤药理作用如下。①抑制肿瘤细胞及免疫调节。刘培民等在复方阿胶浆对荷 S180 肉瘤小鼠抑瘤、延长生存期及联合化疗药增效减毒的实验中发现复方阿胶浆针对肉瘤细胞 S180 具有一定的抑瘤作用，可有效缓解放化疗所带来的免疫力低下和体重下降及降低继发感染性死亡的概率。联合化疗应用具有协同增效作用，增效率达到了 24.46%，并可减少化疗所带来的白细胞减少及免疫力低下等副作用。②促癌细胞凋亡。阿胶（复方阿胶浆）含药血清可促使肿瘤细胞凋亡，并可使细胞分裂阻滞在 G0 期。提示阿胶主要通过阻滞细胞分裂，诱导细胞凋亡发挥作用。后者显示阿胶血清组的端粒酶表达水平有大幅度降低，而且具有一定的量效相关性。

【临证体会】

鹿角胶甘咸而温，纯阳之物，善温补肝肾，填精益血而补阴中之阳。阿胶甘平柔润，纯阴之味，功专滋阴补血。经云：形不足者温之以气，精不足者补之以味。鹿角胶咸温以壮阳生气，阿胶甘腻纯厚可填精益阴。两胶合用，有阴阳兼顾、形气俱补之功。另外，二者皆有较好的止血作用，合用则增其止血之力。

参考文献

［1］ 刘培民，秦玉峰，蔡宝昌．复方阿胶浆对 S180 肉瘤抑瘤增效延长生存期实验［J］．中成药，2006，28（9）：1366-1367.

[2] 刘培民．蔡宝岛，尤金花．等．复方阿胶浆对 Lewis 肺癌的抑瘤作用研[J]．中药药理与临床，2005，21（5）：44-45.

三十、红景天　三七　黄芪

【单味功用】

红景天，为景天科植物大花红景天的干燥根和根茎。味甘、苦，性平。归肺、心经。功效为益气活血，通脉平喘，常用于气虚血瘀、胸痹心痛、中风偏瘫、倦怠气喘等病证。

三七，为五加科植物三七的干燥根和根茎。味甘、微苦，性温。归肝、胃经。功效为散瘀止血，消肿定痛。常用于咯血，吐血，衄血，便血，崩漏，外伤出血，胸腹刺痛，跌扑肿痛。

黄芪，见本章“一、黄芪　党参”。

【伍用功能】

黄芪、三七、红景天均味甘，配伍相须，常用于气虚兼血瘀、气虚伴出血等气血病。黄芪甘微温，健脾补肺，益气和中，脾为气血生化之源，脾健则气血旺盛，气为血之帅，卫气足则能固摄营血，令其行于脉中不妄离经；三七甘微苦温，活血以止血，瘀血除则血易止。《玉楸药解》载其功效：“和营止血，通脉行瘀，三七行瘀血而敛新血。凡产后、经期、跌打、痈肿，一切瘀血皆破；凡吐衄、崩漏、刀伤、箭射，一切新血皆止。”红景天兼有黄芪益气摄血及三七活血止血之功，三药合用，优势互补，相得益彰，共奏益气摄血，活血止血之功。

【主治】

（1）肺癌、脑瘤、胃癌、肝癌等各种恶性肿瘤之气虚兼瘀者。

(2) 各种恶性肿瘤手术后或放化疗后伴气虚血瘀、气虚出血等病证。

【常用量】

红景天 3～6g。

三七 3～9g。

黄芪 9～30g。

【化学成分、药理研究】

红景天的抗肿瘤组分：红景天苷、对苯乙烯基-*O*-*β*-D-木糖基-(1→6)-*O*-*β*-D-吡喃葡萄糖苷、柴胡红景天氰苷素 A、2,6-二甲氧基苯乙酮-4-*O*-*β*-D-吡喃葡萄糖苷等。

红景天的抗肿瘤药理作用如下。①抑制肿瘤细胞增殖及诱导癌细胞凋亡。如红景天苷在治疗肿瘤过程中能够通过抑制增殖、诱导凋亡等多种途径，达到抑制肿瘤的作用。②抑制肿瘤细胞迁移。柴雅晴等通过对红景天的分离与提纯，并通过 Transwell 趋化实验证实在所提纯的化合物证，红景天苷、对苯乙烯基-*O*-*β*-D-木糖基-(1→6)-*O*-*β*-D-吡喃葡萄糖苷、柴胡红景天氰苷素 A、2,6-二甲氧基苯乙酮-4-*O*-*β*-D-吡喃葡萄糖苷具有明显的肿瘤转移抑制作用。③调节免疫。宋汉君等通过对动物实验研究表明，红景天苷能够通过调节小鼠 T 淋巴细胞和 NK 细胞活性而发挥免疫抑制作用达到抑制肿瘤生长的作用。

三七的抗肿瘤组分和化学成分：三七主要含皂苷类、多糖、黄酮类、挥发油类、氨基酸类、甾醇、无机物、油脂等成分。其中，三七总皂苷（panaxnotognsengsaponins，PNS）含有多种单体皂苷，其中以人参皂苷（Rb1、Rg1）、三七皂苷（R1）含量最高。

三七的抗肿瘤药理作用如下。①减轻化放疗所致骨髓抑制。三七具有明显的造血补血功能，其可促进血红蛋白、骨髓粒细胞和红细胞等各类血细胞的分裂生长和增殖。动物实验中发现，使用^{60}CO-γ 射线照射小鼠使其造血功能受损，然后连续腹腔注射三七皂苷 6 天，可发现小鼠脾结节中性粒细胞和红细胞有丝分裂异常活跃，且脾脏重量也明显增加。②调节免疫。三七具有较好的增强免疫力以及抗炎作用。动物实验研究发现，三七皂苷可诱导小鼠脾淋巴细胞的体外增殖，并激活淋巴细胞因子的释放，调节机体免疫。同时三七还具有较好的抗炎症作用，可对抗组织胺、缓激肽及 5-羟色胺等造成的炎症物质的释放。

黄芪，见本章“一、黄芪 党参”。

【临证体会】

三七性味甘温。其功效主要是止血散瘀、消肿止痛，是治疗伤科血证之要药。黄芪性味甘而微温，是一味补气良药，既能健脾益气、补肺固表，又可利尿消肿、托毒排脓、敛疮生肌。但有实证者不宜用。红景天益气活血，通脉平喘，三药同用，具有益气活血作用，常用于气虚血瘀等病证。

参考文献

[1] 冯晓玲，孙佳宁，于歌，等．红景天苷抗肿瘤作用机制研究进展 [J]. 辽宁中医药大学学报，2017，19 (4)：5-8.

[2] 柴雅晴，赵国华，王仁久，等．大株红景天的化学成分及体外抗肿瘤转移活性研究 [J]. 中国中药杂志，2015，40 (2)：258-263.

[3] 宋汉君，吕少春，李丽疆，等．红景天苷的抗肿瘤作用 [J]. 中国老年学杂志，2011，31 (20)：3991-3992.

[4] 刘东平，杨军，丁丹．三七及其有效成分对血液系统的药理活性研究概况 [J]. 中医药信息，2012，29 (4)：172-174.

[5] 刘丛华．中药三七对血液系统药理药效作用 [J]. 中国药物经济学，2011，18 (6)：276-278.

[6] 国晶晶，李来来，朱会超，等．三七主要成分及其免疫调节作用的研究进展 [J]. 天津中医药大学学报，2014，33 (2)：119-124.

三十一、百合　麦冬

【单味功用】

百合，别名白百合、蒜脑薯，为百合科植物卷丹、百合或细叶百合的干燥肉质鳞叶。中医学上以百合的鳞茎入药，其味甘、性寒；归心、肺经。具有润肺止咳、清心安神、补中益气、清热利尿、凉血止血、健脾和胃等功效。主治阴虚久嗽，痰中带血，热病后期、余热未清，痈肿，湿疮或情志不遂所致的虚烦惊悸、失眠多梦、精神恍惚等。

麦冬，见本章“十、党参　麦冬　五味子”。

【伍用功能】

百合、麦冬二药均性味甘而寒，归心、肺经，皆有养阴润肺、清心安神之功。百合专入心、肺，养阴安神，生津止咳，《上海常用中草药》谓百合“治肺热咳嗽，干咳久咳，热病后虚热，烦躁不安。”麦冬兼能入胃经，生津止渴，用于内热消渴、津伤口渴，《药性论》言其“治热毒，止烦渴，主大水面目肢节浮肿，下水。治肺痿吐脓，主泄精。”百合、麦冬二药合用，能增强养阴润肺、清心安神、生津止渴的功效，常用于肺癌、放射性肺炎、肺痨、慢性咽炎、咳嗽、干燥综合征等疾病的治疗。

【主治】

（1）肺癌、胃癌、肝癌、肠癌等恶性肿瘤。肿瘤患者放疗所致的放射性肺炎。

（2）各种恶性肿瘤手术后、放化疗后见口渴、舌红少苔、咽干少痰等气阴两虚病证。

（3）各种恶性肿瘤放疗后伴急性放射性肺炎。

【常用量】

百合 6～12g。

麦冬 6～12g。

【化学成分、药理作用】

百合的抗肿瘤组分和化学成分：甾体皂苷、酚酸甘油酯类化合物、甾醇、黄酮、苯丙素、生物碱及多糖类等成分。抗肿瘤成分有多糖类成分。

百合的抗肿瘤药理作用：免疫调节作用。多糖类成分具有抗肿瘤的活性且对正常的细胞没有杀伤作用，目前公认的主要抗肿瘤作用机制之一是免疫调节。通过用移植瘤模型观察纯化百合多糖的抗肿瘤作用和对荷瘤小鼠免疫功能的影响，结果发现百合多糖具有抑制 H22 肿瘤生长的作用，并能显著提高荷瘤小鼠的胸腺指数和脾脏指数、巨噬细胞吞噬功能及血清溶血素的含量，这表明百合多糖具有抗肿瘤和增强荷瘤小鼠免疫功能的作用。

麦冬，见本章“十、党参　麦冬　五味子”。

【临证体会】

麦冬临证常用于肺燥干咳、阴虚痨嗽、喉痹咽痛、津伤口渴、内热消渴、心烦失眠、肠燥便秘等病证。百合常用于阴虚燥咳、劳嗽咯血、虚烦惊悸、失眠多梦、精神恍惚等病证。二药合用可收滋燥敛火、养心安神、润肺止咳之效，是常用药膳，即百合麦冬汤的主要组分。

参考文献

李汾，袁秉祥，弥曼，等．纯化百合多糖抗肿瘤作用和对荷瘤小鼠免疫功能的影响［J］．现代肿瘤医学，2008，16（2）：188-189.

三十二、当归　鸡血藤　黄芪

【单味功用】

当归为伞形科植物当归的干燥根。其干燥的贮藏根是我国一味常用的中药材，药用历史悠久，历代本草均有记载，始载于《神农本草经》，谓之“当归味温，主呃逆上气”，列为中品。为医家常用，素有“十方九归”之称。味甘、辛，性温，归肝、心、脾经。有补血、和血、调经止血、润肠滑肠之功效，常用于血虚诸证、血虚血瘀之月经不调、经闭、痛经、虚寒性腹痛、跌打损伤、痈疽疮疡、风寒痹痛、血虚肠燥便秘等病证。

鸡血藤又名血风藤、血风、血藤等，为豆科植物密花豆（大血藤、血风藤、三叶鸡血藤、九层风）的干燥藤茎。味苦、甘，性温，归肝、肾经，传统中医认为其具有补血活血、舒筋活络的功效，常用于月经不调、血虚萎黄、麻木瘫痪、风湿痹痛等病症的治疗。

黄芪，见本章“一、黄芪　党参”。

【伍用功能】

当归、鸡血藤均性味甘温，归肝经，皆有养血活血之功。当归兼有调经止痛、润肠通便之功，《本草纲目》言其“治头痛，心腹诸痛，润肠胃筋骨皮肤。治痈疽，排脓止痛，和血补血。”鸡血藤则另有舒筋活络之力，《饮片新参》言其“去瘀血，生新血，流利经脉。治暑痧，风血痹证。”二药配伍使用，补血活血、调经止痛、舒筋活络之力更强。气为血之帅，气为血之源，故黄芪甘温，健脾补肺，专事益气，补气以生血，益气以行血，加强当归、鸡血藤养血活血之效，三药配伍，常用于气虚血少、血瘀经络之病证，现代研究证明有改善心血管系统，调节自身免疫，抗肿瘤的作用。

【主治】

（1）肺癌、肝癌、胃癌、乳腺癌等恶性肿瘤。

（2）各种恶性肿瘤手术后或放化疗后合并贫血或骨髓抑制等并发症者。

【常用量】

当归 6～12g。

鸡血藤 9～15g。

黄芪 9～30g。

【化学成分、药理作用】

当归的抗肿瘤组分和化学成分：挥发油、多糖、氨基酸、有机酸和黄酮等有机成分。抗肿瘤成分有当归粗多糖 APS-2a、当归水提液。

当归的抗肿瘤药理作用如下。①免疫调节。曹蔚等研究表明当归粗多糖 APS-2a 可增加荷瘤小鼠脾脏指数和胸腺指数，在具有抗肿瘤作用的同时，还有一定的免疫调节作用。②抑制肿瘤细胞增殖。顾勤等实验证明当归水提液能显著抑制 B16-L6 细胞的增殖；对 B16-L6 细胞与基底膜成分 LN 的黏附有双向调节作用。③抗肿瘤细胞转移。低剂量当归能明显减少黑色素瘤小鼠肺转移结节数目，减轻肺转移程度。

鸡血藤的抗肿瘤组分和化学成分：黄酮类、木脂素类、萜类、甾醇类、蒽醌类、酚酸类及其苷类等其他成分。抗肿瘤成分有鸡血藤不同提取物（水、乙醇、正丁醇、乙酸乙酯提取物）、总黄酮、鸡血藤提取物（MHD、SSCE）。

鸡血藤的抗肿瘤药理作用：抑制肿瘤细胞增殖。Liu B 等研究了中药鸡血藤不同提取物（水、乙醇、正丁醇、乙酸乙酯提取物）对人骨肉瘤 Saos 2 细胞的抑制作用，乙酸乙酯提取物中总黄酮含量最高，同时对人骨肉瘤 Saos 2 细胞的抑制率效果也最好。梁宁等研究了鸡血藤提取物（MHD）灌胃小鼠后获得的含药血清对 Hela 细胞增殖的影响。通过采用 MTT 法表明了 MHD 含药血清能够显著抑制 Hela 细胞的增殖分化。

黄芪，见本章“一、黄芪　党参”。

【临证体会】

当归、鸡血藤配伍为肿瘤患者常用药膳当归鸡血藤汤的主要组分，功效为活血化瘀，加入黄芪益气生血，增强生血之力，适用于骨伤患者后期气血虚弱或肿瘤患者化疗或放疗期间有红细胞、白细胞及血小板减少者。

参考文献

[1] 国家药典委员会编．中华人民共和国药典：一部［S］. 北京：中国医药科技出版社，2015：133.

[2] 宋萍萍，孙明毅，徐增莱，等．三种当归属植物的化学成分研究［J］. 中草药，2007，38（6）：833-835.

[3] 曹蔚，李小强，侯颖，等．当归多糖 APS-2a 的结构分析及抗肿瘤作用研究［J］. 中药材，2008，31（2）：261-265.

[4] 顾勤，徐建亚，程罗根，等．当归对黑色素瘤细胞黏附、侵袭、运动和转移能力的影响［J］. 中药材，2007，23（3）：302-305.

[5] Liu B，Liu J，Chen J，et al. A Study on Anticancer Activity of Caulis Spatholob-i Extract on Human Osteosarcoma Saos 2 Cells. African Journal of Traditional［J］. Complementary and Alternative Medicines，2013，10（5）：256-260.

[6] 梁宁，张雯艳，杨焕琪，等．鸡血藤含药血清对 Hela 细胞的影响［J］. 华西药学杂志，2011，26（1）：44-45.

三十三、紫河车　熟地黄

【单味功用】

紫河车为健康产妇娩出之胎盘。《本草纲目》释其名谓："天地之先，阴阳之祖，乾坤之始，胚胎将兆，九九数足，胎儿则乘而载之，遨游于西天佛国，南海仙山，飘荡于蓬莱仙境，万里天河，故称之为河车。"《本草拾遗》载其"主气血羸瘦，妇人劳损，面䵟皮黑，腹内诸病渐瘦悴者。"其味甘、咸，性温，入肺、心、肾经，有补肾益精、益气、养血之功。常用于阳痿遗精、腰酸、头晕耳鸣、气血不足诸证及肺肾两虚之咳喘等病证。

熟地黄，见本章"五、黄芪　熟地黄"。

【伍用功能】

紫河车、熟地黄均味甘、性温，归肾经，皆有补益肝肾，滋充精血之功，紫河车兼有益气温阳之力，《本草再新》言其"大补元气，理血分，治神伤梦遗。"熟地黄专事滋阴补血，益精填髓，《本草纲目》谓其"填骨髓，长肌肉，生精血，补五脏、内伤不足，通血脉，利耳目，黑须发，男子五劳七伤，女子伤中胞漏，经候不调，胎产百病。"紫河车、熟地黄二药配伍，相得益彰，补益肝肾，填精生血之力更强，兼有益气温阳之功，常用于肝肾阴虚等虚损诸证。

【主治】

(1) 肺癌、食管癌、肝癌、胃癌、乳腺癌、骨肉瘤等恶性肿瘤。

(2) 各种恶性肿瘤手术后或放化疗后合并贫血、免疫力低下、骨髓抑制等并发症者。

【常用量】

紫河车 2～3g（研末吞服）。

熟地 9～15g。

【化学成分、药理研究】

紫河车的抗肿瘤组分和化学成分：包括丙种球蛋白、激素、酶及酶抑制因子、氨基酸、微量元素和维生素等。

紫河车的抗肿瘤药理作用如下。①抑制肿瘤细胞增殖及促癌细胞凋亡。吴芷芷等研究发现紫河车提取物联合顺铂可抑制人脑胶质瘤 U251 细胞增殖，并诱导其凋亡。②免疫调节。张碧华等对河车大造胶囊及处方中紫河车以及性激素依赖性肿瘤进行分析研究。结果河车大造胶囊处方中紫河车所含的激素类化学成分可能影响性激素依赖型肿瘤。结论提示河车大造胶囊临床应慎用于性激素依赖型肿瘤。TNF 是一种重要的免疫调节因子，具有较强的抗肿瘤效应、非种属特异性和时相特异性。

熟地黄，见本章“五、黄芪　熟地黄”。

【临证体会】

紫河车配伍熟地黄：紫河车补元气、养精血；熟地黄滋阴养血。二者伍用，有滋养肝肾、补益气血之功效，用于治疗肿瘤患者放化疗后气血两虚之面黄肌瘦、食少乏力、月经不调、崩漏不止等。

参考文献

[1]　殷静先．紫河车有效成分与临床应用［J］．时珍国药研究，1998，9（1）：17.

[2] 杨桂芹，邹兴淮．胎盘及其提取物的化学成分、药理作用及临床应用研究进展［J］．沈阳农业大学学报，2003（2）：150-154.
[3] 吴芷芷，惠青山，袁江．紫河车提取物联合顺铂对人胶质瘤细胞增殖凋亡的影响［J］．广州医药，2017，48（4）：25-28.
[4] 张碧华，高素强，傅得兴，等．河车大造胶囊应用于性激素依赖型肿瘤的临床研究［J］．中国全科医学，2010，13（28）：3227-3228.

三十四、薏苡仁　白扁豆

【单味功用】

薏苡仁，为禾本科植物薏苡的干燥成熟种仁。主产于贵州、福建、河北、辽宁等地。11～12 月间采挖。晒干，打下果实，再晒干，除去外壳、黄褐色种皮及杂质，收集种仁。本品性凉，味甘、淡，归脾、胃、肺经，具有健脾渗湿、清热排脓、除痹、利水的功能。常用于水肿、小便不利、脚气、脾虚泄泻、湿痹拘挛、肺痈、肠痈等病证。

白扁豆，始载于《名医别录》，为豆科扁豆属植物扁豆的干燥成熟种子。味甘，性微温。归脾、胃经，具有健脾化湿、和中消暑的功效。常用于脾虚便溏，食欲不振，白带过多，暑湿吐泻，胸闷腹胀。现代药理研究结果表明白扁豆水提液有抗菌、抗病毒的作用；临床用白扁豆 30～60g，煮沸熟透，饮汁吃豆，治疗脾虚所致慢性泄泻、急性胃肠炎之呕吐和腹泻有较好的疗效，白扁豆既是滋补佳品，夏暑又是一种清凉饮料。

【伍用功能】

薏苡仁、白扁豆均味甘，归脾、胃经，两者配伍使用可增强健脾祛湿、益气温阳的功效，代表方剂参苓白术散。李东垣曰：“内伤脾胃，百病由生”。肿瘤的发病机制多认为是正气不足，癌毒内侵，常表现为正虚邪实，可由脾虚失运，导致脾气不足，后天亏虚。同时，脾失健运可引起痰湿内蕴，长期积于体内，可化为癌毒，最终转化为肿瘤。现代药理研究提示，两药均有抗肿瘤，提高机体免疫力的作用，两者配伍使用可增强抗肿瘤作用。

【主治】

（1）肺癌、乳腺癌、肝癌、胃癌、肠癌等恶性肿瘤。

（2）各种恶性肿瘤手术后或化疗后见食欲减退、泄泻、腹胀痞满等脾胃虚弱等病证。

【常用量】

薏苡仁 9～30g。

白扁豆 9～15g。

【化学成分、药理研究】

薏苡仁的抗肿瘤组分和化学成分：主要包括脂肪酸、酯类、薏苡素、糖类、黄酮类、糖蛋白类、甾醇类和内酰胺类等化合物。抗肿瘤成分有薏苡仁酯、薏苡仁油。

薏苡仁的抗肿瘤药理作用如下。①抑制肿瘤细胞。薏苡仁中提取出的薏苡仁酯、薏苡仁油等具有抑制肝癌细胞增殖作用，被证实为有效抗癌活性物质。曹国春等发现薏苡仁油能抑制人乳腺癌细胞增殖，诱导其凋亡，提示了该药在乳腺癌的临床应用前景。②抗肿瘤血管新生。冯刚等研究证明薏苡仁具有抑制 S180 肉瘤生长的作用，薏苡仁注射液对肿瘤血管形成有明显抑制作用。

白扁豆的抗肿瘤组分和化学成分：脂肪、多糖、蛋白质、钙、铁、磷、维生素等营养物质。抗肿瘤成分有植物血细胞凝集素。

白扁豆的抗肿瘤药理作用如下。①抑制肿瘤细胞。白扁豆所含的植物血细胞凝集素通过体外试验证明，具有使恶性肿瘤细胞发生凝集，肿瘤细胞表面结构发生变化的作用。②免疫调节。植物血细胞凝集素可促进淋巴细胞的转化，从而增强对肿瘤的免疫能力。

【临证体会】

薏苡仁、白扁豆二药配伍，临床主要用于健脾祛湿、利水消肿，肿瘤患者出现身体浮肿、困倦、大便溏泄、小便稀少等临床表现辨为脾胃虚弱、水湿内停者，可在健脾利水温阳的方子基础上加入二药能够很好地加强健脾、利水、祛湿功效。

参考文献

[1] 于宏，王雪丽，张万宏．大剂量薏苡仁的临床应用［J］．中国实用医药，2008，35（3）：112-113.

[2] 田洪星，郑晓霞，胡蝶，等．薏苡仁的化学成分及质量控制研究进展［J］．贵州农业科学，2017，45（7）：82-87.

[3] 曹国春，梁军，侯亚义．薏苡仁油诱导乳腺癌细胞系 MCF-7 细胞的凋亡及机理研究［J］．实用临床医药杂志，2007，11（2）：1.

[4] 冯刚，孔庆志，黄冬生，等．薏苡仁注射液对小鼠移植性 S180 肉瘤血管形成抑制的作用［J］．肿瘤防治研究，2004，31（4）：229.

[5] 刘振启，刘杰．白扁豆的鉴别与药食研究［J］．首都食品与医药，2014（5）：48.

三十五、知母　百合

【单味功用】

知母，别名蒜辫子草、羊胡子根、地参，为百合科植物知母的干燥根茎。春、秋二季采挖，除去须根及泥沙，晒干，习称“毛知母”；或除去外皮，晒干。知母分布较广，山西省、内蒙古东部及南部、河南黄河以北地区、陕西北部、甘肃东部等产地皆有分布。其味苦、甘，性寒，归肺、胃、肾经。具有清热泻火、滋阴润燥的功效，常用于热病烦渴、肺热燥咳、骨蒸潮热、内热消渴、肠燥便秘等病证。

百合，见本章“三十一、百合　麦冬”。

【伍用功能】

知母与百合均性味甘寒，归肺经。知母清热泻火，生津润燥。用于肺胃实热之证及肺热喘咳、内热消渴。知母上能清肺热，中能清胃火，故适用于肺胃有实热的病证。知母既能清实热，又可退虚热，但它滋阴生津的功效较弱，用于阴虚内热、肺虚燥咳及消渴等症，须与滋阴药配伍，始能发挥它的作用。百合润肺止咳，清心安神，用于肺燥或阴虚之咳嗽、咯血，治热病后余热未清，虚烦惊悸。二药伍用，互补互用，百合，润肺清心，益气安神；知母，清热生津，除烦润燥。百合甘寒清润而不腻，知母甘寒降火而不燥，百合偏于补，知母偏于泻，二药配伍，一润一清，一补一泻，共奏润肺清热，清肺热而不伤阴，常用于肿瘤患者并见阴虚内热等病证。

【主治】

（1）胃癌、肺癌等常见恶性肿瘤。

（2）各种恶性肿瘤患者手术、放化疗后伴有阴虚发热、虚劳咳嗽等症者。

【常用量】

知母 6～12g。

百合 6～12g。

【化学成分、药理研究】

知母的抗肿瘤组分和化学成分：知母的水提取物、甾体皂苷、皂苷元及芒果苷等成分。抗肿瘤成分有知母的水提取物、甾体皂苷、皂苷元、芒果苷。

知母的抗肿瘤药理作用：抑制肿瘤细胞。水提取物的活性主要是通过抑制癌细胞的生长并诱导其凋亡来实现的。芒果苷能明显抑制白血病 HL-60 细胞的增殖及侵袭能力，并能有效诱导 HL-60 细胞的凋亡。另有研究表明知母皂苷也具有明显的抗肿瘤作用，其中又以知母皂苷 AⅢ活性最为明显。

百合，见本章“三十一、百合　麦冬”。

【临证体会】

临床应用方面，知母、百合合用，是肿瘤病临床治疗中最常用的凉血滋阴、泻火生津的对药，最宜用于肿瘤病肺燥或阴虚之咳嗽、咯血，热病后余热未清，虚烦惊悸、不寐等阴虚内热证。

参考文献

[1] 姚奕斌，彭志刚，刘振芳，等．芒果苷对白血病 HL-60 细胞周期及 CDC2/Cyclin B1 表达的影响 [J]. 中药材，2010，31 (1)：81-85.

[2] 张亚楠，王帅，包永睿，等．知母不同药用部位体外抗肿瘤、抗炎及抗氧化的作用研究 [J]. 世界科学技术-中医药现代化，2019，21 (3)：424-430.

[3] 庞涛，陆文铨，陈小玲，等．知母皂苷 B-Ⅱ抑制人胃癌细胞增殖和迁移的作用机制 [J]. 第二军医大学学报，2018，39 (4)：380-387.

[4] 李洋洋，李小江．惊蛰巧用知母疗肺癌 [J]. 实用中医内科杂志，2018，32 (2)：63-65.

[5] 余婷，杨柱，龙奉玺，等．基于网络药理学探讨黄精-百合药对抗癌作用的机制 [J]. 中国实验方剂学杂志，2020，26 (5)：168-177.

[6] 罗林明，覃丽，詹济华，等．百合总皂苷对肺癌细胞增殖、凋亡及侵袭转移的作用及其初步机制研究 [J]. 中国中药杂志，2018，43 (22)：4498-4505.

第二章 清热解毒抗癌类

一、白花蛇舌草　半枝莲

【单味功用】

白花蛇舌草别名白花十字草、蛇舌癀、鹤舌草，为茜草科植物白花蛇舌草的干燥全草，全草入药。味微苦、微甘，性微寒。归心、肝、脾经。具有清热解毒、利尿消肿、活血止痛、抗菌消炎和抗肿瘤等功效，主要治疗恶性肿瘤、胃肠炎、阑尾炎、泌尿系感染等，外用治疗毒蛇咬伤、疮肿热痈等。

半枝莲，又名并头草、狭叶韩信草，为唇形科植物半枝莲的干燥全草。半枝莲味辛、苦，性寒。归肺、肝、肾经。清热解毒，化瘀利尿。用于疔疮肿毒，咽喉肿痛，跌扑伤痛，水肿，黄疸，蛇虫咬伤。

【伍用功能】

白花蛇舌草、半枝莲均性味苦寒，均有清热解毒、利水渗湿的功效，皆是常见的抗肿瘤中药，白花蛇舌草兼有凉血解毒消痈之效，尤擅治疗胃肠道肿瘤及肺部肿瘤，《泉州本草》谓其“清热散瘀，消痈解毒，治痈疽疮疡，瘰疬。”半枝莲偏入肺、肝、肾经，兼有散瘀止血之效，《广西药植图志》言其“消炎，散瘀，止血。治跌打伤，血痢。”两药合用，相须配伍，优势互补，互相促进，既能增强清热解毒、利湿抗癌疗效，又有散瘀消痈、凉血止血之功。

【主治】

(1) 肝癌、子宫内膜癌、乳腺癌、结肠癌等各种恶性肿瘤。

(2) 各种恶性肿瘤见湿热内蕴等病证。

【常用量】

半枝莲 10～30g。

白花蛇舌草 15～60g。

【化学成分、药理研究】

白花蛇舌草的抗肿瘤组分和化学成分：萜类，包括环烯醚萜类和三萜类两大类，其中环烯醚萜类是本品的主要萜类成分，常以苷的形式出现；黄酮类，白花蛇舌草中的主要黄酮类成分为山柰酚和槲皮素以及二者的单糖苷和双糖苷，少量成分还有双黄酮和黄酮醇；蒽醌类；苯丙素和香豆素类；挥发油类；甾醇类；含酸化合物；多糖类；微量元素及其他类等。

白花蛇舌草的抗肿瘤药理作用：抑制肿瘤细胞增殖及诱导癌细胞凋亡。白花蛇舌草中的甲基蒽醌通过 Ca^{2+}/钙蛋白酶/半胱天冬酶-4 通路，诱导乳腺癌细胞 MCF-7 细胞凋亡。高亚克发现白花蛇舌草注射液对宫颈癌细胞 Hela 及卵巢癌细胞 HO-8910 均有生长抑制作用，与紫杉醇合用可明显增加紫杉醇对该细胞的细胞毒作用。

半枝莲的抗肿瘤组分和化学成分：黄酮类、二萜类、挥发油、多糖类等。其中黄酮类化合物是半枝莲的主要成分之一，结构涵盖黄酮、二氢黄酮、二氢黄酮醇、查尔酮等多种类型。抗肿瘤成分有叶绿醇、汉黄芩素、木樨草素和粗毛豚草素等化学成分单体、汉黄芩素、野黄芩苷、芹菜素、木樨草素、黄芩素。

半枝莲的抗肿瘤药理作用：抑制肿瘤细胞增殖。半枝莲二氯甲烷萃取层（MCSB）能有效抑制白血病细胞 U937 增殖。半枝莲中汉黄芩素、野黄芩苷、芹菜素、木樨草素、黄芩素对人卵巢癌 SK-OV-3 细胞增殖具有明显抑制作用。同时汉黄芩素与卡铂连用能增强卡铂的细胞毒作用。

【临证体会】

白花蛇舌草、半枝莲合用，是肿瘤临床治疗中最常用的清热解毒对药，兼有活血散瘀之功，适用于各种恶性肿瘤见湿热内蕴等病证，尤其是兼有瘀热、瘀毒者。

参考文献

[1] Liu Z，Liu M，et al. Methylanthraquinone from Hedyotis diffusainduces Ca^{2+}-mediated apoptosis inhuman breast cancer cells [J]. Toxicology in vitro，2010，24 (1)：142.

[2] 高亚克．白花蛇舌草注射剂联合紫杉醇对卵巢癌和宫颈癌细胞生长抑制作用的研究 [D]. 成都：成都中医药大学，2009.

[3] Cha Y Y，Lee E O，Lee H J，et al. Methylene chloride fraction of *Scutellaria barbata* induces apoptosis in human U937 leukemia cells via the mitochondrial signaling pathway [J]. Clinica Chimica Acta，2004，348 (1)：41-48.

[4] 郭丽华，齐聪，杨红，等．半枝莲黄酮类单体对人卵巢癌 SK-OV-3 细胞增殖的影响 [J]. 上海中医药杂志，2013 (1)：61-65.

二、藤梨根　白毛藤

【单味功用】

藤梨根，始载于《河南中草药手册》，别名圆枣子、藤梨、洋桃藤。为猕猴桃科猕猴桃属植物软枣猕猴桃，以根和果实入药，味淡、微涩，性平，归肝、胃经。能清热利湿，祛风除痹，解毒消肿，止血。治食管癌、胃癌、直肠癌、肝癌、消化不良呕吐、腹泻、黄疸、风湿关节痛等病证。《陕西中草药》谓“清热解毒，活血消肿，健胃催乳，抗癌。主治疮疖，瘰疬，消化不良，乳汁不足，癌肿”。

白毛藤，始载于《百草镜》，别名白英、蜀羊泉，为茄科植物白英的全草，味辛，性温，归心、肝经，能清热解毒，利湿，祛风，消肿抗癌，主要用于消化道肿瘤、疟疾、黄疸、水肿、淋病、风湿关节痛、丹毒、疔疮等。《证类本草》曰：“主寒热，八疸，消渴，补中益气，久服轻身延年。”《本草拾遗》谓“主烦热，风疹，丹毒，疟瘴寒热，小儿结热”。

【伍用功能】

藤梨根、白毛藤均能清热解毒、利湿抗癌，藤梨根兼能祛风除痹，白毛藤则能活血通经，散瘀止痛。二者配合，清热解毒、利湿消癥之力更强，实验研究证实二药适宜于消化道肿瘤，尤其对胃癌效果显著。现代研究表明二者在杀伤细胞、诱导细胞凋亡、增强免疫等方面有共同的抗癌机制，抗肿瘤作用得到充分的肯定，但由于中药的成分复杂且联合用药，其化学成分和药理活性可能会发生变化，因此对于二者联合用药的机制研究尚不明确，有待于进一步研究。

【主治】

（1）胃癌、肝癌、肝癌等各种恶性肿瘤。

（2）各种恶性肿瘤见湿热内蕴者。

【常用量】

藤梨根 15～30g。

白毛藤 24～40g。

【化学成分、药理研究】

藤梨根的抗肿瘤组分和化学成分：五环三萜类、黄酮类、蒽醌类、甾体类、生物碱类、其他类等。

藤梨根的抗肿瘤药理作用：抑制肿瘤细胞。卫培峰等对瘤体种植后存活的裸鼠注射藤梨根乙醇提取物，结果显示藤梨根提取物对裸鼠人胃癌原位种植肿瘤的体积、瘤重、抑瘤率均有影响。表明藤梨根提取物确有抑制实验性大鼠胃癌生长和转移的作用。李昊等采用四甲基偶氮唑盐比色法（MTT 法）观察藤梨根不同浓度和不同作用时间对胃癌细胞的抑制作用。表明藤梨根对胃癌细胞有明显杀伤作用。薛瑞等对移植 SGC-7901 胃癌细胞株的裸鼠采用灌胃法给药，结果表明藤梨根乙酸乙酯提取物具有抑瘤作用，其作用机制之一可能是提高机体的免疫功能。

白毛藤的抗肿瘤组分和化学成分：甾体生物碱，有番茄烯胺、澳洲茄胺和蜀羊泉碱等化学成分。

白毛藤的抗肿瘤药理作用：抑制肿瘤细胞。白毛藤提取液对各种实验性肿瘤均有抑制作用，对癌细胞具有直接杀伤作用。施文荣等观察白英水提液对人早幼粒白血病细胞（HL-60）生长的影响，结果显示，白毛藤水提液对 HL-60 细胞的作用既表现为短时间作用后的细胞杀伤，又表现为药物持续作用后的增殖抑制，说明白毛藤水提液具有较强的体外抑瘤活性，而其抑瘤活性并不局限于直接的细胞毒性作用。白毛藤通过促进细胞凋亡，导致肝癌细胞死亡，发挥抗癌作用。它们可能刺激诱发肝癌细胞产生一种主动的、基因指导下的消亡。

【临证体会】

藤梨根、白毛藤均能清热解毒、利湿抗癌，二者合用，清热解毒、利湿消癥之力更强，藤梨根、白毛藤入阳明胃肠经与厥阴肝经，常配伍使用，使用于各种癌症，更多应用于胃肠道癌症。

参考文献

[1] 卫培峰，焦晨莉，张英．藤梨根对实验性大鼠胃癌抑制作用的实验研究[J]. 陕西中医，2005，26（8）：850-851.

[2] 李昊，杨慧萍，杨凡，等．藤梨根对胃癌细胞抑制作用的实验研究［J］. 河北中医，2004，26（4）：314-315.

[3] 薛瑞，王小平．藤梨根提取物对裸鼠移植瘤的抑制作用研究［J］. 陕西中医，2008，29（5）：632-633.

[4] 施文荣，刘艳．白英对人急性早幼粒白血病 HL-60 细胞生长的影响［J］. 福建中医学院学报，2002，12（1）：36-38.

三、重楼　败酱草

【单味功用】

重楼为百合科植物云南重楼或七叶一枝花的干燥根茎。味苦，性微寒；有小毒。归肝经。功效清热解毒，消肿止痛，凉肝定惊。用于疔疮痈肿，咽喉肿痛，蛇虫咬伤，跌扑伤痛，惊风抽搐。始载于《神农本草经》，名为蚤休，列为下品。《滇南本草》始以重楼作为其正式药名，记载重楼为：“消诸疮，无名肿痛，利小便。”

败酱草为败酱科多年生草本植物黄花龙芽或白花败酱的干燥全草。味辛、苦，性凉。归肺、大肠、肝经。具有清热解毒、消痈排脓、祛瘀止痛之功效，用于治疗肠痈、肺痈等多种疾病。

【伍用功能】

重楼、败酱草均味苦，归肝经，皆有清热解毒，消肿排痈之效。重楼兼能消肿止痛、凉肝定惊，《本经》言其“惊痫，摇头弄舌，热气在腹中，癫疾，痈疮，阴蚀，下三虫，去蛇毒。”败酱草偏入大肠经，长于消痈排脓，祛瘀止痛，临床上常与大血藤、薏苡仁、桃仁、牡丹皮、大黄等配伍，用治肠痈，重楼、败酱草二者同用，相得益彰，清利湿热之力更强，可从根本上解决多种恶性肿瘤“湿热毒聚”之病机，且有消肿止痛、祛瘀排脓之功。

【主治】

(1) 胃癌、肝癌、肠癌、肺癌、乳腺癌、宫颈癌等恶性肿瘤。

(2) 各种恶性肿瘤见湿热内蕴者。

【常用量】

重楼 3～9g。

败酱草 9～30g。

【化学成分、药理研究】

重楼的抗肿瘤组分和化学成分：甾体皂苷类、黄酮类、三萜类、脂肪酸类等。

重楼的抗肿瘤药理作用如下。①抑制肿瘤细胞．重楼醇提取物对恶性胸腹水中原代肿瘤细胞，尤其是对化疗药物耐药的肿瘤细胞仍有一定的抗肿瘤作用。重楼提取液可能通过抑制肿瘤细胞的蛋白质与DNA合成，抑制肿瘤细胞的有丝分裂，进而抑制SW480细胞增殖。②抗血管新生。重楼醇提取物在体外能有效抑制血管生成，其机制可能与抑制内皮细胞增生、迁移和管腔形成，诱导内皮细胞凋亡，抑制内皮细胞DNA的合成有关。

败酱草的抗肿瘤组分和化学成分：黄酮类、三萜皂苷类、环烯醚萜类、挥发油类、甾醇类和苯丙素类（香豆素类和木脂素类）等。黄花败酱中以三萜皂苷类成分为主，而白花败酱主要以黄酮类成分为主。

白花败酱草的抗肿瘤药理作用：抑制肿瘤细胞。白花败酱草抗妇科肿瘤的有效部位对Siha细胞生长具有显著的抑制作用。白花败酱草总黄酮能够有效抑制U14肿瘤的生长，显著延长U14肿瘤模型小鼠的生命延长率。

【临证体会】

重楼、败酱草皆有清热解毒、消肿排痈之效，二者合用，相得益彰，清利湿热之力更强，可从根本上解决多种恶性肿瘤“湿热毒聚”之病机，且有消肿止痛、祛瘀排脓之功。二药常合用于结肠癌、直肠、膀胱癌等多种下腹部肿瘤，用于热毒壅滞、湿热蕴结的肠癌，症见大便时常带有黏液和脓血、大便次数增多等。

参考文献

[1] 刘广遐，王婷婷，胡文静，等．重楼醇提取物对恶性胸腹水中原代肿瘤细胞的抗肿瘤作用［J］．实用老年医学，2008，22（2）：101.

[2] 李晞，王继红，肖亚雄．重楼提取液对人结肠癌SW480细胞增殖的影响

及其作用机制［J］. 中国生物制品学杂志，2010，23（6）：601.
［3］ 胡静，钱晓萍，刘宝瑞，等．重楼醇提取物体外抑制血管生成作用研究［J］. 现代肿瘤医学，2008，16（8）：1273.
［4］ 朴成玉，房城，张颖，等．白花败酱草抗妇科肿瘤有效部位对 Siha 细胞体外抑制作用的研究［J］. 黑龙江科学，2015，6（2）：10-11.
［5］ 杨晓蕾，李青旺，李健，等．败酱草总黄酮抗宫颈癌活性的研究［J］. 动物保健品，2009（10）：106-107.

四、石上柏　蛇六谷

【单味功用】

石上柏，别名地侧柏、梭罗草、大叶菜、深绿卷柏等。为卷柏科卷柏属植物深绿卷柏以全草入药。主产于贵州、云南、广东、广西、福建、浙江及台湾等地。其味甘、微苦、涩，性凉，入肺、大肠经，有清热解毒、活血消肿、止血功效，常用于治疗咽喉肿痛、肺热咳嗽、乳腺炎、湿热黄疸、风湿痹痛、外伤出血等。

蛇六谷又名魔芋，为天南星科魔芋属多年生草本植物的块茎，其性味辛温、有毒，归肺、肝、脾经，具有化痰散结、行瘀消肿等功效，可用于治疗痰嗽、积滞、疟疾、经闭、跌打损伤、痈肿、疔疮、丹毒、烫伤。

【伍用功能】

石上柏、蛇六谷均入肺经，均有活血消肿之功。石上柏性凉，偏入大肠经，长于清热解毒，活血止血，蛇六谷性温，偏入肝、脾经，擅长化痰散结。两者配伍常用于治疗头颈部及肺部恶性肿瘤，二药相须、协同互助，消肿抗癌、祛瘀化痰、软坚散结效果明显增强，且同入肺经，对于热毒蕴肺而致的肺癌有明显的抑制作用。

【主治】

（1）肺癌、胃癌、肝癌、宫颈癌、乳腺癌等恶性肿瘤。

（2）各种恶性肿瘤见痰瘀互结者。

【常用量】

石上柏 10～30g。

蛇六谷 5～10g。

【化学成分、药理研究】

石上柏的抗肿瘤组分和化学成分：黄酮类、生物碱类以及木脂素类等。化学成分有银杏双黄酮等六个黄酮类化合物、巴马汀和小檗碱等两个生物碱类化合物以及没食子酸等化合物。

石上柏的抗肿瘤药理作用：抑制肿瘤细胞。刘嘉湘等的研究表明以石上柏等组方的益肺抗瘤饮对非小细胞肺癌有一定的临床疗效，并有延长生存期，提高生存率、生存质量及提高多项免疫功能的作用。胡冬菊等的研究显示以石上柏等组方的加味百合固金方能有效地辅助化疗治疗原发性支气管肺癌，并对化疗患者有减毒增效作用。

蛇六谷的抗肿瘤组分和化学成分：主要含多糖，而葡甘露聚糖含量高达 50％～70％，其次还有阿魏酸、枸橼酸、桂皮酸、甲基棕榈酸等有机酸类和苷类成分 3,4-二羟基苯甲醛葡萄糖苷，另外，还含有多种氨基酸、粗蛋白、脂类及生物碱等。常中飞研究发现，蛇六谷（魔芋）化学成分有有机酸、黄酮类、生物碱、挥发油、内酯、香豆素等。

蛇六谷的抗肿瘤药理作用：抑制肿瘤细胞。蛇六谷通过激活 MAPK 信号通路、阻滞细胞周期或降低 Survivin 蛋白及上调 Bax 蛋白的表达而实现的。蛇六谷可明显诱导肿瘤细胞凋亡。

【临证体会】

石上柏、蛇六谷均有活血消肿之功，二药协同，消肿抗癌、祛瘀化痰、软坚散结效果明显增强，用于邪热恋肺、痰热壅盛型肺癌，症见咳嗽胸痛、痰多黄稠，时有痰中带血和发热、苔黄、脉数等；用于郁火上炎、痰火胶结、热毒炽盛型喉癌，症见咽喉肿痛、发热口渴等；放疗同时服用石上柏、蛇六谷水煎液，有一定的放射增敏作用。

参考文献

[1] 刘嘉湘，施志明，李和根，等．益肺抗瘤饮治疗 271 例小细胞肺癌临床观察［J］. 医学研究通讯，2003，32（3）：23-24.

[2] 胡冬菊，杨倩，刘经选，等．加味百合固金方对局部晚期肺癌化疗减毒增效作用的临床观察［J］. 新中医，2007，39（1）：81-82.

[3] 陈萍，孙静芸，谢年庚，等．大叶菜（深绿卷柏）化学成分研究［J］. 中草药，1995，26（8）：397.

[4] 潘磊，袁海英，陈培丰．蛇六谷提取物对人胃癌 SGC-7901 细胞 MAPK 信号通路的影响［J］. 中国中医药科技，2013，20（3）：254-256.

五、金荞麦　鱼腥草

【单味功用】

金荞麦，为蓼科植物金荞麦的干燥根茎。味微辛、涩，性凉。归肺经。具有清热解毒，排脓祛瘀的功效。用于肺痈吐脓、肺热喘咳、乳蛾肿痛等病证。

鱼腥草，为三白草科植物蕺菜的新鲜全草或干燥地上部分。味辛，性微寒。归肺经。清热解毒，消痈排脓，利尿通淋。用于肺痈吐脓、痰热喘咳、热痢、热淋、痈肿疮毒等病证。

【伍用功能】

金荞麦、鱼腥草均味辛，同归肺经，作用相似，皆有清热解毒、消痈排脓之功，金荞麦还有祛风化湿之功，可用于风湿关节痛。鱼腥草兼有利尿通淋之效，常用于热痢、热淋病证。《常用中草药手册》谓其“消炎解毒，利尿消肿。治上呼吸道感染，肺脓疡，尿路炎症及其他部位化脓性炎症，毒蛇咬伤。”金荞麦、鱼腥草二者相伍，清热解毒、消痈排脓的功效更强，且兼有祛风化湿、利尿通淋之功。

【主治】

(1) 肺癌、胃癌、肝癌、结肠癌等恶性肿瘤。

(2) 肺癌等恶性肿瘤伴见肺热咳嗽、痰多者。

【常用量】

金荞麦 15～45g。

鱼腥草 15～25g。

【化学成分、药理研究】

金荞麦的抗肿瘤组分和化学成分：黄酮、萜类以及酶类等化学成分。

金荞麦的抗肿瘤药理作用如下。①抗肿瘤细胞侵袭及转移。刘红岩等研究发现金荞麦提取物在 100mg/L 剂量下能明显抑制黑色素瘤细胞 B16-BL6 细胞侵袭。在 200mg/kg 剂量下，能有效抑制黑色素瘤细胞 B16-BL6 在 C57/BL6 小鼠体内自发性肺转移。②抑制肿瘤细胞。Pui-Kwong Chan 取 10 种来源于不同组织器官的人体癌细胞，研究金荞麦对这些癌细胞生长的影响。发现金荞麦提取物能抑制乳癌细胞（MCF-7）的生长。金荞麦和道诺霉素对人肺癌细胞（H460）的生长呈现协同抑制作用。

鱼腥草的抗肿瘤组分和化学成分：挥发油、黄酮类、有机酸、生物碱及维生素等，其主要活性成分为挥发油和黄酮类化合物。

鱼腥草的抗肿瘤药理作用如下。①抑制肿瘤细胞。近年来我国科研人员发现，鱼腥草素和新鱼腥草素对小鼠艾氏腹水癌也有明显抑制作用，对癌细胞有丝分裂最高抑制率为45.7%。②调节免疫。临床实验表明，鱼腥草提高体内巨噬细胞吞噬能力，增加机体抗感染力和特异性体液免疫力。具有较强的抗病毒、抗衰老、抗癌的功效。国外从鱼腥草中提得一种熔点为140℃的针状结晶性化合物，证明有治疗胃癌作用。对食管癌放疗后并发出现的肺部炎症有明显的辅助治疗效果；对癌症患者在接受放射性治疗中所引起的ADR有缓解和治疗作用。

【临证体会】

临床应用方面，金荞麦、鱼腥草皆有清热解毒、消痈排脓之功，二者相伍，清热解毒、消痈排脓的功效更强，二药合用用于热毒壅盛的肺癌、鼻咽癌，症见咳嗽、痰黄稠或痰中带血、胸闷、发热、苔黄、脉数等。

参考文献

[1] 刘红岩，韩锐．金荞麦提取物抑制肿瘤细胞侵袭、转移的HT-1080细胞产生Ⅳ型胶原酶的研究［J］．中国药理学通报，1998，14（1）：36-39.

[2] Pui-Kwong Chan. 金荞麦体外抑制肿瘤细胞生长的研究［J］．中西医结合学报，2003，1（2）：128-131.

[3] 曹郡双，秦荣和．角腥草的药理作用及临床应用［J］．现代中西医结合杂志，2001，10（6）：572.

[4] 张美玉，李连达．鱼腥草及其制剂研究进展．中药药理与临床，2010，26（2）：79-85.

六、黄芩　桑白皮

【单味功用】

黄芩，为唇形科植物黄芩的干燥根。味苦，性寒。归肺、胆、脾、大肠、小肠经。具有清热燥湿，泻火解毒，止血，安胎的功效。常用于湿温、暑湿、胸闷呕恶、湿热痞满、泻痢、黄疸、肺热咳嗽、高热烦渴、血热吐衄、痈肿疮毒、胎动不安等病证。

桑白皮，为桑科植物桑的干燥根皮。始载于《神农本草经》。味甘，性寒。归肺经。具有泻肺平喘，利水消肿的功效。常用于肺热喘咳、水肿胀满尿少、面目肌肤浮肿等病证。

【伍用功能】

黄芩、桑白皮均性寒，同入肺经，均能清泻肺火。桑白皮甘寒性降，专入肺经，泻肺平喘，配伍黄芩入上焦清热泻火。两药都能泻肺火，但桑白皮止咳优于黄芩，黄芩清肺火优于桑白皮，相配可治肺痈、肺热咳嗽。桑白皮甘寒，泻肺平喘、利小便而导热下行；黄芩苦寒，清泻肺热。二者伍用，有清热泻火、平喘止咳之功效，用于治疗肺热壅盛所致之发热、咳嗽、气喘、痰黄者。

【主治】

（1）肝癌、肺癌、肠癌、胃癌等恶性肿瘤。

（2）各种恶性肿瘤见上焦肺热壅盛、咳喘痰多者。

【常用量】

黄芩 3～10g。

桑白皮 6～12g。

【化学成分、药理研究】

黄芩的抗肿瘤组分和化学成分：黄芩的化学成分有黄酮类、酚酸类、苯乙醇、氨基酸、甾醇、精油、微量元素等。

黄芩的抗肿瘤药理作用如下。①抑制肿瘤细胞。黄芩素通过抑制 AKT、糖原合成酶激酶（glycogensynthasekinase 3β，GSK 3β）、细胞外信号调节激酶（extracellularsignal-regulated-kinase，ERK）、p38、NF-κB 来抑制细胞增殖。②诱导癌细胞凋亡。黄芩素可抑制 Bcl-2、胱天蛋白酶（Caspase）-3，促进 p53、Bax 蛋白表达，诱导人肺癌细胞 H460 周期阻滞和凋亡。③抑制肿瘤细胞侵袭及转移。黄芩苷通过促分裂原活化蛋白激酶（mitogen-activatedproteinki-nase，MAPK）信号通路，下调基质金属蛋白酶 2（matrixmetalloproteinase 2，MMP-2）、MMP-9 等的表达，抑制人乳腺癌 MDA-MB-231 细胞的迁移、侵袭和转移。④抗血管生成。汉黄芩素能抑制血管内皮生长因子（vascularendo-thelialgrowthfactor，VEGF）引起的 ERK、AKT 和 p38 蛋白的磷酸化，抑制胃癌裸鼠的肿瘤增殖和肿瘤血管生成。⑤诱导肿瘤细胞自噬。汉黄芩苷能调节 ERK 和 p38 信号通路，抑制哺乳动物雷帕霉素靶蛋白（mTOR）和 p70S6 激酶（p70S6 kinase，p70S6K）来引发细胞自噬。

桑白皮的抗肿瘤组分和化学成分：Diels-Alder 型加合物，此类化合物属于桑属植物的特征性成分之一。桑属植物是黄酮类化合物的主要来源之一，所含黄酮类化合物大多具有异戊烯基。桑属中分离到的芪类化合物主要有二苯乙烯类、2-苯基苯并呋喃类和芪类低聚物三类。此外还有香豆素类化合物、多糖类、甾体、萜类以及丁醇、桑辛素、桦皮酸、鞣质和挥发油等。

桑白皮的抗肿瘤药理作用如下。①抑制肿瘤细胞。桑白皮的组分 morusin 能够诱导结肠癌细胞 HT-29 凋亡，并抑制 NF-κB 的活性，这种抑制作用可能与激活胱天蛋白酶-3、胱天蛋白酶-9、PI3K、Akt 和 PDK1 活性相关。②免疫调节。桑白皮低壳聚糖提取物能够提升荷瘤小鼠的生命延长率和胸腺重量，并抑制肿瘤生长，提示其作用可能与免疫调节相关。③抑制肿瘤干细胞。桑白皮主要成分 morusin 能够抑制宫颈癌肿瘤干细胞的增殖，这种作用可能与其诱导肿瘤干细胞凋亡有关。

【临证体会】

黄芩、桑白皮合用，是临床清泻肺火常用对药。二者伍用，奏清热泻火、平喘止咳之功效，用于治疗肺癌、纵隔肿瘤、食管癌、胃癌等多种肿瘤，更适合用于兼有癌性胸腔积液者，用于肺经燥火、灼伤阴液的肺癌，症见肺虚久咳、痰中带血等，二药常与山海螺、麦冬、沙参等配伍；用于肺癌出现的胸腔积液，二药常与葶苈子、牡蛎等配伍。

参考文献

[1] Wu J Y，Tsai K W，Li Y Z，et al. Anti-Bladder-Tumor Effect of Baicalein from Scutellaria baicalensis Georgi and Its Application In Vivo [J]. Evid Based Complement Alternat Med，2013：579-751.

[2] Leung H W，Yang W H，Lai M Y，et al. Inhibition of 12-lipoxy-genase during baicalein-induced human lung nonsmall carci-noma H460 cell apoptosis [J]. Food and Chemical Toxicology，2007，45：403-411.

[3] Wang X F，Zhou Q M，Du J，et al. Baicalin Suppresses Migration，Invasion and Metastasis of Breast Cancer via p38MAPK Signaling Pathway [J]. Anti-Cancer Agents in Me，2013，13：923-931.

[4] Lu N，Gao Y，Ling Y，et al. Wogonin suppresses tumor growthin vivo and VEGF-induced angiogenesis through inhibiting tyrosine phosphorylation of VEGFR2 [J]. Life Sci，2008，82：956-963.

[5] Sun Y，Zou M，Hu C，et al. Wogonoside induces autophagy in MDA-MB-231 cells by regulating MAPK-mTOR pathway [J]. Food and Chemical Toxicology，2013，51：53-60.
[6] K Hirakura，T Fukai，Y Hano，et al. Kuwanon W，A natural Diels-alder type adduct from the root bark of Morus lhou [J]. Phytochemistry，1985，24 (1)：159-161.

七、菝葜 白毛藤

【单味功用】

菝葜，别名金刚藤、金刚刺、王瓜草、红灯果等，始载于《名医别录》，为百合科植物菝葜的干燥根茎。其味甘，微苦、涩，性平。归肝、肾经。利湿去浊，祛风除痹，解毒散瘀。用于小便淋浊，带下量多，风湿痹痛，疔疮痈肿。

白毛藤，见本章“二、藤梨根 白毛藤”。

【伍用功能】

菝葜、白毛藤同入肝经，均有清热解毒、利湿抗癌之效，菝葜兼有祛风除痹、解毒散瘀之功，《常用中草药手册》谓其“祛风除湿。治腰腿疼痛，风湿性关节炎，肠炎腹泻。”白毛藤长于活血通经，散瘀止痛。与菝葜相须，清热解毒、利湿抗癌、散瘀解毒之力更强。

【主治】

(1) 肝癌、肺癌、肠癌、乳腺癌、胃癌等恶性肿瘤。

(2) 各种恶性肿瘤见湿热内蕴、瘀毒久结者。

【常用量】

菝葜 10～15g。

白毛藤 24～40g。

【化学成分、药理研究】

菝葜的抗肿瘤组分和化学成分：黄酮类、皂苷类、氨基酸类、芪类、酚类、有机酸类，还含有甾醇类化合物、酯类、萜类、鞣质和挥发油等多种化合物及无机盐。

菝葜与肿瘤相关的现代药理作用主要有抗炎镇痛作用、活血化瘀、抗氧化作用、抗诱导突变作用等。

白毛藤，见本章“二、藤梨根　白毛藤”。

【临证体会】

临床应用方面，菝葜、白毛藤合用，可奏清热解毒、利湿抗癌、散瘀解毒之功，二药用于痰气交阻的胃肠道肿瘤，症见胃脘胀痛、食入梗阻或吞咽困难等，常与预知子、石见穿、白花蛇舌草等配伍；用于晚期肿瘤骨转移出现的筋骨疼痛，常与牛膝、乳香、没药等配伍。

参考文献

[1] Khan I，Nisar M，Ebad F，et al. Anti-inflammatory activities of sieboldogenin from Smilax china L. in experimental and computational studies [J]. Journal of Ethnopharmacology，2009，121 (1)：175-177.

[2] 黄嗣航，赵洁，张明，等．菝葜治疗大鼠慢性盆腔炎有效部位的初步筛选 [J]. 现代食品与药品杂志，2006，16 (2)：52-53.

[3] 赵钟祥，金晶，祝晨蔯，等．金刚藤抗氧化芪类成分的研究 [J]. 中药新药与临床药理，2008，19 (2)：123-125.

[4] 赵钟祥，冯育林，阮金兰，等．菝葜化学成分及其抗氧化活性的研究 [J]. 中草药，2008，39 (7)：975-977.

[5] Kim S W，Son K H，Chung K C. Mutagenic effect of steroidal saponins from Smilax china rhizomes [J]. Yakhak Heechi，1989，33 (5)：285.

八、龙葵　肿节风

【单味功用】

龙葵，别名苦菜、苦葵、老鸦眼、天茄子，为茄科茄属植物龙葵以全草入药。生于路旁或田野中，全国各地均有分布。味苦，性寒，归肺、胃、膀胱经，功效为清热解毒，活血消肿。对宫颈癌、胃癌、肝癌、肺癌、膀胱癌等多种癌症有疗效。书中对其记载较多，《唐本草》："食之解劳少睡，去虚热肿"。《食疗本草》："主丁肿，患火丹疮。和土杵，敷之尤良"。《本草纲目》："消热散血"。

肿节风为金粟兰科植物草珊瑚的干燥全草。味苦、辛，性平。归心、肝经。具有清热凉血，活血消斑，祛风通络功效。用于血热发斑发疹、风湿痹痛、跌打损伤等病证。

【伍用功能】

龙葵、肿节风均味苦，皆有清热解毒、活血祛瘀之功。龙葵活血消肿之力较强，兼有利尿消肿之效，《食疗本草》谓其"主丁肿，患火丹疮。和土杵，敷之。"《现代实用中药》言其能"利尿消炎。"肿节风兼能祛风通络，除湿止痛，可用于风湿痹痛、跌打损伤等病证。配合龙葵，相须为用，清热解毒、活血消癥之力更强，且可利尿消肿、除湿止痛。

【主治】

（1）肺癌、乳腺癌、肝癌、肠癌等恶性肿瘤。

（2）各种恶性肿瘤见湿热内蕴、瘀毒久结者。

【常用量】

龙葵 6～15g。

肿节风 9～30g。

【化学成分、药理研究】

龙葵的抗肿瘤组分和化学成分：甾体类、有机酸类、木脂素类及其他类。抗肿瘤成分有甾体皂苷和甾体生物碱。

龙葵的抗肿瘤药理作用如下。①诱导癌细胞凋亡。龙葵提取物及其化合物能降低 p53 突变，增加 Bax 与 Bcl-2 的比值，促进胱天蛋白酶-3 活化，从而诱导胃癌细胞 MGC-803 凋亡。②调控细胞周期。Nawab A 等发现 5-20μg/mL 的龙葵浆果多酚提取物导致前列腺癌细胞 PZ-HPV-7 在 G2/M 期阻滞。③抑制肿瘤侵袭及转移。Wang HC 等在龙葵水提取物（*Solanum nigrum* Linn. water extract，SNWE）抗黑色素瘤试验中，发现其能显著抑制黑色素瘤细胞侵袭及迁移。④免疫调节。Li J 等发现龙葵多糖减少腹水瘤细胞数，延长宫颈癌 U14 荷瘤小鼠的生存时间，龙葵多糖治疗后 T 淋巴细胞亚群测试 $CD4^+/CD8^+$ 比值恢复，IFN-γ 显著增加，IL-4 显著降低，揭示龙葵多糖可能通过免疫调节起到抗肿瘤作用。⑤增强化疗药物细胞毒作用。Wang CK 等发现龙葵提取物能增强顺铂和多柔比星（阿霉素）在肝癌细胞系 Hep3B 和 HepJ5 中的细胞毒性。

肿节风的抗肿瘤组分和化学成分：倍半萜类、黄酮类、香豆素类、有机酸类等化合物。抗肿瘤成分有黄酮类化合物等。

肿节风的抗肿瘤药理作用如下。①抑制肿瘤细胞。肿节风挥发油、浸膏对白血病 615 细胞、TM755、肺腺癌 615、自发乳腺癌 615、自发腹水型 AL771、艾氏腹水癌、肉瘤 S180、肉瘤 37、瓦克癌 256 均有一定抑制作用。②诱导癌细胞凋亡。

肿节风注射液（ZJF）对裸鼠人胃癌 SGC-7901 移植瘤的抑制作用及诱导细胞凋亡作用，结果表明 ZJF 可促使细胞出现凋亡小体、诱导细胞凋亡，从而抑制裸鼠人胃癌 SGC-7901 移植瘤的生长。③减轻化疗药物骨髓抑制。钟立业等发现肿节风具有对抗大剂量 5-Fu 所造成的血小板减少的作用，从而可预防并治疗化疗后血小板减少症。认为肿节风防止外周血小板减少的作用机制可能是减轻化疗药物对骨髓系统的抑制，加速骨髓的巨核系统造血功能的恢复，从而防止化疗后血小板减少的发生。④免疫调节。在对晚期胃癌单纯化疗及辅以肿节风治疗的免疫功能进行比较的研究中发现，肿节风能明显有助于患者 NK 细胞活性的恢复。

【临证体会】

临床应用方面，龙葵、肿节风，皆有清热解毒、活血祛瘀之功，二者合用，清热解毒、活血消癥之力更强，且可利尿消肿、除湿止痛；二药广泛用于治疗肺癌、喉癌等恶性肿瘤。用于湿热壅盛的肺癌，症见胸闷、胸痛、咳嗽多痰者，常与白英、半枝莲、鱼腥草等配合应用；用于湿热积聚、下注膀胱的膀胱肿瘤，症见尿频、尿急等，常与木通、泽泻等配合应用。

参考文献

[1] Ding X，Zhu F，Yang Y，et al. Purification，antitumor activity in vitro of steroidal glycoalkaloids from black nightshade（Solanum nigrum L）. Food Chem，2013，141（2）：1181-1186.

[2] Nawab A，Thakur V S，Yunus M，et al. Selective cell cycle arrest and induction of apoptosis in human prostate cancer cells by a polyphenol-rich extract of Solanum nigrum. Int J Mol Med，2012，29（2）：277-284.

[3] Wang H C，Wu D H，Chang Y C，et al. Solanum nigrum Linn. Water extract inhibits metastasis in mouse melanoma cells in vitro and in vivo. J Agr Food Chem，2010，58（22）：11913-11923.

[4] Li J, Li Q W, Gao D W, et al. Antitumor and immunomodulating effects of polysaccharides isolated from Solanum nigrum Linne. Phytother Res, 2009, 23 (11): 1524-1530.

[5] Wang C K, Lin Y F, Tai C J, et al. Integrated Treatment of Aqueous Extract of Solanum nigrum-Potentiated Cisplatin-and Doxorubicin-Induced Cytotoxicity in Human Hepatocellular Carcinoma Cells. Evid Based Complement Alternat Med, 2015, 3: 545.

[6] 苏敏，章志强，邓玉清，等，肿节风总黄酮对小鼠肉瘤 S180 的抑瘤作用 [J]，西北药学杂志，2009，24 (4): 272.

[7] 赵益，孙有智，陈奇．肿节风注射液对裸鼠人胃癌 SGC-7901 移植瘤的抑制及诱导细胞凋亡作用研究 [J]，中国药房，2009，20 (6): 412.

[8] 钟立业，刘天浩，陈运贤，等．肿节风防治化疗后血小板减少症的研究 [J]. 中药材，2005，28 (1): 35.

[9] 朱金水，潘尚铭．晚期胃癌中西医结合治疗及其细胞免疫功能研究 [J]. 中国实验临床免疫学杂志，1994，6 (5): 43.

九、红豆杉　山慈菇

【单味功用】

红豆杉是珍贵的抗癌植物，全世界约有 23 种和 1 变种，其中我国有 4 种和 1 变种，有中国红豆杉、东北红化杉、西藏红豆杉、云南红豆杉和南方红豆杉。1963 年，Wani 和 Wall 从美国西太平洋杉中分离出紫杉醇，1992 年 12 月紫杉醇被 FDA 批准上市，1994 年之后又陆续扩大至转移性乳腺癌、晚期卵巢癌和非小细胞肺癌的一期治疗，目前紫杉醇已成为世界公认的强活性广谱抗癌药物。

山慈菇，始载于《本草拾遗》，别名金灯、朱姑、鹿蹄草、无义草等。为兰科植物杜鹃兰、独蒜兰或云南独蒜兰的干燥假鳞茎。前者习称“毛慈菇”，后二者习称“冰球子”，山慈菇味甘、微辛，性凉。归肝、脾经。具有清热解毒，化痰散结的功效。常用于痈肿疔毒、瘰疬痰核、蛇虫咬伤、癥瘕痞块等病证。

【伍用功能】

红豆杉、山慈菇均为常见抗肿瘤中药，红豆杉提取物紫杉醇为临床应用广泛的细胞毒类药物，山慈菇清热解毒、化痰散结之力宏，常与其他清热解毒、消癥散结类中药配伍使用，紧扣肿瘤类病证热毒蕴结的核心病机，红豆杉、山慈菇两药相伍，相须为用，清热解毒、消癥散结之力更强。

【主治】

（1）乳腺癌、肺癌、卵巢癌、结肠癌等恶性肿瘤。

（2）各种恶性肿瘤见热毒内蕴者。

【常用量】

红豆杉 3～10g。

山慈菇 3～9g。

【化学成分、药理研究】

红豆杉的抗肿瘤组分和化学成分：紫杉醇、黄酮类、红豆杉多糖、生物碱等。

红豆杉的抗肿瘤药理作用如下。①抑制肿瘤细胞。紫杉醇对癌症治疗的总有效率高达 75%以上，主要用于治疗晚期乳腺癌、肺癌、卵巢癌、头颈部癌、软组织癌和消化道癌等。紫杉醇具有独特的抗癌机制，通过促进微管蛋白聚合防止微管解聚，将癌细胞停止在 GZ 晚期或 M 期，从而抑制肿瘤细胞的有丝分裂，阻止癌细胞增殖和迁移。其能抑制人喉癌 Hep-2 细胞核仁的功能，导致瘤细胞核仁降解甚至消失，诱导 Hep-2 细胞凋亡，降低细胞蛋白表达。②诱导癌细胞凋亡。如紫杉醇 48h 内可有效诱导胃癌细胞凋亡，使其端粒体酶活性逐渐下降，诱导细胞凋亡。紫杉醇也可通过抑制 Survivinm RNA 而诱导舌鳞癌 Tca8113 细胞的凋亡。

山慈菇的抗肿瘤组分和化学成分：菲类化合物、联苄卡类化合物、简单芳香化合物及其苷类、糖及糖苷类化合物、萜类及甾体类化合物等。

山慈菇的抗肿瘤药理作用：抑制肿瘤细胞。从杜鹃兰假鳞茎乙醇提取物中分离出的 cirrhopetalanthrin 对 HCT-8、Bel-7402、BGC-823、A549、MCF-7、A-2780 细胞表现出非选择性中等强度的细胞毒活性，其 IC_{50} 分别为 11.24μmol/L、8.37μmol/L、10.51μmol/L、17.79μmol/L、12.45μmol/L、13.22μmol/L，可为山慈菇临床抗肿瘤应用提供依据。

【临证体会】

红豆杉、山慈菇均有较强的抗肿瘤药理作用，临床上二药合用，清热解毒、消癥散结之力更强，用于痰气凝滞、痰火胶结的鼻咽癌，症见头晕、胸闷、痰多黏腻等，常与昆布、海藻等配合应用；用于痰湿凝聚、日久郁而化火的淋巴肿瘤，症见胸闷痰多、苔黄腻，常与夏枯草、漏芦、牡蛎等配伍应用。

参考文献

[1] Yang X L（杨小林），et al. Effect of taxol on the nuclear structure and the content of kinetochore proteins of Hep-2. Techn Mark（技术与市场），2014，21（3）：61-62.

[2] Yu L，et al. Alteration in TWIST expression：possible role in paclitaxel-induced apoptosis in human laryngeal carcinoma Hep-2 cell line. Croat Med J，2009，50：536-542.

[3] Zou Y（邹宇），et al. Study of apoptosis in human gastric cancer MGC803 cell and the induction by paclitaxel. Chin Med Herald（中国医药导报），2008，5（11）：11-13.

[4] Yuan Y（袁遥）. Study on the metabolite extract of endophytic fungi of

Taxus chinensis var. *mairei*. Changsha：Central South University（中南大学），MSc. 2010.

[5] Li B，Masukawa N，Yamaki M，et al. Two bibenzyl glucosides from Pleione bulbocodioides [J]. Phytochemistry，1997，44（8）：1565.

十、半枝莲　半边莲

【单味功用】

半枝莲，见本章“一、白花蛇舌草　半枝莲”。

半边莲，始载于《神农本草经》，列为中品，别名急解索、蛇利草等。为桔梗科植物半边莲的干燥全草。味辛，性平。归心、小肠、肺经。功效为清热解毒，利尿消肿。常用于痈肿疔疮，蛇虫咬伤，臌胀水肿，湿热黄疸，湿疹湿疮。

【伍用功能】

半枝莲、半边莲均味辛，归肺经，皆有清热解毒、利水消肿之功，半边莲入心、小肠经，专事清热解毒、利水消肿之功，用于大腹水肿，面足浮肿，痈肿疔疮，蛇虫咬伤；晚期血吸虫病腹水。《陆川本草》言其“解毒消炎，利尿，止血生肌。治腹水，小儿惊风，双单乳蛾，漆疮，外伤出血，皮肤疥癣，蛇蜂蝎伤。”半枝莲味偏辛、苦，入肺、肝、肾经，兼能活血行血、凉血止血，《广西药植图志》言其“消炎，散瘀，止血。治跌打伤，血痢。”两药合用，相须配伍，优势互补，互相促进，既能增强清热解毒、利水消肿之效，又有散瘀消痈、凉血止血之功。

【主治】

（1）肺癌、食管癌、胸腺癌、乳腺癌、结肠癌等恶性肿瘤。

（2）各种恶性肿瘤或合并癌性胸腹水见湿热内蕴、毒邪蕴结者。

【常用量】

半枝莲 15～30g。

半边莲 9～15g。

【化学成分、药理研究】

半枝莲，见本章“一、白花蛇舌草　半枝莲”。

半边莲的抗肿瘤组分和化学成分：黄酮类、香豆素类、生物碱类、脂肪酸类、萜类及甾醇类化合物等。抗肿瘤成分有生物碱类、木犀草素。

半边莲的抗肿瘤药理作用：抑制肿瘤细胞。半边莲生物碱对 U266 细胞有明显的抑制作用。其作用机制可能是半边莲通过提高癌细胞内游离钙离子浓度而诱导癌细胞凋亡。木犀草素对肿瘤细胞具有体外抗增殖作用。

【临证体会】

半边莲、半枝莲二药合用，增强清热解毒作用，临床用于治疗肿瘤毒邪蕴结重症，或腹水患者。

参考文献

[1] 高东，刘如玉，张振林．半边莲通过钙信号诱导肝癌细胞凋亡的实验研究 [J]．福建中医学院学报，2006，16 (6)：32-33.

[2] 胡春萍，蔡雪婷，胡婷婷，等．木犀草素诱导非小细胞肺癌细胞株 A549 凋亡和 G2 周期阻滞 [J]．中国中药杂志，2012，37 (9)：1259-1264.

十一、冬凌草　浙贝母

【单味功用】

冬凌草，始载于《常用抗癌中草药》，别名冰凌草、彩花草、雪花草等。为唇形科植物碎米桠的干燥地上部分。味苦、甘，性微寒。归肺、胃、肝经。具有清热解毒，活血止痛的功效。用于咽喉肿痛、癥瘕痞块、蛇虫咬伤等病证。见于《救荒本草》，济源当地民间用于治疗食管癌已有近40年的历史，对食管癌、贲门癌、原发性肝癌、肺癌、前列腺癌、膀胱癌，并且对食管上皮增生有显著疗效。

浙贝母，为百合科植物浙贝母的干燥鳞茎。味苦，性寒。归肺、心经。功效为清热化痰止咳，解毒散结消痈。用于风热咳嗽、痰火咳嗽、肺痈、乳痈、瘰疬、疮毒等病证。

【伍用功能】

冬凌草、浙贝母均味苦性寒，同归肺经，均有清热解毒、消肿散结之效，冬凌草偏入肝、胃经，重在清热解毒、活血止痛，为民间常用抗肿瘤草药。浙贝母偏入上焦心、肺，专事清热化痰、止咳、解毒散结消痈，二者相伍，清热解毒、消肿散结之力增强，兼有活血消癥之力。

【主治】

(1) 食管癌、肝癌、肺癌、胃癌、胆囊癌等恶性肿瘤。

(2) 各种恶性肿瘤见湿热内蕴、瘀毒久结、淋巴结转移者。

【常用量】

冬凌草 30～60g。

浙贝母 15～30g。

【化学成分、药理研究】

冬凌草的抗肿瘤组分和化学成分：二萜类、黄酮类、氨基酸类、挥发油类及多糖等。抗肿瘤成分有冬凌草甲素。

冬凌草的抗肿瘤药理作用：抑制肿瘤细胞及诱导癌细胞凋亡。研究表明冬凌草甲素能抑制人肝癌 SMMC-7721 细胞、人胆囊癌细胞系 GBC-SD 细胞及人多发性骨髓瘤 U266 细胞的生长及诱导细胞凋亡。

浙贝母的抗肿瘤组分和化学成分：浙贝母碱（贝母甲素）、去氢浙贝母碱（贝母乙素）、贝母辛、贝母定、贝母替定等。抗肿瘤成分有浙贝乙素、浙贝甲素。

浙贝母的抗肿瘤药理作用如下。①抑制肿瘤细胞。浙贝乙素抑制 3 种人骨髓性白血病细胞系（HL-60、NB4、U937）增殖。对白血病细胞表现出抑制增殖和诱导分化成成熟细胞作用，与全反式维 A 酸合用，对促进 HL-60 细胞分化显示出协同作用。②逆转肿瘤细胞多药耐药活性。浙贝甲素在体外能抑制急性白血病细胞膜 P 糖蛋白高表达，增加癌细胞内抗癌药物浓度而逆转白血病细胞多药耐药活性。

【临证体会】

冬凌草、浙贝母二者相伍，既可清热解毒，又兼消肿散结，常用于各种恶性肿瘤见湿热内蕴、瘀毒久结者。

参考文献

[1] 邓志成，陈胜，刘双海. 冬凌草甲素抑制人肝癌 SMMC-7721 细胞增殖及诱导细胞凋亡的机制研究 [J]. 中国肿瘤外科杂志，2013，5（1）：50-54.

[2] 丁笑笑，罗文达，张佳，等. 冬凌草甲素通过线粒体途径诱导人胆囊癌 BC-SD 细胞凋亡 [J]. 医学研究杂志，2013，42（3）：111-114.

[3] 段浩清，李绵洋，高丽，等. 冬凌草甲素对多发性骨髓瘤抗肿瘤的机制研究 [J]. 中国实验血液学杂志，2014，22（2）：364-369.

[4] Pae H O，Oh H，Choi B M，et al. Differentiation-inducing effects of verticinone，an isosteroidal alkaloid isolated from the bulbus of Fritillaria ussuriensis，on human promyelocytic leukemia HL-60 cells [J]. Biol. Pharm.

Bull，2002，25（11）：1409-1411.
[5] 胡凯文，郑洪霞，齐静，等．浙贝母碱逆转白血病细胞多药耐药的研究[J]．中华血液学杂志，1999，20（12）：650-651.

十二、黄芩　牛蒡子

【单味功用】

黄芩，见本章“六、黄芩　桑白皮”。

牛蒡子，别称大力子、牛子、鼠黏子等。为菊科植物牛蒡的干燥成熟果实。其味辛、苦，性寒。归肺、胃经。功效为疏散风热，宣肺透疹，解毒利咽。常用于风热感冒、咳嗽痰多、麻疹、风疹、咽喉肿痛、痄腮、丹毒、痈肿疮毒等病证。

【伍用功能】

黄芩、牛蒡子均性味苦寒，同归肺经。牛蒡子宣肺祛痰利咽、解毒消肿，黄芩善泻火解毒、清热消肿，二者配伍可增强对里热壅盛所致咽喉肿痛的治疗作用；牛蒡子宣肺祛痰，且能升能降、疏散风邪，擅长治疗上部风痰，黄芩善泻火而清上焦肺热，治疗痰热咳嗽，两者配伍治疗风热痰咳的范围加大和力度增强；牛蒡子为植物果实，具有通便作用，黄芩燥湿逐水，两者相配，通利二便。临证常两者配伍治疗多种恶性肿瘤兼咽痛、咽喉感染、咽部水肿等，尤善用于热毒壅结的咽部肿瘤。

【主治】

（1）头颈部恶性肿瘤、肺癌、肝癌、肠癌等恶性肿瘤。

（2）各种恶性肿瘤证见咽喉肿痛、头痛、咳嗽、痰黄等风热表证、痰热壅肺病证者。

【常用量】

黄芩 3～10g。

牛蒡子 6～12g。

【化学成分、药理研究】

黄芩，见本章“六、黄芩　桑白皮”。

牛蒡子的抗肿瘤组分和化学成分：木脂素类、挥发油类、脂肪油类、萜类、硫炔类、多炔类及微量元素等。木脂素类化合物为其主要活性成分，特别是木脂素类化合物中的牛蒡苷和牛蒡苷元。

牛蒡子的抗肿瘤药理作用如下。①抑制肿瘤细胞。牛蒡子苷元具有一定的抗肿瘤作用。Hirose 等研究发现，用 2-氨基-1-甲基-6-苯基咪唑并吡啶（PhIP）诱发雌性大鼠乳腺癌，在诱发或诱发后阶段给大鼠静脉注射牛蒡苷，给药组和空白组在哺乳动物的乳腺癌诱发率上没有明显差异，但降低了发病的复杂性和多样性。②诱导癌细胞凋亡。Hausott 等证实牛蒡子苷元可通过诱导结肠直肠癌细胞的凋亡起到抑制结肠直肠癌的作用。Awale 等研究发现在葡萄糖缺失的体外环境中，牛蒡子苷元可诱导胰腺癌细胞 PANC-1 的死亡。

【临证体会】

黄芩、牛蒡子配伍可疏散风热、清肺化痰，兼有通便利水之功，临证常两者配伍用于治疗痰热壅盛、肺气上逆的肺癌，症见发热、咳嗽、气急、胸痛、痰中带血、口渴、便秘等，常与蒲公英、鱼腥草、桑白皮等配伍。

参考文献

[1] Hirose M，Yamaguch i T，L in C，et al. Effects of arct in of Ph IP

induced mammary, colon and pancreatic carcinogenesis in female Sprague-Daw ley rats and MeIQx-induced hepatocarcinogenesis in male F344 rats. Cancer Letters, 2000, 155 (1): 79-88.

[2] Hausott B, Greger H, Marian B, et al. Naturally occurring lignans efficiently induce apoptosis in colorectal tumor cells. Cancer ResClin Oncol, 2003, 129 (10): 569-576.

[3] Awale S, L u J, Kalauni S K, et al. Identification of arctigenin as an antitumor agent having the ability to eliminate the tolerance of cancer cells to nutrient starvation. Cancer Res, 2006, 66 (3): 1751-1757.

十三、土茯苓　重楼

【单味功用】

土茯苓，别称禹余粮、白余粮、冷饭团等。为百合科植物光叶菝葜的干燥根茎。味甘、淡，性平。归肝、胃经。功效为解毒，除湿，通利关节。常用于梅毒及汞中毒所致的肢体拘挛、筋骨疼痛、湿热淋浊、带下、痈肿、瘰疬、疥癣等病证。

重楼，见本章“三、重楼　败酱草”。

【伍用功能】

重楼、土茯苓均入肝经，皆有解毒之功，重楼苦、微寒，偏于清热解毒，且能消肿止痛，平喘止咳，息风定惊，《神农本草经》谓之能主：“痈疮，阴蚀，下三虫，去蛇毒”。土茯苓味甘、淡，性平，归肝、胃经，具有解毒、除湿、通利关节的功效，《本草正义》谓之能：“搜剔湿热之蕴毒”。故两药合用，相须为伍，优势互补，解毒抗癌之力增强，且有消肿止痛、除湿通络之效。

【主治】

(1) 肝癌、肺癌、乳腺癌、胃癌、肠癌、宫颈癌、卵巢癌等恶性肿瘤。

（2）各种恶性肿瘤见湿热内蕴、癌毒久结者。

【常用量】

土茯苓 15～60g。

重楼 9g。

【化学成分、药理研究】

土茯苓的抗肿瘤组分和化学成分：糖类、有机酸类、苯丙素类、黄酮和黄酮苷类、甾醇类、皂苷类及挥发油等。

土茯苓的抗肿瘤药理作用：抑制肿瘤细胞。对黄曲霉毒素 B_1 所致肝癌有抑制作用。土茯苓在体外试验对子宫颈癌培养株系 JTC-26 有抑制作用，抑制率在 90%以上。

重楼，见本章“三、重楼　败酱草”。

【临证体会】

临床上，重楼、土茯苓合用，具有协同作用，解毒抗癌之力更强，适用于治疗胃癌、肠癌、鼻咽癌、宫颈癌等多种肿瘤。用于湿热毒盛的消化道肿瘤，症见恶心呕吐、脘腹不适、舌苔黄腻等，常与白花蛇舌草、薏苡仁等配合应用；用于湿毒所致的骨肿瘤或肿瘤骨转移，症见骨节疼痛、拘挛等，常与薏苡仁、菝葜等配合应用。

参考文献

[1] 严瑞琪，陈志英，覃国忠，等．当归等三种中药及联苯双酯对黄曲霉素 B1 致大鼠肝癌作用的影响．癌症，1986，5（2）：141.

[2] 李广勋主编．中药药理毒理与临床．天津：天津科技翻译出版公司，1992：42.

十四、蛇莓　冬凌草

【单味功用】

蛇莓为蔷薇科蛇莓属植物，别名三匹风、地莓、一点红、蛇含草、宝珠草、野杨梅等，是民间常用的草药，在我国大部分地区都有分布。《本草纲目》引《日用本草》云："蚕老时熟红于地，其中空者为蚕莓；中实极红者，为蛇残莓，人不啖之，恐有蛇残也。"蛇莓之名由此得之。蛇莓以全草入药，味甘、苦，性寒，有小毒，入肺、肝、大肠经。具有清热解毒、凉血止血、散瘀消肿的功效，主治热病、惊痫、感冒、痢疾、黄疸等。《别录》云："胸腹大热不止"。《药性考》云："热病可施，伤寒狂躁，口噤口糜"。

冬凌草，见本章"十一、冬凌草　浙贝母"。

【伍用功能】

蛇莓、冬凌草均性味苦寒，同归肺、肝经，皆有清热解毒、活血消肿之功，冬凌草偏入胃经，专事清热解毒、活血止痛，为民间常用抗肿瘤草药。蛇莓偏入肺、大肠经，兼有凉血止血、散瘀消肿之功，《生草药性备要》谓其"治跌打，消肿止痛，去瘀生新，浸酒壮筋骨。"蛇莓、冬凌草二药配伍相须，相得益彰，清热解毒、活血消肿之功增强，且能凉血止血、散瘀消肿。

【主治】

（1）胃癌、肺癌、肝癌、肠癌等恶性肿瘤。

（2）各种恶性肿瘤见热邪内蕴、瘀毒久结者。

【常用量】

冬凌草 30～60g。

蛇莓 10～15g。

【化学成分、药理研究】

蛇莓的抗肿瘤组分和化学成分：蛇莓全草中有三萜、黄酮、酚酸及香豆素等化学成分。

蛇莓的抗肿瘤药理作用如下。①抑制肿瘤细胞。蛇莓中齐墩果酸（OA）对人肝癌 SMMC-7721 细胞的抑制作用具有时间和浓度的依赖性，OA 有良好的体外抗肿瘤作用。②免疫调节。蛇莓总酚既可直接作用于肿瘤细胞，也可以通过提高机体细胞与体液免疫应答的水平而发挥体内抗肿瘤作用。③抗血管新生。蛇莓抑制血管新生的机制可能在于抑制内皮细胞的增殖和导致血管内皮细胞凋亡。

冬凌草，见本章“十一、冬凌草　浙贝母”。

【临证体会】

蛇莓、冬凌草二药配伍，清热解毒、活血消肿之功更强，且能凉血止血、散瘀消肿，二药用于治疗乳腺癌、鼻咽癌、甲状腺肿瘤、胃癌、肠癌等多种肿瘤。用于热毒瘀滞的乳腺癌，症见肿块坚硬，表面凹凸不平，边缘界限不清，推之不动，伴口干舌燥、溲赤便艰等，常与蒲公英、全瓜蒌、山慈菇等配伍。

参考文献

[1] 苗青，包海燕．蛇莓乙酸乙酯萃取物的化学成分［J］．第二军医大学学报，2008，29（11）：1366-1370.

[2] 刘世彪，吕江明，孙蓓育，等．三种野生莓类果实的营养成分及蛇莓急

性毒性实验 [J]. 营养学报，2009，31 (3)：307-309.
[3] 吴英俊，王超男．蛇莓中齐墩果酸对肝癌细胞 SMMC-7721 的抑制作用 [J]. 中国生化药物杂志，2011，32 (4)：306-308.

十五、野葡萄根　大血藤

【单味功用】

野葡萄根，别名秋葡萄、千斤藤、山葡萄等，为葡萄科植物网脉葡萄的根。味甘，性平，归肝、肾经，具有清热解毒、行血消积之功效。主治痈疽疔疮、慢性骨髓炎、胃癌、肠癌、宫颈癌等病证。《分类草药性》曰："治痔疮，遗精白浊。"

大血藤又名红藤，在《中草药学》收载的别名有：血藤、活血藤、大活血、大血通、槟榔钻、黄省藤、红菊花心等。大血藤的干燥藤茎可入药。味苦，性平，归大肠、肝经。具有清热解毒，活血，祛风止痛的作用。常用于风湿痹痛、赤痢、月经不调、疳积、虫痛、跌扑损伤、肠痈腹痛、经闭痛经等病证。在我国古医籍中早有记载。

【伍用功能】

野葡萄根、大血藤两药均性平，归肝经，皆有清热解毒、活血消积之功，野葡萄根偏入下焦肾经，行血消积之力强。

大血藤偏入大肠经，兼有祛风止痛之功，《中药志》谓其"祛风通经络，利尿杀虫。治肠痈，风湿痹痛，麻风，淋病，蛔虫腹痛。"野葡萄根、大血藤伍用相须，则清热解毒、活血消积之力更强，且有祛风通络之功。

【主治】

(1) 胃癌、肠癌、乳腺癌、肺癌等恶性肿瘤。

(2) 各种恶性肿瘤见瘀毒互结者。

【常用量】

野葡萄根 15～60g。

大血藤 9～15g。

【化学成分、药理研究】

野葡萄根的抗肿瘤组分和化学成分：羽扁豆醇、β谷甾醇、胡萝卜苷、儿茶素、白藜芦醇四聚体等。

大血藤的抗肿瘤组分和化学成分：苯丙素类化合物、酚酸类化合物、黄酮类化合物、三萜类化合物、挥发性成分、蒽醌类化合物等。

大血藤含有较多的木质素，具有较强的抗氧化作用。大血藤和牡丹皮用水煮醇沉方法制成的20%“红丹液”，灌入家兔腹腔，在体内显抗肿瘤的治疗作用。

【临证体会】

临床应用方面，野葡萄根、大血藤两药均有明确的抗肿瘤药理活性，二者伍用相须，清热解毒、活血消积之力更强，且有祛风通络之功，用于瘀血留滞、凝结成积的结肠、直肠癌，症见腹部胀痛、大便习惯改变、大便带有黏液脓血等，常与败酱草、白花蛇舌草、山慈菇、苦参、薏苡仁等配伍以提高疗效。

参考文献

[1] 李钧敏，金则新，陈彤，等．红藤饮片提取物抑菌活性与次生代谢产物含量的相关性 [J]. 浙江大学学报：医学版，2006，35（3）：273-280.

[2] 鲍思伟，金则新，陈莱明．天台山不同生境大血藤蛋白质、可溶性糖和脂肪含量的变化 [J]. 西南民族大学学报：自然科学版，2003，29（1）：103-104.

[3] 杨伟明，胡月光．大血藤提取液和右旋糖酐对术后腹腔粘连的预防作用

[J]. 医学理论与实践，1994，7（6）：10-11.
[4] 胡月光，唐彦萍．大血藤提取液腹腔灌注预防腹腔术后粘连的实验研究[J]. 遵义医学院学报，1993，16（2）：17-20.

十六、虎杖　田基黄

【单味功用】

虎杖，始载于《名医别录》，别名大虫杖、苦杖等。为蓼科植物虎杖的干燥根茎和根。味微苦，性微寒。归肝、胆、肺经。具有利湿退黄，清热解毒，散瘀止痛，止咳化痰的功效。用于湿热黄疸、淋浊、带下、风湿痹痛、痈肿疮毒、水火烫伤、经闭、癥瘕、跌打损伤、肺热咳嗽等病证。

田基黄又名地耳草，民间别名有小元宝草、雀舌草、七层塔等，为藤黄科金丝桃属植物地耳草的干燥全草。味甘、苦，性凉。归肺、肝、胃经。有清热利湿，解毒，散瘀消肿之功效。用于湿热黄疸、泄泻、痢疾、肠痈、痈疖肿毒、乳蛾、口疮、目赤肿痛、毒蛇咬伤、跌打损伤等病证。

【伍用功能】

虎杖、田基黄均性味苦寒，归肺、肝经，均有清热利湿、退黄散瘀之力，虎杖偏入肝胆经，兼能祛风利湿，散瘀定痛，《本草拾遗》言其“主风在骨节间及血瘀。煮汁作酒服之。”田基黄长于清热解毒，常用于痈疖肿毒、毒蛇咬伤等病证，虎杖、田基黄相须合用，则清热利湿、退黄散瘀之力更著，且能祛风止痛、解毒疗伤。

【主治】

（1）肝癌、胰腺癌、乳腺癌、肺癌等恶性肿瘤。

（2）各种恶性肿瘤尤其肝癌合并阻塞性黄疸、肝功能异常辨为湿热内蕴者。

【常用量】

虎杖 9～15g。
田基黄 15～30g。

【化学成分、药理研究】

虎杖的抗肿瘤组分和化学成分：蒽醌类、二苯乙烯类、黄酮类、香豆素类以及一些脂肪酸类化合物。

虎杖的抗肿瘤药理作用：抑制肿瘤细胞。虎杖苷具有广谱的抑制肿瘤细胞增殖的作用，且虎杖苷对正常细胞的毒性较小。通过导致细胞周期S期阻滞及诱导凋亡，虎杖苷发挥其抗肿瘤作用。虎杖中白藜芦醇丙烯酰胺类衍生物对人乳腺癌MCF-7细胞株、肺腺癌A549细胞株和小鼠黑色素瘤B16-F10细胞株均表现出良好的抗增殖活性。

田基黄的主要抗肿瘤组分和化学成分：黄酮类、双苯吡酮类、间苯三酚类、挥发性成分等化合物。田基黄中的有机酸类物质主要是没食子酸、绿原酸、表儿茶素及原儿茶酸；另外，从植物中还分离到豆甾醇、β-胡萝卜苷等。

田基黄的抗肿瘤药理作用：抑制肿瘤细胞。对人喉癌Hep-2、鼻咽癌CNE-2和宫颈癌Hela细胞株以及肝癌细胞Hep G2等均有抑制作用。田基黄植物提取物亦能有效提高5-fu（5-氟尿嘧啶）对肿瘤的抑制率，与其有协同作用，意味着具有更少毒副作用的田基黄提取物可以应用于肿瘤治疗。

【临证体会】

临床应用方面，虎杖、田基黄合用，则清热利湿、退黄散瘀之力更著，且能祛风止痛、解毒疗伤，用于湿热蕴结、气血凝滞的肝、胆、胰腺肿瘤，症见胁肋胀痛、黄疸、口苦、纳呆、苔黄腻，常与垂盆草、茵陈、蒲公英、重楼等配伍。

参考文献

[1] 张玉松．虎杖苷抗肿瘤作用及机制研究［D］．苏州：苏州大学，2013.

[2] 管秋香．白藜芦醇酰胺类衍生物的合成及抗肿瘤活性评价［D］．合肥：合肥工业大学，2014.

[3] 胡向阳，舒晓春，马义．田基黄水煎液对应激＋高脂血症模型大鼠血脂、血液流变的作用研究［J］．中药材，2011，34（9）：1418-1420.

[4] 徐文军．清肝合剂治疗慢性乙型病毒性肝炎 80 例［J］．陕西中医，2001，22（7）：402-403.

十七、漏芦　八月札

【单味功用】

漏芦，为菊科植物祁州漏芦的干燥根。味苦，性寒。归胃经。具有清热解毒、消痈、下乳、舒筋通脉等功效。用于乳痈肿痛、痈疽发背、瘰疬疮毒、乳汁不通、湿痹拘挛等病证。

八月札，为木通科植物木通、三叶木通、白木通的干燥成熟果实。味甘，性寒。归肝、脾、肾经。功效为舒肝理气，活血，散瘀止痛，除烦利尿。常用于肝胃气痛、胃热食呆、烦渴、赤白痢疾、腰痛、胁痛、疝气、绝经、子宫下坠等病证。《本草拾遗》称其：利大小便，宣通，去烦热，食之令人心宽，止渴，下气。《食性本草》：主胃口热闭，反胃不下食，除三焦客热。

【伍用功能】

漏芦、八月札均性寒，漏芦偏入胃经，擅长清热解毒、消痈下乳，《本经》谓其“主皮肤热，恶疮疽痔，湿痹，下乳汁。”八月札偏入肝经，专事舒肝理气，活血止痛，消痈通络。

两药均为寒凉药，配伍相须，气血同治，活血消痈，相互增强，可以起到调畅气机、梳理三焦、解毒抗癌的作用。

【主治】

（1）消化系统恶性肿瘤、乳腺癌、肺癌等恶性肿瘤。
（2）各种恶性肿瘤见瘀毒久蕴化热者。

【常用量】

漏芦 5～9g。
八月札 6～12g。

【化学成分、药理研究】

漏芦的抗肿瘤组分和化学成分：植物蜕皮激素类、三萜类和噻吩类，其次还有黄酮和挥发油等成分。

漏芦的抗肿瘤药理作用：抑制肿瘤细胞。漏芦抽提剂（RHU）具有一定的抑瘤作用，与化疗药合用，可协同发挥增效、增敏及减毒作用，并可保护荷瘤鼠的重要脏器和免疫器官，显著提高荷瘤鼠免疫功能，延长生存时间；体外实验显示，RHU 含药血清具有较轻的细胞毒作用，主要具有诱导细胞凋亡作用。漏芦抽提剂可逆转肿瘤耐药的作用，对乳腺癌耐药细胞株（MCF-7/ADR）具有很强的细胞毒作用，和多柔比星（ADM）合用时，培养 96h 细胞死亡率平均为 ADM 的 1.70 倍，这一结果与耐药逆转剂维拉帕米作用结果相似。

八月札的抗肿瘤组分和化学成分：三萜皂苷类、香豆素类、挥发油类及微量元素等。其化学成分主要为三萜及其皂苷类成分，苷元主要有（去甲）常春藤皂苷元、（去甲）齐墩果烷皂苷元、（去甲）阿江榄仁酸皂苷元 6 种，以常春藤皂苷元为主。

八月札的抗肿瘤药理作用：抑制肿瘤细胞。八月札水提取物能够显著抑制 H22 肝癌荷瘤小鼠体内肿瘤生长，明显改善荷瘤鼠生存质量。此外，八月札中所含的皂苷类成分对小鼠肉瘤细胞 S180 和肉瘤细胞 97 具有一定的抑制作用。

【临证体会】

临床上，漏芦、八月札合用，可舒肝理气、活血止痛、消痈通络，起到调畅气机、疏理三焦、解毒抗癌的作用，用于治疗食管癌、胃癌、肝癌、肠癌、肺癌等多种肿瘤，可减轻各类癌性疼痛。用于肝气郁结、气机不畅、气滞血瘀的食管癌、胃癌，常配石见穿、急性子；用于瘀血日久不散的肝癌，常与川楝子、合欢皮、郁金等同用。

参考文献

[1] 李秀荣，焦中华，李培民．中药漏芦提取剂逆转肿瘤多药耐药及诱导凋亡研究［J］. 山东中医药大学学报，2008，32（1）：74-76.

[2] 白雪，关宝生，魏晓东，等．八月札水提取物对 H22 荷瘤鼠血清总抗氧化能力、超氧化物歧化酶活性和丙二醛含量的影响［J］. 社区医学杂志，2010，8（11）：4.

[3] 宋立人，洪恂，丁绪亮，等．现代中药大辞典［M］. 北京：人民卫生出版社，2001：23.

十八、牛蒡子　马勃

【单味功用】

牛蒡子，见本章“十二、黄芩　牛蒡子”。

马勃，又名灰包、马粪包。本品为灰包科真菌脱皮马勃、大马勃或紫色马勃的干燥子实体。春秋季子实体成熟时采集，去净泥沙，晒干。性味辛平，归肺经。具有清肺利咽、解毒、止血等功效。临床上常用于治疗喉痹咽痛，咳嗽失喑，吐血，衄血，外伤出血。

【伍用功能】

牛蒡子与马勃均味辛，归肺经。牛蒡子宣肺祛痰利咽、解毒消肿，马勃清肺利咽、解毒、止血。二药功效相似，皆有清肺利咽、解毒消肿之功。牛蒡子辛而苦寒，主要有透发与清泄两种功效，既能疏散风热，又能清解热毒。本品透发的力量较弱，并无发汗作用，故需与宣散力强的药配伍，始能收透发之效。至于它的清泄热毒的作用，则较显著，无论咽喉红肿、痄腮肿痛、疮痈肿毒以及痰热咳嗽等症，都适用。马勃辛平，宣散之力颇著，二者相伍为用，既能增强牛蒡子宣发疏散热度的功效，又能增强二者清解热毒之功效。临证常两者配伍治疗多种恶性肿瘤兼咽痛、咽喉感染、咽部水肿等，尤善用于热毒壅结的咽部肿瘤。

【主治】

(1) 头颈部肿瘤、肝癌、肺癌、乳腺癌、肉瘤等常见恶性肿瘤。

(2) 各种恶性肿瘤患者手术、放化疗后伴咽喉肿痛、咳嗽咯血、痰中带血等热毒壅肺者。

【常用量】

牛蒡子 6～12g。

马勃 2～6g。

【化学成分、药理研究】

牛蒡子，见本章“十二、黄芩　牛蒡子”。

马勃的抗肿瘤组分和化学成分：马勃多糖、马勃素($C_{17}H_{12}O_7$)、麦角甾醇、亮氨酸、酪氨酸等氨基酸及尿素、类脂质等。

马勃的抗肿瘤药理作用如下。①抑制肿瘤移植瘤的生长。马勃提取液可以抑制动物移植性肿瘤模型的生长，说明具有明显的体内抗肿瘤作用。②抑制肿瘤细胞的增殖。马勃提取液对S180肉瘤和Lewis肺癌瘤株抑制作用明显；从脱皮马勃中分离到的小分子化合物有抑制肿瘤细胞增殖的作用；从新鲜马勃*Calvatia caelata*中分离到活性多肽——CULP，在细胞试验中发现其对人乳腺癌细胞MDA-MA-231有较好的抑制活性。③促进癌细胞凋亡。从灰包科脱皮马勃属真菌脱皮马勃的干燥子实体的脂溶性部分首次分离到麦角甾烷-7,22-二烯-3β-酮有较好的抗肿瘤作用。

【临证体会】

临床应用方面，牛蒡子、马勃合用，是肿瘤病临床治疗中最常用的清热解毒、祛痰利咽的对药，最宜用于肿瘤伴咽痛、咽喉感染、咽部水肿等，尤善用于热毒壅结的咽部肿瘤。也常用于肿瘤病内伤杂症中咽喉红肿、痰热咳嗽等症。

参考文献

[1] 张术波，李海滨．马勃多糖对乳腺癌荷瘤小鼠肿瘤生长的抑制作用及可能机制［J]．现代免疫学，2019，39（3）：211-216.

[2] 徐力，许冰．大马勃体内抗肿瘤作用初探［J]．中国医药指南，2011，9（30）：205-206.

[3] 黄文琴．脱皮马勃抗肿瘤活性研究［J]．当代医学，2010，16（34）：34-35.

[4] 崔磊，宋淑亮，孙隆儒．脱皮马勃化学成分研究及抗肿瘤活性的初筛［J]．中药材，2006，29（7）：703-705.

[5] 张淼，魏俊雯，马克龙．基于细胞信号通路研究牛蒡子苷元抗肿瘤作用机制进展［J]．安徽中医药大学学报，2019，38（5）：92-96.

[6] 刘景．牛蒡子苷元对乳腺癌细胞MCF-7的影响研究［D]．南华大学，2019.

[7] 甄妍．巧用中药牛蒡子配伍发挥降血糖及抗肿瘤功效探讨 [J]. 中国药物与临床，2018，18（8）：1392-1393.

十九、贯众 虎杖

【单味功用】

贯众，又名贯节、贯渠、黑狗脊、贯仲、管仲、百头。本品为鳞毛蕨科植物粗茎鳞毛蕨，蹄盖蕨科植物蛾眉蕨，球子蕨科植物荚果蕨，紫萁科植物紫萁，乌毛蕨科植物乌毛蕨、苏铁蕨、狗脊蕨等的干燥根茎及叶柄残基。春、秋采挖，将全株挖起，除去地上部分及须根，除净泥土，晒干。味微苦，性寒，归肝、胃经。具有杀虫、清热解毒、凉血止血之功效。多用于风热感冒，温热斑疹，吐血，衄血，肠风便血，血痢，血崩，带下，疮疡，蛔虫、蛲虫、绦虫病，产后出血。

虎杖，见本章“十六、虎杖 田基黄”。

【伍用功能】

贯众与虎杖均性味苦微寒，归肝经，具有清热解毒功效。贯众偏入胃经，《神农本草经》：“主腹中邪，热气，诸毒，杀三虫。”《本草经疏》：“贯众，以其苦寒，故主腹中邪，热气，诸毒。苦以泄之，亦兼有散之之义，故破癥瘕。”而虎杖偏入肝、胆经，兼能祛风利湿，破瘀通经，对风湿筋痛、湿热黄疸、产后恶漏不下疗效甚佳。二药巧伍，其清热解毒，破瘀通经之功效大增。清热毒邪同时破癥瘕，临床常用于治疗恶性肿瘤伴热毒郁结、咳嗽咯血症状。

【主治】

（1）肝癌、胰腺癌、胆管癌、肺癌、胃癌等恶性肿瘤。

（2）各种恶性肿瘤患者手术、放化疗后伴阻塞性黄疸、肝功能异常辨为湿热内蕴者。

【常用量】

贯众 6～15g。

虎杖 9～15g。

【化学成分、药理研究】

贯众的抗肿瘤组分和化学成分：绵马酸 BBB、绵马酸 PBB、绵马酸 PBP 等，黄绵马酸 AB、黄绵马酸 BB、黄绵马酸 PB，以及白绵马素、三叉蕨酚、黄三叉蕨酸、绵马次酸、贯众素等。

贯众的抗肿瘤药理作用：①贯众素 ABBA 可以明显抑制肿瘤细胞的增殖及活性；②贯众低温水提取物对体外培养的人肝癌 SMMC-7721 细胞的增殖有明显的抑制作用并能降低线粒体的代谢活性；③贯众根茎的乙酸乙酯、正丁醇提取物有良好的抗肿瘤活性，对 MGC-803、PC3、A375 肿瘤细胞具有明显的诱导凋亡作用。

虎杖，见本章“十六、虎杖　田基黄”。

【临证体会】

临床应用方面，贯众、虎杖合用，是肿瘤病临床治疗中最常用的清热解毒、破瘀通经对药，最宜用于肿瘤等痰热互结证，也常用于肿瘤病内伤杂症中伴湿热黄疸、关节痹痛、经闭、癥瘕、咳嗽痰多等。

参考文献

［1］ 金哲．粗茎鳞毛蕨绵马贯众素 ABBA 的提取及其抗肿瘤活性的研究［D］．东北农业大学，2015.

［2］ 肖正明，宋景贵，徐朝晖，等．贯众水提取物对体外培养人肝癌细胞增

殖及代谢的影响 [J]. 医学研究通讯，2000 (5)：5-7.
[3] 薛惟建，杜小英，李德华．东北贯众素的抗肿瘤作用及对 DNA 的损伤效应 [J]. 中国药理学与毒理学杂志，1988 (2)：150-151.
[4] 李德华，郝晓阁，薛惟建．贯众有效部分的抗肿瘤作用 [J]. 中草药，1986，17 (6)：14-15.
[5] Yang S J，Liu M C，Liang N，et al. Discoveryand antitumor activities of constituents from Cyrtomiumfortumei (J.) Smith rhizomes [J]. Chemistry Central Journal，2013，7：24.
[6] 尚正明，宋景贵，徐朝晖．贯众水提取物对体外培养人肝癌细胞增殖及代谢的影响 [J]. 医学研究通讯，2000，29 (5)：5-7.

第三章 化痰散结类

一、天南星　浙贝母

【单味功用】

天南星，又名南星、白南星、山苞米、蛇包谷、山棒子。本品为天南星科多年生草本植物天南星、异叶天南星或东北天南星的干燥块茎。味苦、辛，性温。有毒。归肺、肝、脾经。具有燥湿化痰，祛风解痉功效；外用有消肿止痛之功效。临床常用于湿痰证、寒痰证、风痰证，如眩晕、中风、癫痫、口眼㖞斜、破伤风、痈疽肿痛、毒蛇咬伤等。

浙贝母为百合科多年生草本植物浙贝母的干燥鳞茎。味苦，性寒。归肺、心经。具有清热化痰，开郁散结之功效。临床常用于风热、燥热、痰热咳嗽、瘰疬、瘿瘤、痈疡疮毒、肺痈等。

【伍用功能】

天南星、浙贝母均味苦，同归肺经，皆有化痰消肿散结之功。天南星燥湿化痰、祛风解痉，浙贝母清热化痰、开郁散结，两药合用化痰散结之功益彰，朱丹溪谓："痰之为物，随气升降，无处不到""凡人身上中下有块者，多是痰也"。痰湿既是病理产物，又是致病因素，癌瘤发展又可形成内痰与外痰，因此，化痰散结是治疗癌症的常用方法。

【主治】

(1) 恶性淋巴瘤、神经系统肿瘤、妇科肿瘤等恶性肿瘤及出现淋巴结转移者。

(2) 各种恶性肿瘤患者手术、放化疗伴痰浊凝滞者。

【常用量】

天南星 3～10g。

浙贝母 15～30g。

【化学成分、药理研究】

天南星的抗肿瘤组分和化学成分：生物碱、黄酮、木脂素、苯丙素、萜类、甾体等。

天南星的抗肿瘤药理作用：抑制肿瘤细胞。天南星提取物对肝癌 SMCC-7221 细胞增殖有显著抑制作用，能诱导 SMMC-7721 细胞程序性凋亡。

浙贝母的抗肿瘤组分和化学成分：浙贝母碱（贝母甲素）、去氢浙贝母碱（贝母乙素）、贝母辛、贝母定、贝母替定等。

浙贝母的抗肿瘤药理作用如下。①抑制肿瘤细胞增殖。用 MTT 法和台盼蓝染料排除法测得浙贝乙素抑制 3 种人骨髓性白血病细胞系（HL-60、NB4、U937）增殖。对白血病细胞表现出抑制增殖和诱导分化成成熟细胞作用，与全反式维 A 酸合用，对促进 HL-60 细胞分化显示出协同作用。②增加肿瘤细胞内的抗癌药物浓度。浙贝甲素在体外能抑制急性白血病细胞膜 P 糖蛋白高表达，增加癌细胞内抗癌药物浓度而逆转白血病细胞多药耐药活性。

【临证体会】

临床应用方面，天南星、浙贝母合用，是肿瘤病临床治疗中最常用的化痰散结对药，最宜用于恶性肿瘤手术、放化疗伴痰浊凝滞者。“痰凝湿聚”在肿瘤的病机中起重要作用。“结者散之”，所以化痰散结也就必然成为恶性肿瘤的最基本治法。

参考文献

［1］ 雷载权．中药学［M］．上海：上海科学技术出版社，1994：224-225.

［2］ 何达海，丁克毅，王晓玲．天南星属植物化学成分研究进展［J］．西南民族大学学报（自然科学版），2014，40（6）：861-865.

［3］ 杨宗辉，尹建元，魏征人．天南星提取物诱导人肝癌 SMMC-7721 细胞凋亡及其机制的实验研究［J］．中国老年学杂志，2007，27（2）：141.

［4］ 朱晓丹，安超，李泉旺，等．中药浙贝母药用源流及发展概况［J］．世界中医药，2017，12（1）：211-216，221.

［5］ 张明发，沈雅琴．浙贝母药理研究进展［J］．上海医药，2007，28（10）：460-461.

［6］ 胡凯文，郑洪霞，齐静，等．浙贝母碱逆转白血病细胞多药耐药的研究［J］．中华血液学杂志，1999，20（12）：650-651.

二、枇杷叶　百部

【单味功用】

枇杷叶，又名巴叶、芦桔叶。为蔷薇科植物枇杷的干燥叶。味苦，性微寒。归肺、胃经。具有清肺化痰止咳，降逆止呕之功效。临床常用于肺热咳嗽，胃热呕吐，呕逆。

百部为百部科多年生草本植物直立百部、蔓生百部或对叶百部的干燥块根。味甘、苦，性微温。归肺经。具有润肺止咳，杀虫之功效。临床常用于新久咳嗽、百日咳、肺痨咳嗽、蛲虫、阴道滴虫、头虱及疥癣等。

【伍用功能】

枇杷叶、百部两药均味苦，归肺经，均有降逆止咳之功。枇杷叶性偏寒，重在清肺热以止咳，且有降逆止呕之效；百部味甘性微温，偏于润肺止咳，且有杀虫之效。两药配伍相须，相得益彰，止咳祛痰之功增强，且有清肺润燥及杀虫之功。《本草纲目》："枇杷叶……治肺胃之病，大都取其下气之功耳。气下则火降痰顺，而逆者不逆，呕者不呕，渴者不渴，咳者不咳矣。"

【主治】

（1）口腔癌、甲状腺癌等恶性肿瘤。

（2）各种恶性肿瘤患者手术、放化疗伴咳嗽、咳痰者。

【常用量】

枇杷叶 6～10g。

百部 3～9g。

【化学成分、药理研究】

枇杷叶的抗肿瘤组分和化学成分：挥发油、三萜类、倍半萜类、多酚、黄酮类等。

枇杷叶的抗肿瘤药理作用如下。①抑制肿瘤细胞。试验表明从枇杷叶提取的熊果酸对 S180 细胞呈细胞毒作用、抗肿瘤作用。②抗血管形成。枇杷叶中的乌苏酸具有广泛的生物学效应，其突出作用为抗肿瘤，它对多种致癌、促癌物有抵抗作用，且对多种恶性肿瘤细胞有明显细胞毒作用和诱导分化作用及抗血管形成作用。

百部的抗肿瘤组分和化学成分：百部的抗肿瘤组分有原百部碱型、细花百部碱型、斯替宁碱型、蔓生百部碱型、对叶百部碱型、混合型等。抗肿瘤化学成分有酸性化学物质、联苯化合物、糖、脂类、蛋白质等。

百部的抗肿瘤药理作用如下。①增强细胞凋亡诱导。Rinner B 等研究了对叶百部粗提取物对甲状腺髓样癌 8 种细胞的作用，结果表明，对叶百部粗提取物具有增强细胞凋亡诱导作用及抗菌作用。②逆转肿瘤多药耐药性。百部的非生物碱成分可在体外逆转 P-糖蛋白介导的肿瘤多药耐药性，可用于具多药耐药癌症的相关治疗。

【临证体会】

临床应用方面，枇杷叶、百部合用，常用于治疗肺癌、胃癌、子宫癌、乳腺癌等多种肿瘤，用于兼有胃气上逆、呕吐吞酸的胃癌，常与半夏、天南星、菝葜等配伍。此外，两药配伍相须，相得益彰，止咳祛痰之功增强，且有清肺润燥及杀虫之功。

参考文献

[1] 雷载权．中药学［M］．上海：上海科学技术出版社，1994：244.

[2] 曹摘孜．枇杷叶中熊果酸的抗肿瘤作用［J］．生药学杂志，1995，49（2）：19.

[3] 郭宇，吴松吉等．枇杷叶的化学成分及药理活性研究进展［J］．时珍国医国药，2006，17（6）：929.

[4] 吴杰，黄丽丹，张亚中，等．百部炮制历史沿革及研究进展［J］．安徽医药，2015，19（11）：2049-2052.

[5] Rinner B，Siegl V，Purstner P，et al，Activity of novel plant extracts against medullary thyroid carcinoma cells［J］. Anticancer Research，2004，24（2A）：495.

[6] Han L，Ma Y M，An L，et al. Non-alkaloids extract from Stemona sessilifolia enhances the activity of chemo-therapeutic agents through P-glycoprotein-mediated multidrug-resistant cancer cells［J］. Natural Product Research，2015：1-4.

三、苦杏仁　白前

【单味功用】

苦杏仁为蔷薇科植物山杏、西伯利亚杏、东北杏或杏的干燥成熟种子。味苦，性微温，有小毒。归肺、大肠经。具有降气止咳平喘，润肠通便之功效。临床常用于咳嗽气喘，肠燥便秘。

白前为萝藦科多年生草本植物柳叶白前或芫花叶白前的干燥根茎及根。味苦、辛，性微温。归肺经。具有降气化痰，宣散风热之功效。临床常用于咳喘痰多色黄者；外感风热咳嗽有痰者。

【伍用功能】

苦杏仁、白前均味苦，归肺经，皆有肃降肺气之功。苦杏仁苦降，止咳平喘，兼有润肠通便之力，肺与大肠相表里，腑气畅则肺气肃降有度。白前入肺走表，偏于化痰以清肃肺气，肺为贮痰之器，痰浊化则肺气自降，且白前走卫分，宣散风热之邪，卫气和则肺气得以肃清，苦杏仁、白前两药配伍，相须为用，优势互补，止咳化痰平喘之功得以增强。《长沙药解》："杏仁疏利开通，破壅降逆，善于开痹而止喘……调理气分之郁，无以易此。"

【主治】

（1）肺癌、膀胱癌等恶性肿瘤。

（2）各种恶性肿瘤患者见咳嗽痰多、气喘难卧者。

【常用量】

苦杏仁 5～10g。

白前 3～10g。

【化学成分、药理研究】

苦杏仁的抗肿瘤组分和化学成分：苦杏仁苷、脂肪油和蛋白质，此外还含多种游离氨基酸、野樱苷、苦杏仁酶、樱苷酶、纤维素、糖类、维生素 E、胡萝卜素、雌酮、α-雌二醇等。

杏仁的抗肿瘤药理作用：抑制肿瘤细胞呼吸。苦杏仁苷是中药苦杏仁中的主要成分，在 β-葡萄糖苷酶的作用下可产生氢氰酸，氢氰酸能与细胞内的细胞色素氧化酶三价铁结合，抑制该酶的活性，引起细胞呼吸抑制，致细胞死亡。

白前的抗肿瘤组分和化学成分：玛依拉等从柳叶白前根茎的脂溶性成分中分离到 3 个成分，经光谱分析鉴定为 β-谷甾醇、C_{24}～C_{30}脂肪酸和三萜华北白前醇。芫花叶白前主要含有三萜皂苷，如白前皂苷 A～白前皂苷 J 及白前苷元 A 和白前苷元 B、白前皂苷元 C-黄花夹竹桃单糖苷等。

白前的抗肿瘤药理作用：抑制肿瘤细胞。白前的现代研究主要集中在其 C_{21} 甾体类成分，药理研究表明，柳叶白前提取物具有镇咳平喘、镇痛抗炎等作用，且其中的某些 C_{21} 甾体苷对肿瘤细胞具有细胞毒活性。

【临证体会】

临床应用方面，苦杏仁、白前合用，是肿瘤病临床治疗中最常用的止咳化痰对药，最宜用于痰湿壅肺、肺气不宣的肺癌，症见咳逆气喘、痰多胸闷等，两药配伍，相须为用，优势互补，止咳化痰平喘之功得以增强，且常与紫菀、百部、浙贝母等配伍。

参考文献

［1］ 雷载权．中药学［M］．上海：上海科学技术出版社，1994：240.

[2] 王均秀，吴鹏，张学兰，等．苦杏仁炮制的现代研究进展［J］．山东中医杂志，2016，35（9）：840-842.
[3] 穆静．苦杏仁苷的研究进展［J］．中医药信息，2002，19（3）：19-21.
[4] 玛依拉，付梅红，方婧．中药白前及其同属植物近10年研究概况［J］．中国民族民间医药杂志，2003，65（6）：318-322.
[5] Zhang M，Wang J S，Luo J，et al. Glaucogenin E，a new C21 steroid from Cynanchum stauntonii［J］. Nat Prod Res，2013，27（2）：176-180.

四、桔梗 甘草

【单味功用】

桔梗为桔梗科植物桔梗的干燥根。味苦、辛，性平。归肺经。具有宣肺化痰，利咽，排脓之功效。临床常用于肺气不宣的咳嗽痰多，胸闷不畅；咽喉肿痛，失喑；肺痈咳吐脓痰。

甘草为豆科植物甘草、胀果甘草或光果甘草的干燥根及根茎。味甘，性平。归心、肺、脾、胃经。具有益气补中，清热解毒，祛痰止咳，缓急止痛，调和药性之功效。临床常用于心气不足的心动悸，脉结代，与脾气虚弱的倦怠乏力，食少便溏；用于痰多咳嗽；用于脘腹及四肢挛急作痛；用于药性峻猛的方剂中；用于热毒疮疡、咽喉肿痛及药物、食物中毒等。

【伍用功能】

桔梗、甘草均性平，归肺经。桔梗宣肺化痰，利咽，排脓，甘草益气补中，清热解毒，祛痰止咳，缓急止痛，调和药性。两药合用增强化痰止咳利咽之功。甘草以泻火解毒为要；桔梗宣开肺气而散外邪，又可载甘草直奔咽喉。二药始出《伤寒论》桔梗汤，主要为少阴咽痛而设，论曰："少阴病二三日，咽痛者，可与甘草汤；不瘥，与桔梗汤。”后世将二药用于止咳方中，亦有很好的止咳作用。此外，二药尚有很好的排脓作用，如《金匮要略》载“咳而胸满，振寒，脉数，咽干不渴，时出浊唾腥臭，久久吐脓如米粥者，为肺痈，桔梗汤主之”。

【主治】

（1）肺癌、鼻咽癌、肝癌、乳腺癌、肠癌等恶性肿瘤。

（2）鼻咽癌、肺癌等恶性肿瘤手术后或放疗后合并肺部感染见咳嗽、咽痛者。

【常用量】

桔梗 3～10g，用于排脓可用 10g。

甘草 2～10g。

【化学成分、药理研究】

桔梗的抗肿瘤组分和化学成分：桔梗含有多糖、齐墩果烷型五环三萜皂苷、黄酮、聚炔、甾体、酚酸、脂肪酸等多种化学成分。

桔梗的抗肿瘤药理作用如下。①抑制肿瘤细胞增殖。李伟等发现桔梗皂苷 D、桔梗皂苷 D3 和远志皂苷 D 均可抑制人肝癌 Bel-7402 细胞株、人胃癌 BGC-823 细胞株及人乳腺癌 MCF-7 细胞株的增殖，其中桔梗皂苷 D 抑制作用最强。②抑制肿瘤细胞转移。桔梗皂苷 D 可抑制人胃癌 MKN-45 细胞的增殖、迁移和侵袭。③诱导肿瘤细胞死亡。桔梗皂苷 D 可诱导前列腺癌 PC-3 细胞呈胱天蛋白酶非依赖性坏死样死亡，这可能通过 FOXO3a 通路介导了前列腺癌 PC-3 细胞程序性坏死。

甘草的抗肿瘤组分和化学成分：甘草主要含有三萜类、黄酮类和甘草多糖类。

甘草的抗肿瘤药理作用如下。①抑制肿瘤细胞增殖。甘草中异黄酮类物质具有植物雌激素活性，可以抑制乳癌细胞、前列腺癌细胞的增殖，近年来由于发现甘草查耳酮对人类免疫缺陷病毒的抑制作用比甘草强，且具有抗癌作用。甘草酸主要通过抑制核苷酸还原酶和降低 DNA 合成限速酶的活性，使肿瘤细胞由 DNA 合成前期向 DNA 合成期移行阶段受阻，从而诱导癌细胞分化，抑制了癌细胞增殖。②诱导杀伤肿瘤细胞。甘草黄酮可激活巨噬细胞产生的具有杀伤作用的细胞毒因子，从而诱导对肿瘤细胞的杀伤作用。

【临证体会】

临床应用方面，桔梗、甘草合用，是肿瘤病临床治疗中最常用的化痰止咳利咽对药，两药合用增强化痰止咳利咽功效。最宜用于痰热壅盛之肺癌，症见咳嗽、气促、痰多黏腻、胸痛等，常配伍鱼腥草、蒲公英、瓜蒌等；用于瘀毒内阻之咽喉癌，症见声音嘶哑、咽喉疼痛等，常配伍山豆根、牛蒡子等。

参考文献

[1] 雷载权．中药学 [M]. 上海：上海科学技术出版社，1994：230.

[2] 郁梅，方彭华，于桂芳，等．桔梗的化学成分和抗肿瘤活性研究进展 [J]. 国际药学研究杂志，2011，38 (4)：280-283.

[3] 李伟，齐云，王梓，等．桔梗皂苷体外抗肿瘤活性研究 [J]. 中药药理与临床，2009，25 (2)：37-40.

[4] 徐里，赵川，张延武．桔梗皂苷-D 对胃癌细胞侵袭迁移能力的影响及机制研究 [J]. 中药材，2017，40 (7)：1727-1731.

[5] 宋伟，王佳佳，王贺，等．桔梗皂苷 D 通过 FOXO3a 通路介导前列腺癌 PC-3 细胞程序性坏死 [J]. 肿瘤，2018，38 (2)：85-93.

[6] 谢子任. 甘草药理活性的研究 [J]. 中国实用医药，2009，4 (7)：233.
[7] 王兵，王亚新，赵红燕，等. 甘草的主要成分及其药理作用的研究进展 [J]. 吉林医药学院学报，2013，34 (3)：215.

五、夏枯草　猫爪草

【单味功用】

夏枯草为唇形科植物夏枯草的干燥果穗。味苦、辛，性寒。归肝、胆经。具有清肝火，散郁结之功效。临床常用于目赤肿痛、头痛眩晕、瘰疬瘿瘤等。

猫爪草为毛茛科植物小毛茛的干燥块根。味辛、苦，性温。归肝、肺经。具有解毒散结，化痰止咳之功效。临床用于治疗肺结核、淋巴结结核、咽喉炎、疟疾等症。

【伍用功能】

夏枯草、猫爪草均味苦、辛，归肝经，皆有散结消肿之功，夏枯草性偏寒，重在清肝泻火以散郁结，且有明目之效，常用于肝热目赤肿痛，及肝阳上亢之头痛、目眩（如高血压病），可配苦丁茶、野菊花等。猫爪草性温，专事解毒散结、化痰止咳，配伍夏枯草，化痰软坚散结之功得以增强，且有清热解毒之效。

【主治】

(1) 淋巴瘤、甲状腺癌、结肠癌等恶性肿瘤及出现淋巴结转移者。

(2) 各种恶性肿瘤患者手术、放化疗伴痰浊凝滞者。

【常用量】

夏枯草 9～15g。

猫爪草 15～30g。

【化学成分、药理研究】

夏枯草的抗肿瘤组分和化学成分：萜类、酚酸类、黄酮类、甾醇类、香豆素类、有机酸类、挥发油及糖类等多种化学成分。

夏枯草的抗肿瘤药理作用如下。①抗肿瘤活性。夏枯草有明显的抗肿瘤活性，其作用机制可能与其具有细胞毒作用、抗肿瘤细胞增殖、作用于细胞周期、诱导细胞凋亡、抗氧化、抗自由基、上调肿瘤基因表达、直接杀伤肿瘤细胞等有关。②抑制肿瘤血管新生。范飞等通过观察夏枯草醇提取物对人脐静脉内皮细胞增殖、迁移、血管形成等的影响，认为夏枯草有显著抑制肿瘤血管新生的作用。

猫爪草的抗肿瘤组分和化学成分：内酯类、甾醇类、不饱和脂肪酸、微量元素、多糖、黄酮、苷类、氨基酸、挥发油等化学成分。

猫爪草的抗肿瘤药理作用如下。①诱生肿瘤坏死因子。猫爪草 70％乙醇浸膏对肿瘤坏死因子（TNF）具有较强的诱生作用。②抑制肿瘤作用。猫爪草提取物对小鼠 S180、S37、Ec 等癌株有抑制作用。③体外抗肿瘤作用。猫爪草中的皂苷及多糖均有体外抗肿瘤作用。

【临证体会】

临床应用方面，夏枯草、猫爪草合用，常用于各种恶性肿瘤伴痰浊凝滞者。两药合用化痰软坚散结之功得以增强。近年发现肿瘤微环境对肿瘤的发生发展起重要作用，软坚散结类中药能使肿块先软化，后逐渐消散，其作用与改善肿瘤微环境有关。

参考文献

[1] 雷载权．中药学［M］．上海：上海科学技术出版社，1994：57.
[2] 唐先平，高凤玲，王振卿．肿瘤临床常用中药指南［M］．北京：科学技术文献出版社，2005：157.
[3] 窦景云．夏枯草药理作用及临床应用研究进展［J］．现代医药卫生，2013，29（7）：1039-1041.
[4] 顾晓洁，李友宾，李萍，等．夏枯草花穗化学成分研究［J］．中国中药杂志，2007，32（10）：923-926.
[5] 辛丹．猫爪草的化学成分及药理作用［J］．河南中医，2015，35（1）：176-178.
[6] 周立，张炜，许津．猫爪草有效成分诱生肿瘤坏死因子的作用［J］．中国医学科学院学报，1995，17（6）：456-460.
[7] 杨今祥．抗癌中草药制剂［M］．北京：人民卫生出版社，1981.

六、半夏　生天南星

【单味功用】

半夏为天南星科植物半夏的干燥块茎。味辛，性温。有毒。归脾、胃、肺经。内服燥湿化痰，降逆止呕，消痞散结；外用有消肿止痛之功效。临床常用于湿痰、寒痰证；胃气上逆呕吐；心下痞、结胸、梅核气等；瘿瘤痰核、痈疽肿毒及毒蛇咬伤等。

天南星，见本章“一、天南星　浙贝母”。

【伍用功能】

半夏与天南星为同科植物，均性味辛、温，有毒，归脾、肺经，为导痰汤的重要组成，为治湿痰、寒痰的要药。《本草经疏》有云：半夏治湿痰多，南星主风痰多，是其异矣。《本经逢原》有云：“南星、半夏皆治痰药也。然南星专走经络，故中风、麻痹以之为向导；半夏专走肠胃，故呕逆、泄泻以之为向导。”二药伍用，相须为用，治痰力胜，尤擅祛风痰上扰之头目眩晕、中风仆倒、口眼㖞斜、舌强言謇及癫痫惊风等病症。

【主治】

(1) 脑部肿瘤、肺癌、鼻咽癌、肝癌等各种恶性肿瘤及出现淋巴结转移者。

(2) 恶性肿瘤手术后或放化疗后见头晕头痛、咳嗽痰多等风痰上扰者。

【常用量】

半夏 3～10g。

天南星 3～10g。

【化学成分、药理研究】

半夏的抗肿瘤组分和化学成分：生物碱、半夏淀粉、甾醇类、氨基酸、挥发油、芳香族成分、有机酸类、黄酮类、半夏蛋白、鞣质以及多种微量元素等。

半夏的抗肿瘤药理作用：抑制肿瘤细胞，从半夏的新鲜鳞茎中分离出的外源性凝集素（PTA，低分子蛋白），对慢性骨髓性白血症细胞 K562 肿瘤株的细胞生长有明显抑制作用。

天南星，见本章“一、天南星　浙贝母”。

【临证体会】

临床应用方面，半夏与天南星合用，是肿瘤病临床治疗中最常用的化痰散结对药，常用于各种肿瘤伴头晕头痛、咳嗽痰多等风痰上扰者。“凡人身上中下有块者，多是痰。”故化痰散结法是肿瘤的重要治法之一。

参考文献

[1] 雷载权．中药学［M］．上海：上海科学技术出版社，1994：223-224.
[2] 毛其芬，刘文洪，金航，等．半夏内生菌的分离及抗菌活性筛选［J］．中华中医药学刊，2014，32（8）：1838-1841.

七、制天南星 白附子

【单味功用】

生天南星经白矾制、姜制、姜矾制及胆汁制而成，性味功用与生天南星大体相同（见本章“一、天南星浙贝母”），制后毒性及麻辣性降低或消除，炮制方法不同，性味功效有相应改变，如胆南星性凉，味苦、微辛，具有清热化痰、息风定痉的功效。而制天南星性温，味辛、苦，以燥湿化痰、祛风止痉为主。

白附子为天南星科多年生草本植物独角莲的干燥块茎。味辛，性温。有毒。归胃、肝经。具有祛风痰，燥湿痰，止痉，止痛，解毒散结之功效。临床常用于中风口眼㖞斜、惊风癫痫、破伤风、偏头痛等风痰、头面诸疾；瘰疬痰核及毒蛇咬伤。

【伍用功能】

制天南星与白附子为同科植物，均性辛、温、苦，有毒，归肝经，皆有化痰散结解毒之功。天南星燥湿化痰，祛风解痉，白附子祛风痰，燥湿痰，止痉，止痛，解毒散结。二药合用增强燥湿化痰之功。临床常用于治疗风痰壅盛，痰厥、惊风、癫痫等。天南星在《开宝本草》：“主中风，麻痹，除痰，下气，破坚积，消痈肿，利胸膈，散血堕胎。”

【主治】

（1）脑癌、胃癌、肝癌等各种恶性肿瘤及出现淋巴结转移者。

（2）各种恶性肿瘤患者手术、放化疗伴痰浊凝滞者。

【常用量】

制天南星 3～10g。
白附子 3～5g。

【化学成分、药理研究】

制天南星，见本章“一、天南星　浙贝母”。

白附子的抗肿瘤组分和化学成分：抗肿瘤组分有机酸、苷类化合物、挥发油成分、氨基酸和微量元素等。经试验证实木脂素类化合物是白附子抗肿瘤作用的主要药效物质。

白附子的抗肿瘤药理作用：抑制肿瘤细胞。艾凤伟等以S180实体瘤小鼠为试验动物模型，以抑瘤率为考察指标，白附子水提取物和80％乙醇提取物的抑瘤率分别为34.49％和35.84％，以S180腹水瘤小鼠生命延长率为考察指标，白附子水提取物和80％乙醇提取物的生命延长率分别为50.24％和59.10％，可见白附子提取物具有一定的抗肿瘤作用。

【临证体会】

临床应用方面，制天南星与白附子合用，最常用于各种恶性肿瘤伴痰浊凝滞者。“凡人身中有结核不痛不仁，不作脓者，皆痰注也。”故化痰散结法是肿瘤的重要治法之一，二药合用增强燥湿化痰之功，尤多用于痰湿壅盛所致之症，可配伍其他药物增强疗效，如用于淋巴瘤，症见发热肿痛，常配伍山慈菇、黄药子等软坚散结、化痰祛湿。

参考文献

［1］雷载权．中药学［M］．上海：上海科学技术出版社，1994：225-226.
［2］艾凤伟，李艳凤，王佳瑜．白附子抗肿瘤药理作用研究［J］．吉林中医药，2010，30（5）：443.

八、浙贝母　芥子

【单味功用】

浙贝母，见第二章“十一、冬凌草　浙贝母”。

芥子为十字花科一年生或越年生草本植物白芥或芥的干燥成熟种子。味辛，性温。归肺经。具有温肺化痰，利气散结功效。临床常用于寒痰喘咳、悬饮等；阴疽流注及痰阻经络关节之肢体麻木、关节肿痛等。

【伍用功能】

浙贝母、芥子均归肺经。浙贝母味苦性寒，偏于清热化痰、开郁散结，芥子则味辛性温，偏于温肺化痰、利气散结。两药合用，药性寒热并用，既能清解热毒，又可温化痼痰，药味辛苦同治，辛开苦降，理气化痰散结之力得以增强。《神农本草经疏》描述芥子：“搜剔内外痰结及胸膈寒痰，冷涎壅塞者殊效。”

【主治】

（1）恶性淋巴瘤、肝癌等恶性肿瘤。

（2）各种恶性肿瘤患者手术、放化疗伴痰浊凝滞者。

【常用量】

浙贝母 5～10g。

芥子 3～9g。

【化学成分、药理研究】

芥子的抗肿瘤组分和化学成分：有多糖、挥发油、脂肪酸、生物碱、黄酮 5 大类成分。

芥子的抗肿瘤药理作用：抑制肿瘤细胞。吴圣曦等研究了芥子挥发油对肝癌 H22 移植性肿瘤的抑制作用及其机制。结果表明，芥子挥发油显著延长 H22 荷瘤小鼠生存期并抑制肿瘤生长。

浙贝母，见第二章“十一、冬凌草　浙贝母。”

【临证体会】

临床应用方面，浙贝母、芥子合用，最常用于恶性肿瘤伴痰浊凝滞者。两药合用，药味辛苦同治，辛开苦降，理气散结、化痰散结之力得以增强。

参考文献

[1] 雷载权．中药学［M］．上海：上海科学技术出版社，1994：226.

[2] 吴圣曦，吴国欣，何珊，等．白芥子挥发油对小鼠肝癌 H22 移植性肿瘤的抑制作用及其机制研究［J］．中草药，2013，44（21）：3024-3029.

九、海藻　昆布

【单味功用】

海藻为马尾藻科植物海蒿子或羊栖菜的干燥藻体。前者习称“大叶海藻”，后者习称“小叶海藻”。味苦、咸，性寒。归肝、胃、肾经。具有消痰软坚，利水消肿之功效。临床常用于瘿瘤、瘰疬、睾丸肿痛等；用于脚气浮肿及水肿等。

昆布为海带科植物海带或翅藻科植物昆布的干燥叶状体。味咸，性寒。归肝、胃、肾经。具有消痰软坚，利水消肿之功效。临床功效同海藻，常与海藻相须而用。

【伍用功能】

海藻、昆布均味咸，性寒，均归肝、胃、肾经，功效近似，均有消痰软坚、利水消肿之功效，为治瘿瘤瘰疬之要药。两药常相须而用，参合为用，其功益彰，消痰破积、软坚散结、消瘰化瘤之力增强。常用于肿瘤患者包块、结节、痰核等明显者。《本草纲目》载："海藻，咸能润下，寒能泄热引水，故能消瘿瘤、结核、阴溃之坚聚，而除浮肿、脚气、留饮、痰气之湿热，使邪气自小便出也。"

【主治】

(1) 甲状腺癌、肝癌、消化道肿瘤等各种恶性肿瘤。

(2) 恶性肿瘤手术后或放化疗后淋巴结转移属痰毒内结者。

【常用量】

海藻 6～12g。

昆布 6～12g。

【化学成分、药理研究】

海藻的抗肿瘤组分和化学成分：多糖、生物碱、黄酮、甾类和脂肪酸等。

海藻的抗肿瘤药理作用：免疫调节。海藻多糖抑制肿瘤的效果，一般认为不是直接作用于肿瘤细胞，而是作为生物免疫反应调节剂，通过增强机体的免疫功能而间接抑制或杀死肿瘤细胞，如能促进淋巴因子激活杀伤细胞（LAK）、自然杀伤细胞（NK）活性，诱导巨噬细胞产生肿瘤坏死因子等。

昆布的抗肿瘤组分和化学成分：多糖、氨基酸及多种微量元素等。

昆布的抗肿瘤药理作用：诱导细胞凋亡、抑制细胞增殖、抑制肿瘤组织血管生成、调节机体免疫。汲晨锋等发现昆布多糖硫酸酯可以通过诱导细胞凋亡、抑制细胞增殖、抑制肿瘤组织血管生成、调节机体免疫功能和提高化疗药物治疗肿瘤细胞的增敏作用等，从而达到治疗肿瘤的目的。

【临证体会】

临床应用方面，海藻、昆布常相须而用，是肿瘤病临床治疗中最常用的消痰软坚散结对药，最宜用于肿瘤患者包块、结节、痰核等明显者。合用消痰破积、软坚散结、消瘰化瘤之力增强。

参考文献

［1］ 雷载权．中药学［M］．上海：上海科学技术出版社，1994：235.

［2］ 赵国华，陈宗道，李志孝，等．活性多糖的研究进展［J］．食品与发酵工业，2001，7（27）：45-48.

［3］ 汲晨锋，孟德友，季宇彬．昆布多糖硫酸酯的制备及抗肿瘤活性研究［J］．中国海洋药物，2013，32（2）：5.

十、橘核　荔枝核

【单味功用】

橘核，又名橘米、橘仁，为芸香科植物橘及其栽培变种的干燥成熟种子。味苦，性平。归肝、肾经。具有理气，散结，止痛之功效。临床常用于疝气痛、睾丸肿痛及乳房结块等。

荔枝核，又名荔仁、大荔核，为无患子科植物荔枝的干燥成熟种子。味甘、微苦，性温。归肝、胃经。具有行气散结，散寒止痛之功效。临床常用于疝气痛，睾丸肿痛；胃脘久痛、痛经、产后腹痛等。

【伍用功能】

橘核、荔枝核均味苦，均归肝经，橘核沉降，入足厥阴肝经，功专行气、散结、止痛；荔枝核善走肝经血分，功擅行气、散寒、止痛。二药参合，专入肝经，直达少腹，祛寒止痛、散结消肿之功益彰。孙桂芝认为，荔枝核与橘核均为植物之种子，“先天之精气”，入土即可生发而长成树木，故二者均可直入肝经；“取象比类”来说，可以起到以核治“核”的作用，即用荔枝核、橘核来治疗核状（结节状）的肿瘤，可起到行气止痛、软坚散结作用，并可缓解腹腔术后肠道粘连所致的积气，可谓一举多得。

【主治】

（1）肝癌、卵巢癌、宫颈癌、乳腺癌等恶性肿瘤。

（2）各种恶性肿瘤术后或放化疗后见痰凝气滞者。

【常用量】

橘核 3～9g。

荔枝核 5～10g。

【化学成分、药理研究】

橘核的抗肿瘤组分和化学成分：柠檬苦素类、黄酮类、甾体类等化合物。

橘核的抗肿瘤药理作用：阻断亚硝胺。橘核炮制后对亚硝胺产生一定的阻断作用，对亚硝酸盐的清除率也有所增加，说明橘核在炮制后清除亚硝酸盐及阻断亚硝胺的能力都有所增强。

荔枝核的抗肿瘤组分和化学成分：黄酮类、甾体类、鞣质、萜类、多糖、氨基酸和色素等。

荔枝核的抗肿瘤药理作用如下。①调节免疫。荔枝核水提取物及其分离得到的多种单体通过加强固有免疫和适应性调节机制提高机体免疫功能从而发挥抗肿瘤免疫作用。②抑制肿瘤细胞增殖。荔枝核水提取物及其分离得到的多种单体通过调控肿瘤细胞的凋亡基因，升高促凋亡蛋白 Bax 和降低凋亡抑制蛋白 Bcl-2 的表达，从而实现抑制小鼠移植性 S180 和 EAC 肉瘤的增殖。③抑制肿瘤。荔枝核水提取物及其分离得到的多种单体通过抑制肝癌组织端粒酶活性从而发挥抑制肝癌的作用；通过调节雌激素受体水平，从而降低子宫肌瘤发生率以及降低子宫肌瘤细胞 EGF 的分泌和调控子宫肌瘤 EGFR 的表达达到抑制肿瘤生长作用。

【临证体会】

临床应用方面，橘核、荔枝核合用，专入肝经，直达少腹，祛寒止痛，散结消肿之功益彰。治疗核状（结节状）的肿瘤，可起到行气止痛、软坚散结作用，并可缓解腹腔术后肠道粘连所致的积气，可谓一举多得。

参考文献

[1] 雷载权．中药学［M］．上海：上海科学技术出版社，1994：159.

[2] 吕景山．施今墨对药［M］．北京：人民军医出版社，2002：363.

[3] 顾恪波，王逊，何立丽，等．孙桂芝教授治疗恶性肿瘤“取象比类”用药经验浅析［J］．现代中西医结合杂志，2014，23（36）：4066-4067.

[4] 葛如意，卢文菊，张萃．荔枝核抗肿瘤及其作用机制研究进展［J］．广东药学院学报，2012，28（6）：695-696.

十一、黄药子　牡蛎　夏枯草

【单味功用】

黄药子为薯蓣科多年生草质缠绕藤本植物黄独的干燥块

茎。味苦，性平。有毒。归肺、肝经。具有消痰软坚散结，清热解毒之功效。临床常用于瘿瘤、疮疡肿毒、咽喉肿痛及毒蛇咬伤等。

牡蛎，见第一章“七、黄芪　龙骨　牡蛎”。

夏枯草，见本章“五、夏枯草　猫爪草”。

【伍用功能】

黄药子、牡蛎、夏枯草三药均归肝经，黄药子消痰软坚散结、清热解毒，牡蛎平肝潜阳、软坚散结、收敛固涩，夏枯草清肝火、散郁结。三药合用散郁结之功益彰。《开宝本草》载黄药子：“主诸恶肿疮瘘，喉痹，蛇犬咬毒。”朱丹溪谓：“凡人身上中下有块者多是痰”。痰是多数癌肿的致病因素，癌瘤发展又可形成内痰与外痰，因此，除痰散结是治疗癌症的常用方法。

【主治】

(1) 甲状腺肿瘤、肺癌、恶性淋巴瘤、乳腺癌等恶性肿瘤。

(2) 各种恶性肿瘤手术后或放疗后见痰热内蕴、癌毒久结者。

【常用量】

黄药子：煎服，5～15g；研末服，1～2g。

牡蛎：煎服，9～30g；宜打碎先煎。

夏枯草：煎服，9～15g，或熬膏服。

【化学成分、药理研究】

黄药子的抗肿瘤组分和化学成分：甾类、去甲克罗烷二萜内酯类和多酚类。

黄药子的抗肿瘤药理作用：抑制肿瘤细胞。喻泽兰等体内研究发现，黄药子醚提取物不仅具有杀伤腹水中肿瘤细胞的作用，而且能促进肿瘤细胞退化，增加机体对肿瘤细胞的反应性，使肿瘤细胞表面结构发生变化，出现微绒毛倒伏、减少、甚至消失的变化，影响程度与剂量相关。

牡蛎，见第一章“七、黄芪　龙骨　牡蛎”。

夏枯草，见本章“五、夏枯草　猫爪草”。

【临证体会】

临床应用方面，黄药子、牡蛎、夏枯草合用，清热散结之功益彰，常用于热毒郁结、痰壅气滞的食管癌、胃癌，症见吞咽梗阻、胸前灼痛、食入作吐、胸脘胀闷等，常与白花蛇舌草、石打穿、石见穿等配伍；用于郁火炽盛、痰火胶结的鼻咽癌、甲状腺肿瘤等，症见咽喉肿痛、浅表性淋巴结肿大等，常与夏枯草、昆布、海藻、山慈菇等配伍。

参考文献

[1] 雷载权．中药学［M］．上海：上海科学技术出版社，1994：236.

[2] Li L M（李来明），Li G Q（李国强），Wu X（吴霞），et al. Stilbenoids from rhizomes of Dioscorea bulbifera. Chin Tradit Herb Drugs（中草药），2014，45：328-332.

[3] 喻泽兰，刘欣荣，Michael Mclulloch，等．黄药子抗肿瘤活性组分筛选及作用分析［J］．中国中药杂志，2004，29（6）：567.

十二、海藻　黄药子

【单味功用】

海藻，见本章“九、海藻　昆布”。

黄药子，见本章“十一、黄药子　牡蛎　夏枯草”。

【伍用功能】

海藻、黄药子同归肝经，皆有消痰软坚之功，海藻味偏咸，入肾经，咸以软坚，利水消肿，使邪自小便出，黄药子性平，有毒，偏于以毒攻毒、清热解毒消疮，《开宝本草》谓其“主诸恶肿疮瘘，喉痹，蛇犬咬毒，取根研服之，亦含亦涂。”二药合用相须，有增强消痰软坚之功，兼有利尿消肿、清热解毒之力，常用于治疗瘿瘤及多种肿瘤。

【主治】

（1）甲状腺肿瘤、消化道肿瘤、乳腺癌、肝癌等恶性肿瘤。

（2）各种恶性肿瘤手术后或放疗后见痰瘀互结、久结化热者。

【常用量】

海藻：煎服，6～12g。

黄药子：煎服，5～15g；研末服，1～2g。

【化学成分、药理研究】

海藻，见本章“九、海藻　昆布”。

黄药子，见本章“十一、黄药子　牡蛎　夏枯草”。

【临证体会】

临床应用方面，海藻、黄药子合用相须，有增强消痰软坚之功，兼有利尿消肿、清热解毒之力。用于痰热壅盛、气滞血瘀的肺癌，症见咳嗽痰多、咳痰黏稠、胸痛气急、发热口渴等症，常与昆布、石韦、蒲公英、瓜蒌皮等配伍；用于热毒壅盛、痰火互结的鼻咽癌，症见心烦口渴、舌红少津等，常与牡蛎、昆布、夏枯草配伍。有报道称黄药子可能引起肝功能损害，临证时须加注意。

十三、瓜蒌 夏枯草

【单味功用】

瓜蒌为葫芦科植物栝楼或双边栝楼的干燥成熟果实。味甘、微苦，性寒。归肺、胃、大肠经。具有清热化痰，宽胸散结，润肠通便之功效。临床常用于痰热咳喘；胸痹、结胸等；肺痈、肠痈、乳痈等。

夏枯草，见本章“五、夏枯草 猫爪草”。

【伍用功能】

瓜蒌、夏枯草均味苦、性寒，皆有清解热邪及化痰散结之效，瓜蒌味甘质润，偏入肺与大肠经，既能入上焦肺脏以宽胸散结，又可潜下焦肠腑以润肠通便，宽胸理气利于痰清结散，肠腑和畅益于痰毒下出，《本草纲目》：“润肺燥，降火，治咳嗽，涤痰结，利咽喉，止消渴，利大肠，消痈肿疮毒。”夏枯草偏入肝经，清肝泻火，散结消肿，且能利尿使邪自小便出，二药合用，化痰散结之功益彰，兼能利尿通腑，使痰毒自二便出。

【主治】

（1）乳腺癌、甲状腺癌等。

（2）各种恶性肿瘤手术后或放疗后见痰热互结者。

【常用量】

瓜蒌：煎服，全瓜蒌 9～15g，瓜蒌皮 6～10g，瓜蒌子

9～15g，打碎入煎剂。

夏枯草：煎服，9～15g，或熬膏服。

【化学成分、药理研究】

瓜蒌的抗肿瘤组分和化学成分：蛋白质、油脂、氨基酸、纤维素等。

瓜蒌的抗肿瘤药理作用：抑制肿瘤细胞。20％全瓜蒌煎剂在体外有抑制艾氏腹水瘤的作用；20％乙醇提取物美兰试管法有抗癌作用，但小鼠实验对癌细胞作用不显著。瓜蒌煎剂在体外对子宫颈癌细胞（Hela 细胞）有直接抑制作用，并呈浓度依赖性。

夏枯草，见本章“五、夏枯草　猫爪草”。

【临证体会】

临床应用方面，瓜蒌、夏枯草合用，是肿瘤病临床治疗中最常用的清热化痰散结对药，最宜用于气滞不宣、肺气壅遏、痰火互结的肺癌、纵隔肿瘤，症见胸膈痞闷作痛、咳嗽气逆、咳痰黄稠等，常与浙贝母、前胡、石韦、白毛藤、夏枯草等配伍。

参考文献

[1] 雷载权．中药学［M］．上海：上海科学技术出版社，1994：232.

[2] 孙晓业，吴红华，张鹏．瓜蒌薤白类方的化学成分和药理活性研究进展［J］．中国药房，2013，24（11）：1044.

[3] 南京药学院．中草药学：下册［M］．南京：江苏科学技术出版社，1980：1104.

[4] 秦林，高伟良．瓜蒌对子宫颈癌细胞和巨噬细胞的影响［J］．山东中医学院学报，1995，19（6）：414.

十四、瓜蒌　半夏

【单味功用】

瓜蒌，见本章“十三、瓜蒌　夏枯草”。

半夏，见本章“六、半夏　生天南星”。

【伍用功能】

瓜蒌、半夏均归肺、胃经，瓜蒌清热化痰、宽胸散结、润肠通便，半夏燥湿化痰、降逆止呕、消痞散结。两药合用增加清热化痰、宽胸散结之功效，用于治疗痰热互结所致之胸脘痞闷、按之则痛；或痰热壅肺之气逆、咳痰黄稠、苔黄腻、脉滑数等。瓜蒌、半夏合用见于《伤寒论》小陷胸汤，“小结胸病，正在心下，按之则痛，脉浮滑者。”《医学衷中参西录》有言：“栝楼，能开胸间及胃口热痰，故仲景治结胸有小陷胸汤，瓜蒌与连、夏并用。”

【主治】

（1）胃癌、肺癌、乳腺癌、肝癌、肠癌等恶性肿瘤。

（2）各种恶性肿瘤手术后或放疗后见心下痞满、痰黄难咳等见痰热郁结、气机不畅者。

【常用量】

瓜蒌：煎服，全瓜蒌 9～15g，瓜蒌皮 6～10g，瓜蒌子 9～15g（打碎入煎剂）。

半夏：煎服，3～9g，一般宜制过再用，外用适量。

【化学成分、药理研究】

瓜蒌，见本章“十三、瓜蒌　夏枯草”。

半夏，见本章“六、半夏　生天南星”。

【临证体会】

临床应用方面，瓜蒌、半夏合用，是肿瘤病临床治疗中最常用的清热化痰、宽胸散结对药，最宜用于脾虚湿聚、痰涎壅滞的肺癌，症见咳嗽气逆、痰多黏腻等，常与杏仁、昆布、海藻、白术等配伍。

十五、僵蚕　夏枯草

【单味功用】

僵蚕为蚕蛾科昆虫家蚕蛾4～5龄的幼虫在未吐丝前，因感染（或人工接种）白僵菌而发病致死的干燥体。味咸、辛，性平。归肝、胃、肺经。具有息风止痉，祛风止痛，化痰散结之功效。临床常用于惊痫抽搐；风中经络，口眼㖞斜；风热头痛，目赤，咽肿或风疹瘙痒；痰核，瘰疬。

夏枯草，见本章“五、夏枯草　猫爪草”。

【伍用功能】

僵蚕、夏枯草均味辛，均归肝经，皆有消肿散结之功。僵蚕味咸以软坚散结，味辛以息风止痉、祛风止痛，夏枯草偏入肝经，清肝泻火、散结消肿，且能利尿使邪自小便出，为治疗瘿瘤要药，《神农本草经》谓其“主寒热、瘰疬、鼠瘘、头疮，破癥，散瘿结气，脚肿湿痹。”僵蚕、夏枯草配伍相须，优势互补，化痰软坚、散结消癥之力得以增强。

【主治】

（1）肺癌、肝癌、乳腺癌、肠癌、甲状腺癌等恶性肿瘤。

（2）各种恶性肿瘤手术后或放疗后见痰热内蕴者。

【常用量】

僵蚕：煎服，5～10g。研末吞服，每次 1～1.5g。散风热宜生用，余多制用。

夏枯草：煎服，9～15g，或熬膏服。

【化学成分、药理研究】

僵蚕的抗肿瘤组分和化学成分：蛋白质、酶类、草酸铵、脂肪、有机酸、色素、挥发油、维生素、微量元素及少量的核酸等。

僵蚕的抗肿瘤药理作用：抑制肿瘤细胞。程杏安等，试验以 B16-F10 小鼠黑素瘤细胞和 A375 人黑色素瘤细胞为模型，对僵蚕内的证实存在的麦角甾醇、β-谷甾醇、棕榈酸、赤藓醇、甘露醇、胡萝卜苷和尿嘧啶 7 种化合物的抗肿瘤活性研究进行初步研究，结果表明前 3 种化合物的抗肿瘤活性明显，麦角甾醇、β-谷甾醇是甾体类化合物，大量研究表明麦角甾醇和β-谷甾醇具有显著的抗肿瘤活性。

夏枯草，见本章“五、夏枯草　猫爪草”。

【临证体会】

临床应用方面，僵蚕、夏枯草合用，是肿瘤病临床治疗中最常用的化痰软坚、散结消瘿对药，最宜用于痰凝气滞、痰火郁结的甲状腺腺瘤、甲状腺癌、淋巴瘤、纵隔肿瘤等，症见肿块坚硬、淋巴结肿大、胸闷不舒、胃纳不佳等，常与黄药子、天龙、牡蛎、浙贝母、僵蚕等配伍。

参考文献

[1] 雷载权．中药学［M］．上海：上海科学技术出版社，1994：268-269.
[2] 武汗青．白僵蚕化学成分及应用研究进展［J］．河南农业，2015，(3)：27.
[3] 程杏安，蒋旭红，刘展眉，等．僵蚕七种化学成分抗肿瘤活性的初步研究［J］．仲恺农业工程学院学报，2015，28（4）：38.

十六、玄参　浙贝母

【单味功用】

玄参，又名元参、浙玄参、乌元参、黑参。本品为玄参科植物玄参的干燥根。冬季茎叶枯萎时采挖。除去根茎、幼芽、须根及泥沙，晒或烘至半干，堆放3～6天，反复数次至干燥。味甘、苦、咸，性微寒。归肺、胃、肾经。具有凉血滋阴，泻火解毒之功效。用于热病伤阴，舌绛烦渴，温毒发斑，津伤便秘，骨蒸劳嗽，目赤，咽痛，瘰疬，白喉，痈肿疮毒。

浙贝母，见第二章“十一冬凌草　浙贝母”。

【伍用功能】

玄参与浙贝母味苦性寒，归肺经。二药均有清热解毒，消痈散结之功。玄参，乃枢机之剂，管领诸气上下，肃清而不浊，风药中多用之。《玉楸药解》：“元参，清金补水，凡疮疡热痛，胸膈燥渴，溲便红涩，膀胱癃闭之证俱善。”玄参为咸寒之品，质润多液，偏于滋阴降火、清热凉血、解毒利咽，多用于热病伤阴、热伤营血、身热烦渴、痈疽疮毒之证。浙贝母偏入上焦心肺，偏于清热化痰、降气止咳、散结消肿。主风热或痰热咳嗽、肺痈吐脓、瘰疬瘿瘤、疮痈肿毒。二者相伍，浙贝母性寒质润，具有清热化痰、散结消肿之功，玄参药性苦甘咸寒，且质润能清热凉血、养阴润燥、泻火解毒。二药伍用，消肿散结之力倍增而不伤阴，入肺胃以清热而养阴化痰，以防热邪伤阴，灼浸炼痰之弊。

【主治】

(1) 胃癌、肺癌、食管癌、肝癌、肠癌、甲状腺癌等各种恶性肿瘤。

(2) 各种恶性肿瘤患者手术、放化疗后伴热毒内结、痰热瘀结、吐血衄血、咽喉肿痛者。

【常用量】

玄参 9～15g。

浙贝母 15～30g。

【化学成分、药理研究】

玄参的抗肿瘤组分和化学成分：生物碱、糖类、甾醇、氨基酸、脂肪酸、微量挥发油、胡萝卜素、玄参多糖等。

玄参的抗肿瘤药理作用如下。①玄参多糖抗肿瘤作用。玄参多糖可以抑制 Eca-109 实体瘤或 S180 腹水瘤的生长。玄参多糖有较好的抑制肿瘤生长、保护免疫器官、延长肿瘤小鼠的生存时间、抗肿瘤活性和提高机体免疫力的作用。②玄参提取物抑制肿瘤细胞的增殖，促进肿瘤细胞的凋亡。玄参提取物能有效抑制胃癌细胞、肝癌细胞和甲状腺癌细胞的增殖。

浙贝母，见第二章“十一、冬凌草　浙贝母”。

【临证体会】

临床应用方面，玄参、浙贝母合用，是肿瘤病临床治疗中最常用的清热解毒、消痈散结对药，最宜用于治疗肺癌、乳腺癌、甲状腺癌等多种肿瘤，用于肺癌，常与莪术、三棱等配伍。用于乳腺癌，可与半夏、天南星、青皮、香附等配伍。也常用于肿瘤病内伤杂症中胸膈燥渴、津伤便秘、骨蒸劳嗽、膀胱癃闭、咽痛等病证。

参考文献

[1] 邹霞，易萍，曹江．玄参多糖抗肿瘤作用的实验研究 [J]. 中国医药指南，2015，13（10）：69-70.

[2] 白宇．玄参的药味药理学初步研究 [D]. 黑龙江中医药大学，2014.

[3] 伍庆华，李龙雪，宋渺渺，等．中药玄参对甲状腺癌 SW579 细胞增殖及 BCL-2 和 C-myc 表达的影响 [J]. 江西中医药，2018，49（10）：67-69.

[4] 杨新阶．鲜土贝母二氯甲烷提取物抗肝母细胞瘤的机制研究 [D]. 北京中医药大学，2019.

[5] 丁志丹，方泽民，王旭广，等．贝母素乙调控 PI3K/Akt/mTOR 通路减缓上皮-间质转化进程抑制人肺癌 A549 细胞侵袭及迁移的研究 [J]. 中草药，2019，50（6）：1382-1387.

[6] 徐丽婷．贝母素乙对人结肠癌 HCT-116 细胞关键代谢通路作用机制的研究 [D]. 南昌大学，2018.

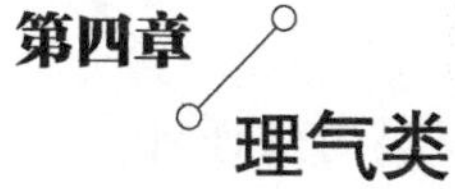

第四章 理气类

一、陈皮　半夏

【单味功用】

陈皮，又名橘皮。为芸香科植物橘及其栽培变种的干燥成熟果皮。以陈久者为佳，故称陈皮。味辛、苦，性温。归脾、肺经。具有理气健脾，燥湿化痰之功效。临床常用于脾胃气滞证；湿痰、寒痰咳嗽。

半夏，见第三章“六、半夏　生天南星”。

【伍用功能】

陈皮、半夏两药均味辛、性温，均归脾、肺经。陈皮理气健脾、燥湿化痰；半夏燥湿化痰、降逆止呕、消痞散结，外用消肿止痛。半夏辛温性燥，善燥湿化痰，又和胃降逆，陈皮既可燥湿化痰，又能理气行滞，《神农本草经》曰：“主胸中痰热，逆气，利水谷，久服去臭下气。”两者相配相辅相成，增强燥湿化痰之力，而且体现治痰先理气，气顺则痰消之意。两者配伍为“二陈汤”的君臣药物，其中半夏、陈皮皆为陈久者良，无过燥之弊，二陈汤为燥湿化痰的基本结构。

【主治】

(1) 肺癌、鼻咽癌、乳腺癌、胃癌、肝癌、肠癌等恶性肿瘤。

(2) 各种恶性肿瘤手术后或放疗后见痰湿内蕴证者。

【常用量】

陈皮：煎服，3～10g。

半夏：煎服，3～9g，一般宜制过再用；外用适量。

【化学成分、药理研究】

陈皮的抗肿瘤组分和化学成分：黄酮类与挥发油类；川陈皮素。

陈皮的抗肿瘤药理作用如下。①抑制肿瘤细胞。陈皮中的川陈皮素具有预防肿瘤发生发展的作用，对肺癌、腹膜肿瘤、胃癌、结肠癌、纤维瘤有极强的抗癌活性，且对多种肿瘤细胞均有抑制增殖的作用。②化疗增敏。川陈皮素还具有与低剂量的化疗药物联合使用而产生显著的协同效应并对某些肿瘤具有一定的抗转移作用。

半夏，见第三章“六、半夏　生天南星”。

【临证体会】

临床应用方面，陈皮、半夏合用，是肿瘤病临床治疗中最常用的燥湿化痰对药，最宜用于脾胃气滞、痰湿积聚的消化道肿瘤，症见胸腹胀满、疼痛，进食不畅、呃逆、呕吐、胃纳不佳等，常与枳实、白术、木香、姜半夏等配伍。

参考文献

雷载权．中药学［M］. 上海：上海科学技术出版社，1994：158.

二、枳壳　紫苏梗

【单味功用】

枳壳为芸香科小乔木植物酸橙及其栽培变种的接近成熟的果实（去瓤），生用或麸炒用。味苦、辛，性微寒。归脾、胃、大肠经。具有行气宽中除胀之功效。

紫苏梗为唇形科植物紫苏的干燥茎。味辛，性温。归肺、脾经。具有宽胸利膈，顺气安胎之功效。临床常用于胸腹气滞、痞闷作胀及胎动不安、胸胁胀痛等症。

【伍用功能】

枳壳、紫苏梗均味辛，均归脾经，味辛以散，二药皆有理气宽中之功。枳壳味辛苦，偏入中、下焦，归脾、胃、大肠经，辛开苦降，行气宽中，脾胃为气机之枢，清气升、浊气降则气机和畅；紫苏梗偏入上、中焦，归肺、脾经，兼有宽胸利膈，肺主气、朝百脉，肺气顺则周身气畅。枳壳、紫苏梗二药合用，优势互补，理气宽中之功益彰。

【主治】

(1) 胃癌、肝癌等恶性肿瘤。

(2) 各种恶性肿瘤患者手术、放化疗后伴胃脘气滞不畅者。

【常用量】

枳壳：煎服，3～10g，大量可用至30g。

紫苏梗：煎服，3～10g。

【化学成分、药理研究】

枳壳的抗肿瘤组分和化学成分：黄酮、生物碱、香豆素、柠檬苦素及环肽等。

枳壳的抗肿瘤药理作用：抑制肿瘤细胞。枳壳挥发油对肝癌细胞（BEL-7402）、胃癌细胞（SGC-7901）和肺癌细胞（SPCA-1）可不同程度地抑制活性，并呈剂量依赖性，而且枳壳炮制后的挥发油的抑制作用更好。

紫苏梗的抗肿瘤组分和化学成分：精氨酸、枯酸、矢车菊素等。抗肿瘤成分有紫苏异酮（IK）。

紫苏梗的抗肿瘤药理作用如下。①抑制肿瘤细胞。紫苏异酮（IK）具有明显的抑制肿瘤细胞增殖作用和天然的保肝护肝特性。②IK有抗炎症、促凋亡、抗肿瘤的功能。对HBsAg阳性及阴性肝癌细胞的增殖均有明显的抑制效果。③放疗增敏作用，电离辐射照射联合紫苏异酮对人肝癌细胞的增殖抑制及凋亡诱导的效果明显优于电离辐射单独作用，联合作用可以诱导促凋亡蛋白的表达，抑制增殖蛋白的表达，治疗效果优于电离辐射单独作用；研究表明紫苏异酮对肝癌细胞的放疗有显著的协同增敏效应。

【临证体会】

临床应用方面，枳壳、紫苏梗合用，是肿瘤病临床治疗中最常用的理气宽中对药，宜用于治疗气滞气郁、痰湿内阻、痰气凝结的多种肿瘤，症见胸膈满闷、胁下有积、胀痛不适等，常与白芍、香附、重楼、郁金等配伍。

参考文献

雷载权．中药学［M］．上海：上海科学技术出版社，1994：31，161.

三、柴胡　黄芩

【单味功用】

柴胡，见第一章“六、黄芪　升麻　柴胡”。

黄芩为唇形科多年生草本植物黄芩的干燥根。味苦，性寒。归肺、脾、胆、大肠、小肠经。具有清热燥湿，泻火解毒，凉血止血，除热安胎之功效。临床常用于湿温暑温，湿热痞闷，黄疸泻痢；肺热咳嗽，热病烦渴；痈肿疮毒，咽喉肿痛；血热吐衄；胎动不安。

【伍用功能】

柴胡、黄芩两药均味苦，性寒，归胆经。柴胡疏散退热，疏肝解郁，升阳举陷。黄芩清热燥湿，泻火解毒，凉血止血，除热安胎。柴胡味苦性微寒，轻清升散，长于疏解少阳半表半里之外邪，又能疏肝解郁，开气分之结，解表和里且善升举阳气。《长沙药解》曰：“黄芩苦寒，并入甲乙，泻相火而清风木，肝胆郁热之证，非此不能除也。”黄芩善清肝胆气分之热，泻半表半里之邪，又可燥湿泻火解毒。二药相合，一升清阳，一降浊火；一疏透和解，一清解而降，从而升不助热，降不郁遏。两药相互为用，使少阳胆气得疏，邪热得清得泄，共治少阳胆热气郁证。

【主治】

（1）肝胆系统恶性肿瘤及肺癌、乳腺癌、肠癌等其他恶性肿瘤。

（2）各种恶性肿瘤手术后或放疗后肝转移或乳腺癌等伴寒热往来等少阳经热者。

【常用量】

柴胡 3～10g。

黄芩 3～10g。

【化学成分、药理研究】

柴胡，见第一章“六、黄芪　升麻　柴胡”。

黄芩的抗肿瘤组分和化学成分：黄酮及黄酮苷类、多糖类、挥发油及其他成分。抗肿瘤成分有黄芩素。

黄芩的抗肿瘤药理作用：抑制肿瘤细胞。黄芩中黄酮成分黄芩素，通过调节花生四烯酸系统的代谢，诱导肿瘤细胞周期停滞，诱导肿瘤细胞凋亡，抑制肿瘤新生血管生成，抗肿瘤侵袭和转移，增强肿瘤细胞对化疗药物的敏感性等机制发挥其抗肿瘤作用。

【临证体会】

临床应用方面，柴胡、黄芩合用，是肿瘤病临床治疗中最常用的和解少阳对药，两药伍用，既可疏调肝胆之气机，又能清泄内蕴之湿热。宜用于肝气抑郁、气血瘀滞、热毒内蕴的肝癌、胆道肿瘤，症见胸膈满闷、胁下有积、胀痛不适等，常与芍药、香附、枳壳、广郁金等配伍。

参考文献

雷载权．中药学［M］．上海：上海科学技术出版社，1994：60-61.

四、柴胡　半夏

【单味功用】

柴胡，见第一章“六、黄芪　升麻　柴胡”。

半夏，见第三章“六、半夏　生天南星”。

【伍用功能】

柴胡、半夏均有理气之功，柴胡味苦性微寒，专入肝、胆经，肝性疏泄，喜条达，柴胡苦降疏肝解郁，微寒以退散半表半里之热，质轻以升阳举陷。《神农本草经》：“主心腹，去肠胃中结气，饮食积聚，寒热邪气，推陈致新。”半夏辛散以降逆止呕，消痞散结，性温以温化痰湿、消痞散结，柴胡、半夏二药相须，辛开苦降以疏肝理气、调畅气机，寒热并用以清解热邪兼能温化痰湿，优势互补，以增强理气散结、化痰燥湿之功。

【主治】

(1) 肝癌、胰腺癌等恶性肿瘤。
(2) 各种恶性肿瘤患者手术、放化疗伴气滞痰凝者。

【常用量】

柴胡 3～10g。
半夏 3～9g。

【化学成分、药理研究】

柴胡，见第一章“六、黄芪　升麻　柴胡”。
半夏，见第三章“六、半夏　生天南星”。

【临证体会】

临床应用方面，柴胡、半夏合用，是肿瘤病临床治疗中最常用的理气化痰对药，用于肝气郁滞、痰结湿蕴的乳房肿瘤，症见乳房肿块坚硬不痛、胸胁胀闷、胃纳不佳、精神抑郁等，常与夏枯草、山慈菇、青皮等配伍。

五、柴胡　郁金

【单味功用】

柴胡，见第一章“六、黄芪　升麻　柴胡”。

郁金为姜科植物温郁金、姜黄、广西莪术或蓬莪术的干燥块根。味辛、苦，性寒。归肝、肺、心经。具有活血行气止痛，解郁清心，利胆退黄，凉血之功效。临床常用于气滞血瘀的胸、胁、腹痛；热病神昏，癫痫痰闭之证；肝胆湿热证；吐血、衄血及妇女倒经等气火上逆之出血证。

【伍用功能】

柴胡、郁金均味辛、苦，性寒，归肝、胆经，皆有疏肝理气之功，柴胡质轻走表，偏入气分，解肌退热，疏肝解郁，升阳举陷。郁金味苦，偏入血分，长于活血行气止痛，解郁清心，利胆退黄，凉血。《新修本草》谓其“主血积，下气，生肌，止血，破恶血，血淋，尿血，金疮”。二药合用，入于气血，理气活血、行气解郁之力增强，兼有活血止痛、利胆退黄之功，常用于气滞血瘀等气血病。

【主治】

(1) 肝癌、胃癌、乳腺癌等恶性肿瘤。

(2) 各种恶性肿瘤患者手术、放化疗伴情志不舒、肝郁气滞者。

【常用量】

柴胡 3～10g。

郁金：煎服，5～10g；研末服，2～5g。

【化学成分、药理研究】

柴胡，见第一章“六、黄芪　升麻　柴胡”。

郁金的抗肿瘤组分和化学成分：挥发油、姜黄素类两大类。挥发油类的主要成分为倍半萜类化合物，到目前为止，已分离得到 40 多种，常见的有吉马酮、莪术二酮、莪术酮、莪术醇、牻牛儿酮等；目前鉴定出的姜黄素类化合物以姜黄素、去甲氧基姜黄素和双去甲氧基姜黄素最为常见。

郁金的抗肿瘤药理作用：抑制肿瘤细胞，郁金提取物对体外培养的胃癌细胞 SGC-7901 具有抑制其增殖作用，下调 VEGF mRNA 表达而抑制肿瘤新生血管生成，起到抗肿瘤生长作用。

【临证体会】

临床应用方面，柴胡、郁金合用，是肿瘤病临床治疗中最常用的疏肝理气对药，用于肝气郁结、气滞血瘀的消化道肿瘤，症见胸胁脘腹痞块、疼痛等，常与石见穿、八月札、三七、延胡索等配伍；用于气滞血瘀、肝郁化火的肝、胰肿瘤，症见胁下刺痛、发热、面目俱黄等，常与大黄、栀子、茵陈、半枝莲等配伍。

参考文献

[1] 雷载权．中药学［M］．上海：上海科学技术出版社，1994：200-201.

[2] 何必立，吕宾，徐毅，等．温郁金对胃癌细胞的抑制作用及其对血管内皮生长因子表达的影响［J］．中医药学刊，2006，24（9）：1741.

六、柴胡　姜黄

【单味功用】

柴胡，见第一章“六、黄芪　升麻　柴胡”。

姜黄为姜科植物姜黄的干燥根茎。味辛、苦，性温。归肝、脾经。具有破血行气，通经止痛之功效。临床常用于血瘀气滞的心、腹、胸、胁痛，经闭，产后腹痛，及跌打损伤等；风湿痹痛。

【伍用功能】

柴胡、姜黄两药均味辛、苦，归肝经，皆有理气之功。柴胡质轻走表，偏入气分，解肌退热，疏肝解郁，升阳举陷。《滇南本草》谓其："伤寒发汗解表要药。退六经邪热往来，痹痿；除肝家邪热、痨热，行肝经逆结之气，止左胁肝气疼痛，治妇人血热烧经，能调月经。"姜黄亦入血分，活血行气消癥，通经止痛。《日华子本草》言其："治癥瘕血块，痈肿，通月经，治跌扑瘀血，消肿毒；止暴风痛冷气，下食。"柴胡、姜黄二药合用，增强行气活血之功，治疗血瘀气滞等气血病。

【主治】

（1）肝癌、胃癌及妇科肿瘤等恶性肿瘤。

（2）各种恶性肿瘤患者手术、放化疗伴气滞血瘀者。

【常用量】

柴胡 3～10g。

姜黄 3～10g。

【化学成分、药理研究】

柴胡，见第一章"六、黄芪　升麻　柴胡"。

姜黄的抗肿瘤组分和化学成分：倍半萜和二苯基庚酮类。抗肿瘤成分有姜黄素。

姜黄的抗肿瘤药理作用：①诱导肿瘤细胞凋亡；②抗肿瘤侵袭及转移；③逆转肿瘤细胞耐药性及增加对化疗的敏感性等。

【临证体会】

临床应用方面，柴胡、姜黄合用，是肿瘤病临床治疗中最常用的行气活血对药，宜用于食管癌、肝癌、直肠癌等多种肿瘤。用于气滞血瘀、寒湿凝聚的消化道肿瘤，常与枳壳、陈皮、延胡索、白术、合欢皮等配伍；用于气滞湿阻、瘀血凝滞的肿瘤骨转移，常与乳香、没药、牛膝等配伍。

七、柴胡 香附

【单味功用】

柴胡，见第一章“六、黄芪 升麻 柴胡”。

香附为莎草科植物莎草的干燥根茎。味辛、微苦、微甘，性平。归肝、脾、三焦经。具有疏肝理气，调经止痛之功效。临床常用于气滞胁痛，腹痛；肝郁月经不调，痛经，乳房胀痛。

【伍用功能】

柴胡、香附两药均味辛、苦，归肝经，皆有疏肝理气之功。柴胡偏于走表，兼能解肌退热，质轻可升阳举陷。香附兼走血分，活血理气，调经止痛。《滇南本草》谓其“调血中之气……开郁……宽中消食，止呕吐。”柴胡、香附二药同用，相须互助，是柴胡疏肝散的重要组成，可增强疏肝理气解郁之功。

【主治】

（1）肝癌、乳腺癌等恶性肿瘤。

（2）各种恶性肿瘤患者手术、放化疗伴肝郁气滞者。

【常用量】

柴胡 3～10g。

香附 6～12g。

【化学成分、药理研究】

柴胡，见第一章“六、黄芪　升麻　柴胡”。

香附的抗肿瘤组分和化学成分：挥发油类，包括多种单萜、倍半萜及其氧化物、黄酮类、生物碱类、糖类以及三萜类等化合物。

香附的抗肿瘤药理作用：抑制肿瘤细胞，香附总黄酮和乙酸乙酯提取物可通过非酶促过氧化系统产生过氧化基，能明显抑制四唑氮蓝的产生。能抑制淋巴白血病细胞（L1210）的生长和繁殖，被处理细胞的形态学特征和DNA片段化断裂特征表明，提取物造成的细胞毒性引起其凋亡。

【临证体会】

临床应用方面，柴胡、香附合用，是肿瘤病临床治疗中最常用的疏肝理气解郁对药，用于气机郁滞的消化道肿瘤，症见腹胀痞满、胸胁疼痛、脘腹胀痛等，常与枳壳、木香、川楝子、厚朴等配伍；用于胃癌，症见胸脘胀闷、嗳气、疼痛等，常与木香、大腹皮、枳壳等配伍。

参考文献

雷载权．中药学［M］．上海：上海科学技术出版社，1994：163.

八、柴胡　延胡索

【单味功用】

柴胡，见第一章“六、黄芪　升麻　柴胡”。

延胡索为罂粟科植物延胡索的干燥块茎。味辛、苦，性温。归肝、脾经。具有活血，行气，止痛之功效。临床常用于气血瘀滞诸痛证。

【伍用功能】

柴胡、延胡索两药均味辛、苦，均归肝经，皆有疏肝理气之功。柴胡偏于走表入气分，兼能解肌退热，质轻可升阳举陷。延胡索可走血分，长于活血定痛。《开宝本草》谓其："主破血，产后诸病，因血所为者。妇人月经不调，腹中结块，崩中淋露，产后血晕，暴血冲上，因损下血，或酒摩及煮服。"柴胡、延胡索二药合用增加行气解郁之功，兼有活血止痛之效，常用于治疗肝郁气滞、胁肋胀痛等。

【主治】

（1）肝癌、胃癌等恶性肿瘤。

（2）各种恶性肿瘤患者手术、放化疗伴气滞血瘀、胸胁疼痛者。

【常用量】

柴胡：煎服，3～10g。

延胡索：煎服，3～10g；研末吞，服一次1.5～3g。

【化学成分、药理研究】

柴胡，见第一章"六、黄芪　升麻　柴胡"。

延胡索的抗肿瘤组分和化学成分：鉴定分离的生物碱有延胡索甲素、延胡索乙素、延胡索丙素、去氢紫堇碱等20多种，还含有树脂、挥发油、淀粉等成分。抗肿瘤成分有延胡索生物碱。

延胡索的抗肿瘤药理作用：抑制肿瘤细胞，延胡索生物碱对多种肿瘤细胞具有显著的增殖抑制作用，其发挥抗肿瘤作用的机制可能与诱导肿瘤细胞凋亡、逆转肿瘤细胞多药耐药性、抗血管生成作用、调控 mRNA 表达等有关。

【临证体会】

临床应用方面，柴胡、延胡索合用，是肿瘤病临床治疗中最常用的行气解郁止痛对药，用于各种中晚期消化道肿瘤及腹腔肿块压迫引起的癌性疼痛，多与天龙、白花蛇舌草、郁金、川楝子、乳香、没药、马钱子等行气活血、通络止痛药同用。

参考文献

雷载权．中药学［M］．上海：上海科学技术出版社，1994：199-200.

九、柴胡　川楝子

【单味功用】

柴胡，见第一章“六、黄芪　升麻　柴胡”。

川楝子为楝科植物川楝的干燥成熟果实。味苦，性寒。有小毒。归肝、小肠、膀胱经。具有行气止痛，杀虫疗癣之功效。临床常用于肝郁化火所致诸痛证；虫积腹痛。

【伍用功能】

柴胡、川楝子均味苦，性寒，均归肝经。柴胡偏于走表入气分，兼能解肌退热，质轻可升阳举陷。《滇南本草》谓其“伤寒发汗解表要药，退六经邪热往来，痹痿，除肝家邪热、痨热，行肝经逆结之气，止左胁肝气疼痛，治妇人血热烧经，能调月经。”川楝子长于行气止痛，杀虫疗癣。与柴胡配伍，相须互助，行气解郁之力得以增强，兼有活血止痛之功，常用于治疗肝胃不和之胁肋作痛及疝痛等。

【主治】

(1) 肝癌、乳腺癌等恶性肿瘤。
(2) 各种恶性肿瘤患者手术、放化疗伴肝郁气滞者。

【常用量】

柴胡 3～10g。
川楝子 5～10g。

【化学成分、药理研究】

柴胡，见第一章“六、黄芪　升麻　柴胡”。

川楝子中的抗肿瘤组分和化学成分：三萜类、挥发油、黄酮类、脂肪酸、酚酸类和多糖等化合物。抗肿瘤成分有川楝素。

川楝子的抗肿瘤药理作用：具有诱导细胞分化、抑制多种肿瘤细胞增生和凋亡作用，具有广谱抗肿瘤效果。它能够抑制多种人源肿瘤细胞如 PC3 细胞（前列腺癌）、SMMC-7721、Hep3B 和 BEL7404 细胞（肝癌）、SH-SY5Y 和 U251 细胞（中枢神经系统肿瘤）、K562 和 HL-60 细胞（白血病）、U937 细胞（组织细胞淋巴瘤）、A549 细胞（肺癌）、MDA-MB-468 细胞（乳腺癌）、PC12 细胞（肾上腺髓质嗜铬细胞瘤）等细胞的增殖，且这种抑制作用呈时间依赖和浓度依赖关系，有较低的 IC_{50} 值，最低浓度达到 5.4×10^{-9} mol/L。

【临证体会】

临床应用方面，柴胡、川楝子合用，是肿瘤病临床治疗中最常用的行气解郁对药，用于治疗肝癌、乳腺癌、胰腺癌、膀胱癌、鼻咽癌等多种肿瘤。用于肝郁气滞、肝郁化火的肝、胆、胰腺等消化系统肿瘤，症见脘腹胁肋胀痛、胸闷嗳气等，常与枳壳、香附、天龙、郁金等配伍。

参考文献

雷载权．中药学［M］. 上海：上海科学技术出版社，1994：163.

十、陈皮　香附

【单味功用】

陈皮，见本章“一、陈皮　半夏”。

香附，见本章“七、柴胡　香附”。

【伍用功能】

陈皮、香附两药均味辛、苦，均归脾经，皆有理气之功。陈皮偏入中焦脾胃，理气健脾，兼有燥湿化痰之功，脾为生痰之源，脾气不畅则痰湿易生，陈皮理气除痰并举以使中州气机和畅，清气升扬，浊气下趋。《神农本草经》：“主胸中瘕热，逆气，利水谷。久服去臭下气。”香附偏入肝胆，疏肝理气，调经止痛，肝性疏泄，调畅周身气机，肝气条达则气机复常，陈皮、香附二药相须，脾肝气机共治，理气作用得以增强。

【主治】

（1）肝癌、妇科肿瘤等恶性肿瘤。

（2）各种恶性肿瘤患者手术、放化疗伴肝郁气滞者。

【常用量】

陈皮：煎服，3～10g。

香附：煎服，6～12g。醋炙止痛力增强。

【化学成分、药理研究】

陈皮，见本章“一、陈皮　半夏”。

香附，见本章“七、柴胡　香附”。

【临证体会】

临床应用方面，陈皮、香附合用，是肿瘤病临床治疗中最常用的疏肝理气对药，用于乳腺癌，症见肝气郁结、乳房胀痛等，常与青皮、瓜蒌、预知子等配伍。用于肠癌，症见下腹部胀痛、大便时里急后重等，常与木香、大腹皮、枳壳等配伍。

十一、枳壳　木香

【单味功用】

枳壳，见本章“二、枳壳　紫苏梗”。

木香为菊科植物木香的干燥根。味辛、苦，性温。归脾、胃、大肠、胆、三焦经。具有行气止痛之功效。临床常用于脾胃气滞证；泻痢里急后重；腹痛胁痛、黄疸等。

【伍用功能】

枳壳、木香均味辛、苦，均归脾、胃经，皆有调畅中焦气机之功。枳壳专入脾胃，行气宽中除胀，为治脾胃气滞要药。《日华子本草》谓其“健脾开胃，调五脏，下气，止呕逆，消痰。治反胃，霍乱泻痢，消食，结癖，五膈气，除风，明目及肺气水肿，利大小肠，皮肤痒。痔肿可炙熨。”木香行气止痛，兼能健脾消食，脾胃为运化水谷之官，脾胃气机失常，则饮食不消，积滞不化则气机更阻，木香行气消食、健脾和胃并举，有助中焦气化之能。枳壳、木香二药合用增强行气之功，兼有消食除胀之能，临床常用于脾胃气滞证。

【主治】

（1）胃癌、肠癌等恶性肿瘤。

（2）各种恶性肿瘤患者手术、放化疗伴脾胃气滞者。

【常用量】

枳壳：煎服，3～10g。

木香：煎服，3～6g。

【化学成分、药理研究】

枳壳，见本章“三、枳壳　紫苏梗”。

木香的抗肿瘤组分和化学成分：萜类，还有生物碱、蒽醌、黄酮等其他类。抗肿瘤成分有木香烃内酯、川木香内酯。

木香的抗肿瘤药理作用如下。①诱导肿瘤细胞凋亡。木香烃内酯、川木香内酯通过引起线粒体通透性转换（MPT）、细胞色素C释放或破坏线粒体膜电位而诱导人白血病细胞 HL-60 凋亡。②抑制肿瘤细胞。莱蓟苦素能有效抑制 U937、Eol-1 和 Jurkat T 等白细胞性的癌细胞增殖，但对张氏肝细胞和人类成纤维细胞无显著抑制作用。

【临证体会】

临床应用方面，枳壳、木香合用，是肿瘤病临床治疗中最常用的行气导滞对药，用于气滞日久、结积成核的胃癌，症见脘腹胀满、胁肋胀痛、纳呆、呕恶、便溏等，常与八月札、佛手等配伍。用于肝气郁滞的乳房肿瘤，症见肿块坚硬、胸闷不适等，常与青皮、月季花等配伍。

参考文献

雷载权．中药学［M］. 上海：上海科学技术出版社，1994：161.

十二、大腹皮　木香

【单味功用】

木香，见本章“十一、枳壳　木香”。

大腹皮为棕榈科植物槟榔的干燥果皮。又名槟榔衣。味辛，性微温。归脾、胃、大肠、小肠经。具有行气宽中，利水消肿之功效。临床常用于胃肠气滞证；水肿，脚气肿满。

【伍用功能】

大腹皮、木香均味辛，性温，均归脾、胃、大肠经，皆能行气导滞。大腹皮行气兼能利水消肿，气为津液运行的动力，气滞则津液易滞，大腹皮行气兼能利水，更利于气机复常。木香行气止痛，兼能健脾消食，脾胃为运化水谷之官，脾胃气机失常，则饮食不消，积滞不化则气机更阻，木香行气消食、健脾和胃并举，有助中焦气化之能。大腹皮、木香二药合用，优势互补，行气导滞之力增强，兼能消食利水，有助脾胃运化水谷，临床用于脾胃气滞证。

【主治】

（1）胃癌、肠癌等恶性肿瘤及癌性胸腹水等。

（2）各种恶性肿瘤患者手术、放化疗伴脾胃及肠道气滞者。

【常用量】

大腹皮：煎服，5～10g。

木香：煎服，3～6g。

【化学成分、药理研究】

木香，见本章“十一、枳壳　木香”。

大腹皮的抗肿瘤组分和化学成分：槟榔碱。

大腹皮的抗肿瘤药理作用：①抑制肿瘤细胞；②抗肿瘤细胞转移。苗文红等自拟方益气利水汤（含大腹皮）内服，同时配合辛香走窜、行气消胀中药外敷，治疗癌性腹水 60 例，结果发现，其总有效率治疗组为 90.6%，对照组为 74.4%。

【临证体会】

临床应用方面，大腹皮、木香合用，是肿瘤病临床治疗中最常用的行气导滞对药，用于胃肠气滞、水湿内停之消化系统肿瘤，如胃癌、肠癌等，脘腹胀满，纳差者，常与木香、莱菔子、厚朴、陈皮等同用。

参考文献

雷载权．中药学［M］. 上海：上海科学技术出版社，1994：168-169.

十三、大腹皮　槟榔

【单味功用】

大腹皮，见本章“十二、大腹皮　木香”。

槟榔为棕榈科植物槟榔的干燥成熟种子。味苦、辛，性温。归胃、大肠经。具有驱虫消积，行气利水之功效。临床常用于多种肠道寄生虫病；食积气滞，泻痢后重；水肿、脚气肿痛等。

【伍用功能】

大腹皮、槟榔是植物槟榔的不同部分，均味辛、性温，均归胃、大肠经，功效相似，皆有行气利水之功。大腹皮专入中焦，行气导滞消胀，利水消肿，《日华子本草》谓其“下一切气，止霍乱，通大小肠，健脾开胃，调中。”槟榔兼有驱虫消积之力。《现代实用中药》言其“驱除姜片虫、绦虫，兼有健胃、收敛及泻下作用。”二药合用，相须互助，行气利水之功增强。

【主治】

（1）胃癌、肠癌等恶性肿瘤及癌性胸腹水等。

（2）各种恶性肿瘤患者手术、放化疗伴气滞腹胀或气滞水停者。

【常用量】

大腹皮：煎服，5～10g。

槟榔：煎服，6～15g。

【化学成分、药理研究】

大腹皮，见本章“十二、大腹皮　木香”。

槟榔的抗肿瘤组分和化学成分：儿茶酚和槟榔碱等。

槟榔的抗肿瘤药理作用：抑制肿瘤细胞。儿茶酚能够与胃癌细胞内的 ERK 相结合，促进其下游分子 c-Myc 的降解，引起肿瘤细胞 G1/S 期阻滞，抑制细胞生长；槟榔碱可抑制细胞增殖，阻断细胞周期，诱导细胞凋亡。

【临证体会】

临床应用方面，大腹皮、槟榔合用，是肿瘤病临床治疗中最常用的行气利水对药，用于肝癌症见臌胀、水肿者，可与茯苓、白术、木通、半枝莲等配伍。肾癌水肿腹胀者，常配泽泻、萹蓄、瞿麦、车前草等同用。

参考文献

雷载权．中药学［M］．上海：上海科学技术出版社，1994：178.

十四、乌药　木香

【单味功用】

乌药，又名天台乌、台乌、矮樟、香桂樟、铜钱柴、班皮柴。本品为樟科植物乌药的干燥块根。味辛，性温。归肺、脾、肾、膀胱经。具有行气止痛，温肾散寒的功效。临床上常用于治疗胸腹胀痛，气逆喘急，膀胱虚冷，遗尿尿频，疝气，痛经。

木香，见本章“十一、枳壳　木香”。

【伍用功能】

乌药、木香均性味辛温，归脾经。乌药辛开温通，顺气降逆，散寒止痛，温下元，调下焦冷气；木香辛温香散，行气止痛，健胃消食，芳香除湿。二药伍用，行气止痛、散寒消胀、消积导滞之力增强。乌药、木香同属气分药，辛温香散、行气导滞之力强，可散气结而化积聚，又因其温散通下，温通散寒而能止癌痛。

【主治】

（1）胃癌、卵巢癌、宫颈癌等各种恶性肿瘤。

（2）各种恶性肿瘤患者手术、放化疗后伴疼痛，证属寒凝气滞者。

【常用量】

乌药 6～10g。

木香 3～6g。

【化学成分、药理研究】

乌药抗肿瘤组分和化学成分为：乌药叶分离提取物、乌药根挥发油。其中主要化学成分有：secoaggregatalactone-A，吉马酮，倍半萜类成分 Linderolide-G 和 lindestrene 等。

乌药的抗肿瘤药理作用：抑制肿瘤细胞。乌药及其活性成分对人肝癌细胞、人食管癌细胞和人胃癌细胞表现出显著的细胞毒性，能够有效抑制癌细胞的增殖，且具有一定的癌细胞选择性。

木香，见本章“十一、枳壳　木香”。

【临证体会】

乌药、木香配伍使用见于六磨汤、天台乌药散等理气类方剂，二药辛温香散，温通散寒，故肿瘤病属寒证者多用之，阴虚火旺者当慎用。

参考文献

[1] 邢梦雨，田崇梅，夏道宗．乌药化学成分及药理作用研究进展［J］．天然产物研究与开发，2017，29（12）：2147-2151.

[2] 晏润纬，彭小梅．乌药挥发油的化学成分及药理作用［J］．时珍国医国药，2014，25（11）：2747-2749.

十五、厚朴　苍术

【单味功用】

厚朴，又名厚皮、重皮、赤朴、烈朴、川朴。本品为木兰科植物厚朴或凹叶厚朴的干燥干皮、根皮及枝皮。味苦、辛，性温。归脾、胃、大肠经。具有温中，下气，燥湿，消痰的功效。临床上常用于治疗胸腹痞满胀痛，反胃，呕吐，宿食不消，痰饮喘咳，寒湿泻痢。

苍术，又名山精、赤术、马蓟、青术、仙术。本品为菊科植物茅苍术或北苍术的干燥根茎。味辛、苦，性温。归脾、胃、肝经。具有健脾，燥湿，解郁，辟秽的功效。临床上常用于治疗湿盛困脾，倦怠嗜卧，脘痞腹胀，食欲不振，呕吐，泄泻，痢疾，疟疾，痰饮，水肿，时气感冒，风寒湿痹，足痿，夜盲。

【伍用功能】

苍术、厚朴均性味苦温，归脾、胃经。苍术燥湿走表，表湿用苍术，厚朴行气走里，里湿用厚朴；表里俱湿，肢体重着，胸腹满闷，苔白厚腻，二味同用。肿瘤病常因湿浊内蕴，而致中焦失司，脾胃功能紊乱，此二药为伍，升降相宜，升脾气，降胃气，相得益彰，共奏化湿浊，健脾胃之功。

【主治】

(1) 胃癌、肠癌、肺癌、卵巢癌、宫颈癌、多发性骨髓瘤等各种恶性肿瘤。

(2) 各种恶性肿瘤患者手术、放化疗后证属湿浊内蕴、痰瘀互阻者。

【常用量】

厚朴 3～10g。

苍术 3～9g。

【化学成分、药理研究】

厚朴抗肿瘤组分和化学成分：厚朴酚、和厚朴酚等。

厚朴的抗肿瘤药理作用如下。①抑制肿瘤细胞。研究证明厚朴及其活性成分具有诱导肿瘤细胞凋亡，促进肿瘤细胞分化，抑制肿瘤细胞增殖的作用。②抗血管新生。厚朴酚与和厚朴酚在体内和体外均被发现可以抑制新生血管，并在有效剂量范围内可以被宿主很好的耐受。③抗肿瘤增敏作用。和厚朴酚能增加吉西他滨、紫杉醇、顺铂和多柔比星等传统抗肿瘤药物的体外抗肿瘤作用。和厚朴酚还能够抑制头颈部肿瘤细胞内EGFR的表达，从而在体外增加小分子靶向药物厄洛替尼对敏感型及耐药型头颈部肿瘤686LN细胞的增殖。④逆转肿瘤耐药性。和厚朴酚能够在体内外明显抑制敏感型及耐药型卵巢癌的生长，具有逆转肿瘤耐药性的作用。和厚朴酚还能够通过诱导肿瘤细胞凋亡来逆转耐多柔比星的急性淋巴细胞白血病或乳腺癌细胞的耐药性，也能逆转耐紫杉醇的口腔鳞癌细胞的多药耐药性。

苍术的抗肿瘤组分和化学成分：苍术挥发油、茅苍术醇提取物、苍术水提取物、苍术多糖等。

苍术的抗肿瘤药理作用如下。①抑制肿瘤细胞。苍术甲醇提取物对患胆管癌的仓鼠具有肿瘤抑制作用。苍术的甲醇提取物还具有抗皮肤癌活性。北苍术的乙醇提取物对人的胆管癌细胞具有细胞毒性。②抗血管形成。苍术及其活性成分在体内和体外均被发现可以抑制新生血管，减缓肿瘤细胞的侵袭。③免疫调节。苍术多糖可以改善细胞免疫能力从而发挥其抗肿瘤作用。

【临证体会】

苍术、厚朴配伍最宜用于肿瘤病湿困脾阳，首重如裹、胸膈痞闷、脘腹胀满、呕哕恶心、口淡无味、苔白厚腻等症。《太平惠民和剂局方》中平胃散以此对药作君臣之用，即是取其调气机、健脾胃、化湿浊的功效，以求胃气得平。临床应用时，湿热者需与淡渗轻清者同用，寒湿重者需配以芳香化浊之品，阴虚火旺或燥邪内扰者则需慎用。此对药告诉我们，需多注意化湿需佐行气以防滞的道理，用药多循其理而不拘泥于固定熟成。

参考文献

［1］ 张淑洁，钟凌云．厚朴化学成分及其现代药理研究进展［J］．中药材，2013，36（5）：838-843.

［2］ 陈淑珍．和厚朴酚的抗肿瘤实验治疗及其分子作用靶点的研究进展［J］．药学学报，2016，51（2）：202-207.

［3］ 邓爱平，李颖，吴志涛，等．苍术化学成分和药理的研究进展［J］．中国中药杂志，2016，41（21）：3904-3913.

［4］ 张明发，沈雅琴．苍术抗炎、抗肿瘤和免疫调节作用的研究进展［J］．药物评价研究，2016，39（5）：885-890.

十六、砂仁　厚朴

【单味功用】

砂仁，又名缩沙蜜、缩砂仁、缩砂密。本品为姜科植物阳春砂、绿壳砂或海南砂的干燥成熟果实。味辛，性温。归脾、胃、肾经。具有行气调中，和胃，醒脾的功效。临床上常用于治疗腹痛痞胀，胃呆食滞，噎膈呕吐，寒泻冷痢，妊娠胎动。

厚朴，见本章“十五、厚朴　苍术”。

【伍用功能】

砂仁、厚朴均味辛性温，归脾、胃经。砂仁辛散温通，醒脾和胃，行气止痛，温脾止泻，理气安胎；厚朴苦温辛散，温中下气，燥湿化痰，行气除满。砂仁化湿浊，醒脾胃；厚朴辅而行气，以增强砂仁温散之力，又可助而降气，以除温散得出之浊邪。二药伍用，宣通气机，芳香化浊，醒脾开胃，和中消食，行气止痛之力彰。

【主治】

（1）胃癌、肠癌等各种恶性肿瘤。

（2）各种恶性肿瘤患者手术、放化疗后伴胃肠道反应，证属气滞者等。

【常用量】

砂仁 3～6g。

厚朴 3～10g。

【化学成分、药理研究】

砂仁的抗肿瘤组分和化学成分：砂仁多糖等。

砂仁的抗肿瘤药理作用如下。①免疫调节。砂仁具有较高的抗氧化活性，砂仁多糖有很强的清除自由基的活性。砂仁能有效抑制异常增高的体液免疫（IgG）而提高功能低下的细胞免疫，纠正比例失调的 CD4/CD8 水平。②关于砂仁的抗肿瘤作用，暂时未有比较深入的研究。而砂仁具有较好的抗炎、抗菌、黏膜保护、增加胃动力以及抗氧化和某些免疫系统作用，可为进一步研究提供思路。

厚朴，见本章“十五、厚朴　苍术”。

【临证体会】

脾为后天之本，脾胃功能在肿瘤病防治过程中起到了重要作用。脾喜燥而恶湿，砂仁、厚朴芳香化浊以除湿醒脾，盖太阴之土，得阳始运。胃以通为补，以降为顺，通降则生化有源，出入有序，失之通降则传化无由，壅滞而病，砂仁、厚朴调气机，行气开郁，又有化痰降气之功，故善治胃。《内经》云："有胃气则生，无胃气则死"，肿瘤患者若脾胃虚弱，升降失常，受纳不能，气血生化不足，则病情较重，预后不良；脾胃得健，纳而能化，则病预后较好。

参考文献

［1］ 陆山红，赵荣华，幺晨，等．砂仁的化学及药理研究进展［J］．中药药理与临床，2016，32（1）：227-230．

［2］ 张明发，沈雅琴．砂仁临床药理作用的研究进展［J］．抗感染药学，2013，10（1）：8-13．

十七、豆蔻　陈皮

【单味功用】

豆蔻，又名多骨、壳蔻、白蔻、圆豆蔻、扣米、白豆蔻。本品为姜科植物白豆蔻或爪哇白豆蔻的干燥成熟果实。按产地不同分为"原豆蔻"和"印度尼西亚白蔻"。味辛，性温。归肺、脾、胃经。具有化湿行气，开胃消食，温中止呕的功效。临床上常用于治疗气滞，食滞，胸闷，腹胀，噫气，噎膈，吐逆，反胃，疟疾。

陈皮，见本章"一、陈皮　半夏"。

【伍用功能】

豆蔻、陈皮均性味辛温，归脾、肺经。豆蔻辛温香燥，温中化湿，健胃止呕，行气止痛，其芳香而气轻，善理上、中焦；陈皮辛散升浮，亦善理上、中焦，入肺脾而化痰散结。李中梓所著的《医宗必读·痰饮》中云"脾为生痰之源，肺为贮痰之器"，故治痰者，当先醒脾而利肺，豆蔻、陈皮二药相须为用，共入上、中焦，理肺脾之气机，行气化痰散结之力彰。

豆蔻、陈皮二药伍用，行气化痰散结功效强，尤擅上、中焦之痰气互结，故常用于上、中焦肿瘤的防治中。

【主治】

（1）肺癌、胃癌、鼻咽癌等各种恶性肿瘤。

（2）各种恶性肿瘤患者手术、放化疗后伴气机失调、痰瘀互阻者。

【常用量】

豆蔻 3～6g。

陈皮 3～10g。

【化学成分、药理研究】

豆蔻的抗肿瘤组分和化学成分：白蔻肉挥发油等。

抗肿瘤药理作用：关于豆蔻的抗肿瘤作用，暂时未有比较深入的研究。而豆蔻具有较好的清除自由基和抗氧化作用，可为进一步研究提供思路。同时豆蔻挥发油中的主要成分桉油精为增强补骨脂素抗肿瘤活性的有效成分。

陈皮，见本章“一、陈皮　半夏”。

【临证体会】

在肿瘤辨治上，古代医家认为“痰”与肿瘤的相关性，朱丹溪认为“凡人身上、中、下有块者，多是痰”“凡人身中有结核，不痛不红，不作脓者，皆痰湿也”，并形成“痰夹瘀血，遂成囊窠”的观点，虽然其所指并非全是肿瘤，但也将肿瘤包含在其中。豆蔻、陈皮伍用，行气燥湿，正合丹溪之“实脾土，燥脾湿，是治痰之本法也”，故在临床肿瘤病防治过程中多有用武之地。

参考文献

马兴苗，周静，范玲，等．桉油精对补骨脂素体外抗肿瘤活性的增效作用研究[J]．中成药，2013，35（5）：903-908.

十八、草果　厚朴

【单味功用】

草果又名草果仁、草果子、老蔻。本品为姜科植物草果的干燥成熟果实。味辛，性温。归脾、胃二经。具有燥湿温中，祛痰截疟的功效。临床上常用于治疗疟疾，痰饮痞满，脘腹冷痛，反胃，呕吐，泻痢，食积。

厚朴，见本章“十五、厚朴　苍术”。

【伍用功能】

草果、厚朴均性味辛温，归脾、胃经。草果辛散温通，温中燥湿，化湿截疟；厚朴苦温辛散，温中下气，燥湿化痰，行气除满。草果气味芳烈，功效偏于温中燥湿、辟瘴除疟，而厚朴苦散趋下，功效偏于温中下气、化湿除满，二药相须为用，以增强药力，具有较强的行气化湿、温脾和胃的作用。

【主治】

（1）胃癌、肠癌、乳腺癌、肺癌等各种恶性肿瘤。

（2）各种恶性肿瘤患者手术、放化疗后证属寒湿中阻、寒凝气滞等。

【常用量】

草果 3～6g。

厚朴 3～10g。

【化学成分、药理研究】

草果抗肿瘤组分和化学成分：草果挥发油等。

草果的抗肿瘤药理作用：抑制肿瘤细胞。草果挥发油对人癌细胞系的细胞毒性有选择性，其中以对 Hep G2 最敏感，推测草果油的抗肿瘤作用机制是诱导细胞凋亡。

厚朴，见本章“十五、厚朴　苍术”。

【临证体会】

草果、厚朴同用，见于《普济方》中的草果厚朴丸，原方由草果、厚朴、陈皮、干姜、白术、诃黎勒、肉桂、砂仁组成。具有去湿，厚肠胃，固元脏，大进饮食，充肌肤，去酒毒之功效。故常用以治疗肿瘤病脾胃虚弱，不思饮食，腹痛滑泄，肠胃怯薄，关节不通者。

参考文献

[1] 张琪，黄燕，杨扬．草果挥发油的研究进展 [J]. 时珍国医国药，2014，25 (04)：931-933.

[2] 张琪，杨扬．草果挥发油对肝癌 H _ (22) 荷瘤小鼠的抑瘤作用 [J]. 武汉大学学报（理学版），2015，61 (02)：179-182.

十九、枳壳　甘松

【单味功用】

枳壳，见本章“三、枳壳　紫苏梗”。

甘松又名甘香松、香松。本品为败酱科植物甘松的干燥根及根茎。味辛、甘，性温。归脾、胃经。具有理气止痛，醒脾健胃的功效。临床上常用于治疗胃痛，胸腹胀满，头痛，癔病，脚气；外治牙痛，脚肿。

【伍用功能】

枳壳、甘松均味辛、性温，归脾经。枳壳行于肺胃气分，微温而不燥，辛散苦降，能理气消胀，宽胸快膈；甘松温而不热，甘而不滞，其气芳香，能开脾郁，性温通，能行气止痛。二药相须为用，善理上、中焦之气结，宽胸利膈，醒脾健胃，开郁止痛。《本草纲目》："甘松芳香，能开脾郁，少加入脾胃药中，甚醒脾气。"枳壳、甘松配伍，主行气解郁，宽胸醒脾，在肿瘤病诊疗过程中不仅可以调畅气机而化积聚，还有行气止痛的作用。

【主治】

(1) 食管癌、胃癌、肝癌、肺癌等各种恶性肿瘤。

(2) 各种恶性肿瘤患者手术、放化疗后伴疼痛，证属痰气互结者。

【常用量】

枳壳 3～10g。

甘松 3～6g。

【化学成分、药理研究】

枳壳，见本章"三、枳壳　紫苏梗"。

甘松的抗肿瘤组分和化学成分：倍半萜化合物等。

甘松的抗肿瘤药理作用：有实验发现甘松中含有的倍半萜化合物 NCB-10 可显著抑制肿瘤细胞活性，对 HCT-8、Bel-7402、BGC-823、A2780、A549 等肿瘤细胞的半数抑制浓度都在 2μg/mL 左右。

【临证体会】

枳壳、甘松同用，见于《医方类聚》中的养胃枳壳丸，主治“翻胃”之症。两药同用在肿瘤病的治疗中，不仅可以行气宽胸，醒脾和胃，还有良好的止痛作用，亦可用于肿瘤治疗中出现的肩、肘疼痛，更有以两药酒浸后外敷止痛之法。

参考文献

张毅．中药甘松化学成分的研究及天然抗肿瘤活性化合物（一)-zeylenone 全合成和构效关系的研究［D］．中国协和医科大学，2006.

二十、九香虫　陈皮

【单味功用】

九香虫又名黑兜虫、瓜黑蝽、屁板虫。本品为蝽科昆虫九香虫的干燥体。味咸，性温。归肝、脾、肾经。具有理气止痛，温中助阳的功效。临床上常用于治疗胃寒胀痛，肝胃气痛，肾虚阳痿，腰膝酸痛。

陈皮，见本章“一、陈皮　半夏”。

【伍用功能】

九香虫、陈皮均性温，归脾经，九香虫性味咸温，咸以软坚润下，擅降气消痰，通络理气止痛，咸入肾、温通补，故能补肾壮阳。陈皮性味苦辛温，辛散升浮，擅理气健脾，燥湿化痰。陈皮可增九香虫理气之功，九香虫可增陈皮化痰之力，二药伍用，相辅相成，理气化痰、通络止痛之力彰。

【主治】

(1) 胃癌、食管癌、鼻咽癌、卵巢癌、宫颈癌等各种恶性肿瘤。

(2) 各种恶性肿瘤患者手术、放化疗后伴痰瘀互阻、络脉不通者。

【常用量】

九香虫 3～9g。

陈皮 3～10g。

【化学成分、药理研究】

九香虫的抗肿瘤组分和化学成分：臭气类成分、脂肪酸和蛋白质等营养成分以及核苷和多巴胺类等。

九香虫的抗肿瘤药理作用：抑制肿瘤细胞。九香虫提取物分别可抑制人胃癌细胞 SGC-7901 和肝癌细胞 Hep G2 的体外增殖。九香虫水提液对人胃癌细胞 SGC-7901 与肝癌细胞 Hep G2 增殖抑制与细胞周期的影响，呈明显的剂量依赖性。

陈皮，见本章“一、陈皮 半夏”。

【临证体会】

九香虫、陈皮同用，见于明朝张时彻《摄生众妙方》中乌龙丸，原方由九香虫、陈皮、白术、车前子、杜仲组成，“能理膈间之滞气，助肝肾之亏损”。久病肿瘤者，气常阻隔而肾阳多亏，可投此方而效佳，阴虚阳亢者当忌服。

参考文献

侯晓晖，孙廷，李晓飞．九香虫粗提取物对 SGC-7901 和 Hep G2 细胞增殖

及细胞周期的影响 [J]. 时珍国医国药，2013，24 (1)：108-109.

二十一、八月札 王不留行

【单味功用】

八月札，见第二章“十七、漏芦 八月札”。

王不留行，又名奶米、王不留、麦蓝子、剪金子、留行子。本品为石竹科植物麦蓝菜的干燥成熟种子。味苦，性平。归肝、胃经。具有行血通经，催生下乳，消肿敛疮的功效。临床上常用于治疗妇女经闭，乳汁不通，难产，血淋，痈肿，金疮出血。

【伍用功能】

八月札、王不留行均归肝经，八月札甘寒，能补能和，可疏肝和胃，理血止痛，软坚散结，除烦利尿。孟诜云：“厚肠胃，令人能食，下三焦，除恶气，和子食之更好；通十二经脉”。王不留行走而不守，通利血脉，化瘀散肿。《本草新编》云：“其性甚急，下行而不上，行者也”。二药伍用，走守相顾，行气活血、消癥散瘕之力增强。

【主治】

（1）乳腺癌、肝癌、输尿管肿瘤等各种恶性肿瘤。

（2）各种恶性肿瘤患者手术、放化疗后证属气滞血瘀者。

【常用量】

八月札 9～15g。

王不留行 5～10g。

【化学成分、药理研究】

八月札，见第二章“十七、漏芦　八月札”。

王不留行的抗肿瘤组分和化学成分：刺桐碱和王不留行黄酮苷等。

王不留行的抗肿瘤药理作用如下。①抑制肿瘤细胞。王不留行及其提取物均具有一定的抗肿瘤活性。王不留行提取物中、高剂量能显著抑制肿瘤生长，抑瘤率高于50%。②抗血管新生。王不留行提取物能明显抑制内皮细胞增殖、迁移及黏附，因此具有潜在的抑制肿瘤血管生成作用。③改善肿瘤患者的生存质量。王不留行提取物中、高剂量组小鼠肝脏系数较模型组显著降低，提示王不留行提取物能改善肝癌引起的肝脏肿大，从而改善患者生存质量。

【临证体会】

八月札、王不留行同用，肝胃同治，气血共理，多见于各种消癖汤，以治良恶性乳腺肿瘤。还可用于输尿管肿瘤，以及术后出现肾积水者，伍以鸡内金更可清水道之散碎泥沙。凝血功能障碍者慎用。

参考文献

[1] 李帆，梁敬钰．王不留行的研究进展［J］．海峡药学，2007（03）：1-5.

[2] 冯磊，花慧，邱丽颖，等．王不留行提取物抑制血管生成的药效学研究［J］．中草药，2009，40（12）：1949-1952.

二十二、香附　高良姜

【单味功用】

香附，见本章“七、柴胡　香附”。

高良姜，又名高凉姜、良姜、蛮姜、小良姜、海良姜。本品为姜科植物高良姜的干燥根茎。味辛，性热。归脾、胃经。具有温胃，祛风，散寒，行气，止痛的功效。临床上常用于治疗脾胃中寒，脘腹冷痛，呕吐泄泻，噎膈反胃，食滞，瘴疟，冷癖。

【伍用功能】

香附、高良姜均味辛，归脾经。香附辛散苦降，药性缓和，为理气之良药，能通行三焦，疏肝解郁，善行血中之气而理气活血，调经止痛。高良姜辛辣芳香，温热形散，功专温胃散寒，行气止痛，健胃消食。高良姜得香附，则可除寒祛邪；香附得高良姜则行气散寒，最终寒散气通。二药伍用，相得益彰，温中散寒、理气止痛效甚。

【主治】

（1）胃癌、食管癌、乳腺癌等各种恶性肿瘤。

（2）各种恶性肿瘤患者手术、放化疗后伴脾胃中寒、寒凝气滞者。

【常用量】

香附 6～10g。

高良姜 3～6g。

【化学成分、药理研究】

香附，见本章“七、柴胡　香附”。

高良姜的抗肿瘤组分和化学成分：高良姜素及其衍生物。抗肿瘤成分有高良姜素、黄酮苷元、二芳基庚烷类、挥发油、苯丙素类化合物。

高良姜的抗肿瘤药理作用：抑制肿瘤细胞。高良姜素对多种不同类型的肿瘤细胞均有一定程度的抑制作用。高良姜挥发油对人肝癌 Hep G2 细胞、人结肠癌 HT29 细胞、人鼻咽癌 CNE-2Z 细胞、人甲状腺癌 SW579 细胞及人宫颈癌 Hela 细胞均有一定的抑制作用。高良姜素通过参与调节 AKT/p70S6K/HIF-1α/VEGF 信号通路，抑制卵巢癌细胞血管生成，抑制肿瘤增殖。

【临证体会】

香附、高良姜同用，见于《良方集腋》之良附丸，原书云：本方用治诸痛，如因寒而得者。故阴虚津少、血热妄行者及肝郁有火而胃阴不足、舌质红绛的胃痛者不宜用。

参考文献

李洪福，李永辉，王勇，等．高良姜化学成分及药理活性的研究［J］．中国实验方剂学杂志，2014，20（7）：236-244.

二十三、小茴香　木香

【单味功用】

小茴香，又名蘹香、蘹香子、茴香子、土茴香、野茴香、大茴香、谷茴香、谷香、香子、小香。本品为伞形科植物茴香的干燥成熟果实；其根、叶和全草也可药用。味辛，性温。归肝、肾、脾、胃经。具有散寒止痛，理气和胃的功效。临床上常用于治疗寒疝腹痛，睾丸偏坠，痛经，少腹冷痛，脘腹胀痛，食少吐泻，睾丸鞘膜积液。盐小茴香暖肾散寒止痛，常用于寒疝腹痛，睾丸偏坠，经寒腹痛。

木香，见本章“十一、枳壳　木香”。

【伍用功能】

小茴香辛温香散，有理气止痛之功，又善温肾散寒，乃行少腹至阴之要品。木香亦辛温，行气止痛，温中助运，芳香除湿，乃行气止痛常用之品，且能健脾消食，脾胃为运化水谷之官，脾胃气机失常，则饮食不消，积滞不化则气机更阻，木香行气消食、健脾和胃并举，有助中焦气化之能。二药相须为用，行气止痛功效更加，可用于多种气滞之病证，以下腹部气逆胀痛最为显著。

【主治】

(1) 肝癌、肠癌、睾丸癌、卵巢癌、宫颈癌等各种恶性肿瘤。

(2) 各种恶性肿瘤患者手术、放化疗后伴疼痛，位在下焦，证属寒凝气滞者。

【常用量】

小茴香 3～6g。

木香 3～6g。

【化学成分、药理研究】

小茴香的抗肿瘤药理作用：抑制肿瘤细胞。由小茴香提取的植物聚多糖有抗肿瘤作用。小茴香果实中的茴香脑对肿瘤细胞产生了明显的细胞毒效应，伴随着肿瘤细胞核酸和丙二酸的含量降低。

木香，见本章“十一、枳壳　木香”。

【临证体会】

小茴香、木香同用，见于《医方集解》中的导气汤，原方由小茴香、木香、川楝子、吴茱萸组成，具有行气疏肝、散寒止痛之功效。肝癌、睾丸癌、妇科肿瘤，下腹冷痛者常用之，有良好的止痛作用，证属湿热或阴虚火旺者忌。

参考文献

王婷，苗明三，苗艳艳．小茴香的化学、药理及临床应用［J］．中医学报，2015，30（06）：856-858．

二十四、乌药　豆蔻

【单味功用】

乌药，见本章“十四、乌药　木香”。

豆蔻，见本章“十七、豆蔻　陈皮”。

【伍用功能】

乌药辛开温通，顺气降逆，散寒止痛，可通理上下诸气，治下腹胀痛更佳。豆蔻辛温香燥，温中化湿，健胃止呕，行气止痛，其芳香而气轻，善理上、中焦。二药伍用，通上、中、下三焦之气机，开中顺气，行气止痛，醒脾开胃之力增强。

【主治】

（1）胃癌、肝癌、肺癌等各种恶性肿瘤。

（2）各种恶性肿瘤患者手术、放化疗后伴寒湿中阻、痰气互结者。

【常用量】

乌药 6～10g。

豆蔻 3～6g。

【化学成分、药理研究】

乌药，见本章“十四、乌药　木香”。

豆蔻，见本章“十七、豆蔻　陈皮”。

【临证体会】

乌药、豆蔻同用，见于《证治准绳》中调气平胃散一方，原方由乌药、豆蔻、木香、檀香、砂仁、藿香、苍术、厚朴、陈皮、甘草组成。肿瘤病中焦寒湿郁困，痰气互结者，或脾胃虚弱，偶犯外邪者，常有胃气不和，腹痛胀满之证，常用此方，以求芳香辟秽，调气和中之功，更有理气止痛之良效。

参考文献

陈维华，徐国荣．药对论［M］．合肥：安徽科学技术出版社，1984.

二十五、徐长卿　白芍

【单味功用】

徐长卿，又名鬼督邮、石下长卿、别仙踪、料刁竹、钓鱼竿等。本品为萝藦科植物徐长卿的干燥根及根茎。味辛，性温。归肝、胃经。具有镇痛，止咳，利水消肿，活血解毒的功效。临床上常用于治疗胃痛，牙痛，风湿疼痛，经期腹痛，慢性气管炎，腹水，水肿，痢疾，肠炎，跌打损伤，湿疹，荨麻疹，毒蛇咬伤。

白芍，又名白芍药、金芍药。本品为毛茛科植物芍药的干燥根。味苦、酸，性微寒。归肝、脾经。具有平肝止痛，养血调经，敛阴止汗的功效。临床上常用于治疗头痛眩晕，胁痛，腹痛，四肢挛痛，血虚萎黄，月经不调，自汗，盗汗。

【伍用功能】

徐长卿、白芍均归肝经，徐长卿辛温，祛风除湿，行气止痛，活血解毒。白芍酸苦微寒，养血敛阴，柔肝止痛。徐长卿散而不补，白芍补而不泻，二药伍用，一散一敛，一泻一补，行气散瘀、疏肝解郁、柔肝止痛的力量增强。

【主治】

(1) 胃癌、食管癌、肝癌等各种恶性肿瘤。

(2) 各种恶性肿瘤患者手术、放化疗后证属肝郁气滞、痰瘀互结者。

【常用量】

徐长卿 3～12g。

白芍 6～15g。

【化学成分、药理研究】

徐长卿的抗肿瘤组分和化学成分：丹皮酚等。

徐长卿的抗肿瘤药理作用：抑制肿瘤细胞。徐长卿水提取物及其主要成分丹皮酚可以抑制肝癌细胞增殖，并可以诱导其凋亡。

白芍的抗肿瘤组分和化学成分：白芍苷、黄酮类化合物和多酚化合物等。

白芍的抗肿瘤药理作用如下。①抑制肿瘤细胞。白芍及其活性成分具有抑制胃癌、肠癌、肝癌细胞增殖，促进细胞侵袭和转移，诱导癌细胞凋亡等作用。②免疫调节。白芍苷可以改善细胞免疫能力从而发挥其抗肿瘤作用。

【临证体会】

徐长卿与白芍相伍用擅治各种癌痛，常配以其他理气活血药，与各引经药的兼容性良好。二药的酒浸液有外用除疣的作用，亦取其行气活血解毒之功。

参考文献

[1] 姜雪，孙森凤，任俊洁，等．徐长卿药理作用及临床应用研究进展［J］．化工时刊，2017，31（06）：37-40.

[2] 崔虹，朱佳茜，冯秋芳，等．中药白芍化学成分及生物活性研究进展［J］．海峡药学，2017，29（09）：1-5.

二十六、细辛　川乌　草乌

【单味功用】

细辛，又名小辛、细草、少辛、细条、绿须姜、独叶草、金盆草、万病草、卧龙丹、铃铛花、四两麻、玉香丝。本品为马兜铃科植物北细辛、汉城细辛或华细辛的干燥根和根茎。前二种习称“辽细辛”。味辛，性温。归心、肺、肾经。具有祛风散寒，通窍止痛，温肺化饮的功效。临床上常用于治疗风寒感冒，头痛，牙痛，鼻塞鼻渊，风湿痹痛，痰饮喘咳。

川乌，又名川乌、乌喙、奚毒、鸡毒、毒公、耿子、乌头。为毛茛科植物乌头的干燥母根。味辛、苦，性热，有大毒。归心、肝、脾、肾经。具有祛风除湿，温经，散寒止痛的功效。临床上常用于治疗风寒湿痹，关节疼痛，肢体麻木，半身不遂，头风头痛，心腹冷痛，寒疝作痛，跌打瘀痛，阴疽肿毒，并可用于麻醉止痛。

草乌，又名堇、乌头、乌喙、奚毒、竹节乌头、金鸦、五毒根、耗子头。为毛茛科植物北乌头的干燥块根。味辛、苦，性大热，有毒。归心、肝、脾、肺经。具有搜风胜湿，散寒止痛，开痰，消肿的功效。临床上常用于治疗风寒湿痹，中风瘫痪，破伤风，头风，脘腹冷痛，痰癖，气块，冷痢，喉痹，痈疽，疔疮，瘰疬。

【伍用功能】

细辛发散风寒，祛风止痛，温肺化饮；川乌、草乌祛寒湿，散风邪，温经止痛。细辛气味香窜，升散之力颇强，有较好的通络止痛功效；川乌、草乌辛热有毒，温热力强，有较好的祛风除湿、散寒止痛功效。对药伍用，以细辛之升散，引川乌、草乌之热，直达病所，共奏祛风除湿、温经散寒、通络止痛之功。

【主治】

（1）肝癌、胃癌等各种恶性肿瘤。

（2）各种恶性肿瘤患者手术、放化疗后伴寒凝气滞、邪毒入络、疼痛较剧者。

【常用量】

细辛用量 1～3g。散剂每次服 0.5～1g。外用适量。

乌头 1.5～3g。

【化学成分、药理研究】

细辛的抗肿瘤组分和化学成分：细辛脂素、肉豆蔻醚、甲基丁香酚、马兜铃酸等。

细辛的抗肿瘤药理作用：抑制肿瘤细胞。辽细辛提取物具有抗肿瘤的特效。同时，辽细辛中的马兜铃酸也具有一定的抗肿瘤特性。

乌头的抗肿瘤组分和化学成分：乌头醇提取物、乌头碱等。

乌头的抗肿瘤药理作用：抑制肿瘤细胞。生川乌的醇提取物和水提取物以及乌头碱均有抗肿瘤作用，能抑制癌细胞的有丝分裂，临床应用于原发性肝癌效果较好。乌头碱类药物对HL-60细胞的影响、诱导肿瘤细胞凋亡、对肿瘤坏死因子的影响三个方面，表现出明显的抗肿瘤作用。

【临证体会】

乌头与细辛两药参合，同气相求，相须为用，最善治肝肾久积之风寒，肢体经久不愈之疼痛。临床应用不拘于内服，亦有外用法，如《普济方》中乌头细辛散，原方由乌头、细辛、白芷、防风组成，可用于肿瘤病骨转移癌痛者。

参考文献

[1] 梁学清，李丹丹．细辛药理作用研究进展［J］．河南科技大学学报（医学版），2011，29（4）：318-320.

[2] 杨武斌，王平．乌头碱药理作用及毒性研究进展［J］．时珍国医国药，2014，25（2）：427-429.

二十七、贯众　虎杖

【单味功用】

贯众，又名贯节、贯渠、黑狗脊、贯仲、管仲、百头。本品为鳞毛蕨科植物粗茎鳞毛蕨，蹄盖蕨科植物蛾眉蕨，球子蕨科植物荚果蕨，紫萁科植物紫萁，乌毛蕨科植物乌毛蕨、苏铁蕨、狗脊蕨等的干燥根茎及叶柄残基。春、秋采挖，将全株挖起，除去地上部分及须根，除净泥土，晒干。味苦，性微寒，归肝、胃、肺经。具有杀虫、清热解毒、凉血止血之功效。多用于风热感冒，温热斑疹，吐血，衄血，肠风便血，血痢，血崩，带下，疮疡，蛔虫、蛲虫、绦虫病，产后出血。

虎杖，见第二章“虎杖 田基黄”。

【伍用功能】

贯众与虎杖均味苦、性微寒，归肝经，具有清热解毒功效。贯众偏入胃经，《本经》：“主腹中邪热气，诸毒，杀三虫。”《本草经疏》：“贯众，以其苦寒，故主腹中邪热气诸毒。苦以泄之，亦兼有散之之义，故破癥瘕。”而虎杖偏入肝胆经，兼能祛风利湿，破瘀通经，对风湿筋痛、湿热黄疸、产后恶漏不下疗效甚佳。二药巧伍，其清热解毒，破瘀通经之功效大增。清热毒邪同时破癥瘕，临床常用治疗恶性肿瘤伴热毒郁结，咳嗽咯血。

【主治】

（1）肝癌、胰腺癌、胆管癌、肺癌、胃癌等恶性肿瘤。

（2）各种恶性肿瘤患者手术、放化疗后伴阻塞性黄疸、肝功能异常辨为湿热内蕴者。

【常用量】

贯众 6～15g。

虎杖 9～15g。

【化学成分、药理研究】

贯众的抗肿瘤组分和化学成分：绵马酸 BBB、绵马酸 PBB、绵马酸 PBP 等，黄绵马酸 AB、BB、PB，以及白绵马素、三叉蕨酚、黄三叉蕨酸、绵马次酸、贯众素等。

贯众的抗肿瘤药理作用：①贯众素 ABBA 可以明显抑制肿瘤细胞的增殖及活性；②贯众低温水提取物对体外培养的人肝癌 SMMC-7721 细胞的增殖有明显的抑制作用并能降低线粒

体的代谢活性；③贯众根茎的乙酸乙酯、正丁醇提取物有良好的抗肿瘤活性，对 MGC-803、PC3、A375 肿瘤细胞具有明显的诱导凋亡作用。

虎杖，见第二章“虎杖　田基黄”。

【临证体会】

临床应用方面，贯众、虎杖合用，是肿瘤病临床治疗中最常用的清热解毒、破瘀通经对药，最宜用于肿瘤等痰热互结证，也常用于肿瘤病内伤杂症中伴湿热黄疸、关节痹痛、经闭、癥瘕、咳嗽痰多等。

参考文献

[1] 金哲．粗茎鳞毛蕨绵马贯众素 ABBA 的提取及其抗肿瘤活性的研究 [D]．东北农业大学，2015.

[2] 肖正明，宋景贵，徐朝晖，等．贯众水提取物对体外培养人肝癌细胞增殖及代谢的影响 [J]．医学研究通讯，2000 (5)：5-7.

[3] 薛惟建，杜小英，李德华．东北贯众素的抗肿瘤作用及对 DNA 的损伤效应 [J]．中国药理学与毒理学杂志，1988 (2)：150-151.

[4] 李德华，郝晓阁，薛惟建．贯众有效部分的抗肿瘤作用 [J]．中草药，1986，17 (6)：14-15.

[5] Yang S J，Liu M C，Liang N，et al. Discoveryand antitumor activities of constituents from Cyrtomiumfortumei (J.) Smith rhizomes [J]. Chemistry Central Journal，2013，7：24.

[6] 尚正明，宋景贵，徐朝晖．贯众水提取物对体外培养人肝癌细胞增殖及代谢的影响 [J]．医学研究通讯，2000，29 (5)：5-7.

二十八、桔梗　枳壳

【单味功用】

桔梗，见第三章“四、桔梗　甘草”。

枳壳，见本章“二、枳壳　紫苏梗”。

【伍用功能】

桔梗，味苦、辛，性平，主升，能开肺气之结，祛痰排脓，解心、肺之郁，属于上焦药。枳壳，性微寒，味苦、辛、酸，主降，能破气消积、化痰除痞。两药合用，一上一下，一升一降，升而复降，降而复升，宣肺下气，宽胸利膈，善治痰阻气滞之胸膈痞满、胸闷痰多等症。《内经》云：“肺苦气上逆，急食苦以泄之。”枳壳味苦，能泄至高之气。二者相伍，升降气机，有“通肺利膈下气”之效。

【主治】

(1) 胃癌、食管癌、肠癌、肝癌、恶性淋巴瘤、前列腺癌等各种恶性肿瘤。

(2) 各种恶性肿瘤患者手术、放化疗后伴胸膈痞满、胸闷痰多者。

【常用量】

桔梗 3～10g。

枳壳 3～10g。

【化学成分、药理研究】

桔梗，见第三章“四、桔梗　甘草”。

枳壳，见本章“二、枳壳　紫苏梗”。

【临证体会】

临床应用方面，桔梗、枳壳合用，是肿瘤病临床治疗中最常用的行气化痰对药，最宜用于肿瘤伴痰阻气滞之胸膈痞满、胸闷痰多、胸胁气滞、胀满疼痛、食积不化、痰饮内停等症。

也常用于肿瘤病放化疗引起的嗳气、呕逆、下痢后重、脱肛、子宫脱垂等气虚证。

参考文献

[1] 牟克祥．桔梗枳壳配伍运用浅识［J］．四川中医，1995（12）：19.

[2] 司仙科，杨佳华，李炜，等．桔梗皂苷-D对胃癌BGC823细胞增殖、侵袭及迁移能力的影响［J］．中国临床药理学杂志，2019，35（12）：1275-1277.

[3] Li Y，Wu Y Y，Xia Q，et al. Platycodon grandiflorus enhances the effect of DDP against lung cancer by down regulating PI3K/Akt signaling pathway［J］. Biomedicine & Pharmacotherapy，2019：120.

[4] 葛东升．桔梗皂苷D协同多西他赛促进侵袭性前列腺癌细胞PC3的凋亡［D］．南京医科大学，2018.

[5] 官扬，曾文雪，胡慧明，等．基于网络药理学探讨甘草-枳壳活性成分抗乳腺癌作用机制［J］．中国实验方剂学杂志，2020，26（8）：219-227.

[6] 左诗淳，李慧杰．齐元富巧用枳壳白术治疗胃癌经验［J］．山东中医杂志，2017，36（4）：313-314，321.

第五章 活血化瘀类

一、桃仁　红花

【单味功用】

桃仁，又名桃核仁。本品为蔷薇科植物桃或山桃的干燥成熟种子。味苦、甘，性平。归心、肝、大肠经。具有破血行瘀，润燥滑肠的功效。临床上常用于治疗经闭，癥瘕，热病蓄血，风痹，疟疾，跌打损伤，瘀血肿痛，血燥便秘。

红花，又名红蓝花、刺红花、草红花。本品为菊科植物红花的干燥花。味辛，性温。归心、肝经。具有活血通经，祛瘀止痛的功效。临床上常用于治疗经闭，癥瘕，难产，死胎，产后恶露不行、瘀血作痛，痈肿，跌扑损伤。

【伍用功能】

桃仁、红花均归心、肝经，是活血化瘀的常用药对，临床广为应用。桃仁、红花配对源自清代吴谦《医宗金鉴》中的桃红四物汤，二药配伍，是活血化瘀经典而常用药对之一，临床常以不同比例运用于中药方剂和现代复方中。桃仁破血行瘀，润燥滑肠；红花活血通经，祛瘀止痛。桃仁破瘀力强，红花行血力胜，二者皆有活血化瘀之功效，相须配对后祛瘀能力增强，入心则可散血中之滞，入肝则可理血中之壅，有消肿止痛、祛瘀生新之功，且作用范围较单味药扩大，适用于全身各处瘀血，对临床血脉瘀滞之证有效。

【主治】

（1）肝癌、皮肤癌、恶性淋巴瘤、结直肠癌等各种恶性肿瘤。

（2）各种恶性肿瘤患者手术、放化疗后伴血瘀证者。

【常用量】

桃仁 5～10g。

红花 3～10g。

【化学成分、药理研究】

桃仁抗肿瘤组分和化学成分有：桃仁总蛋白、苦杏仁苷、桃仁水提取物、桃仁醇提取物等。

桃仁的抗肿瘤药理作用如下。①抑制肿瘤细胞。桃仁总蛋白能促进荷瘤小鼠的 IL-2、IL-4 分泌，使 $CD4^{+}/CD8^{+}$ 值上升，抑制体内肉瘤的生长，并能作用于肿瘤细胞的 G1 期及 S 期，诱导细胞凋亡。桃仁提取出的右旋苦杏仁苷对前髓细胞性白血病 HL-60 细胞系有一定的细胞毒作用，能协同 β-葡萄糖苷酶诱导 HL-60 细胞凋亡，使其凋亡小体出现、染色质浓缩，以及核小体 DNA 断裂。②免疫调节。桃仁及其提取物对于免疫系统具有双向调节作用，可以改善细胞免疫能力从而发挥其抗肿瘤作用。

红花抗肿瘤组分和化学成分：红花黄色素、羟基红花黄色素 A、红花醇提取物等。

红花的抗肿瘤药理作用如下。①抑制肿瘤细胞。红花及活性成分主要通过抑制细胞生长因子，阻断细胞转移通路而抑制肿瘤生长。②抗血管新生。溶血卵磷脂可以抑制血管内皮细胞增殖、促进细胞凋亡，而红花黄色素可以干预这种作用，使内皮细胞的增殖增强，凋亡减少。

研究认为，桃仁、红花针对肿瘤血瘀病机，干扰血管生成因子的释放或阻断血管生成因子，以及抑制内皮细胞的增殖，抑制肿瘤细胞侵袭与转移，从而达到抗肿瘤新血管生成的目的。

【临证体会】

血瘀作为肿瘤形成发展的一个主要病理机制之一，见于肿瘤病程的各个阶段。在肿瘤的发展过程中，患者久病气虚毒结亦可引起血瘀加重；肿瘤患者在接受放化疗后，也会有血瘀证的出现或加重，因此血瘀是与肿瘤的发生和发展有着密切关系的，这也是以祛瘀为目的的活血化瘀法运用于肿瘤临床的目的和理论基础。桃仁、红花伍用给我们带来的不仅仅是药对本身，更是一种将活血贯通于肿瘤病各病程阶段的思路，望读者明辨而用之。

参考文献

[1] 郁仁存．活血化瘀与肿瘤治疗［J］．北京中医，1992（1）：23-27.

[2] 赵永见，牛凯，唐德志，等．桃仁药理作用研究近况［J］．辽宁中医杂志，2015，42（4）：888-890.

[3] 许筱凰，李婷，王一涛，等．桃仁的研究进展［J］．中草药，2015，46（17）：2649-2655.

[4] 陈梦，赵丕文，孙艳玲，等．红花及其主要成分的药理作用研究进展［J］．环球中医药，2012，5（7）：556-560.

[5] 贾佼佼，苗明三．红花的现代药理与新用［J］．中医学报，2013，28（11）：1682-1685.

二、丹参　当归

【单味功用】

丹参，见第一章“十二、党参　丹参”。

当归，见第一章“三十二、当归　鸡血藤　黄芪”。

【伍用功能】

丹参、当归是活血化瘀对药的代表配伍之一。丹参和当归配伍使用在较多方剂中出现，如天王补心丹、活血息风汤等。丹参苦微寒，活血养血，祛瘀生新；当归性柔而润，补血调经，活血止痛，祛瘀消肿，润燥滑肠。丹参以活血为主，当归以养血为要，二药伍用，活血化瘀、祛瘀生新之力增强。丹参、当归配伍活血与养血兼顾，相使为用，丹参得当归，活血之中又有养血之功；当归得丹参，活血祛瘀之力增强。二药合用，具有祛瘀通痹而不伤血、养血补虚而不碍瘀之妙，故常用于血虚血瘀之多种病证的治疗。

【主治】

(1) 胃癌、食管癌、肝癌、肺癌、皮肤癌等各种恶性肿瘤。

(2) 各种恶性肿瘤患者手术、放化疗后伴血虚、血瘀者。

【常用量】

当归 6～12g。

丹参 10～15g。

【化学成分、药理研究】

丹参，见第一章“十二、党参　丹参”。

当归，见第一章“三十二、当归　鸡血藤　黄芪”。

【临证体会】

丹参有祛瘀止痛，活血通经，清心除烦之功效；当归有补血活血，调经止痛，润肠通便之功效。二药配伍使用，不仅有活血化瘀、祛瘀生新之功效，也有养血安神、通便清火、通脉止痛的作用，可用于肿瘤患者病程中的失眠多梦、便秘、烦躁、疼痛等各种伴随症状。如用于气滞瘀滞的消化道肿瘤，症见胸腹胃脘疼痛、痞塞胀满、进食不畅等，常与延胡索、石见穿等配伍。

参考文献

吕景山．施今墨对药［M］．北京：人民军医出版社，1996.

三、川芎　当归

【单味功用】

川芎，又名山鞠穷、芎䓖、香果、胡䓖、马衔、雀脑芎、京芎、贯芎、抚芎、台芎、西芎。本品为伞形科植物川芎的干燥根茎。味辛，性温。归肝、胆、心包经。具有行气开郁，祛风燥湿，活血止痛的功效。临床上常用于治疗风冷头痛眩晕，胁痛腹疼，寒痹筋挛，经闭痛经，难产，产后瘀阻腹痛，痈疽疮疡。

当归，见第一章“三十二、当归　鸡血藤　黄芪”。

【伍用功能】

当归、川芎均性味辛温，归肝、心经，是理血对药的代表配伍之一，从中医方剂数据库中检索出含有当归、川芎的方剂共计 1242 首。二药伍用，名曰佛手散，又名芎归散，出自《普济本事方》。《医宗金鉴》中云："命名不曰归芎，而曰佛手者，谓此方治妇人胎前、产后诸疾，如佛手之神妙也。当归、川芎为血分之主药，性温而味甘辛，以温能和血，甘能补血，辛能散血也。"当归性柔而润，补血调经，活血止痛，祛瘀消肿，润燥滑肠；川芎辛温香窜，行气活血，祛风止痛。当归以养血为主，川芎以行气为要，二药伍用，互制其短而展其长，气血兼顾，行气活血、散瘀止痛之力彰。此外，二药润燥相宜，当归之润可制川芎之燥；川芎之燥又可制当归之腻，使祛瘀而不伤气血，补血而不致气滞血瘀。

现代医学研究证明，当归、川芎配伍使用，有调节外周血常规、增强免疫、抑制平滑肌细胞增殖、保护血管内皮细胞、改善血液循环、抑制子宫收缩和血小板聚集、抗氧化和抗血栓形成、保护脑组织及神经等作用。在肿瘤病的临床治疗过程中，当归、川芎药对不仅扮演了治疗者，还承担了保护者的作用，不仅可以防止肿瘤对组织细胞的破坏，还有防止它药攻伐太过、伤及机体的作用，是肿瘤治疗中非常常用的药对。

【主治】

（1）肝癌、胃癌、肺癌、脑癌、鼻咽癌、乳腺癌等各种恶性肿瘤。

（2）各种恶性肿瘤患者手术、放化疗后证属气滞血瘀者。

【常用量】

川芎 3～10g。

当归 6～12g。

【化学成分、药理研究】

川芎抗肿瘤组分和化学成分有：川芎嗪、阿魏酸钠等。

川芎的抗肿瘤药理作用如下。①抑制肿瘤细胞。川芎嗪可以活化 T 细胞增殖能力，明显促进化疗荷瘤鼠 NK 细胞活性和 IL-2 产生的能力，促进肿瘤细胞凋亡。②抗肿瘤细胞转移。川芎嗪可以抑制肿瘤细胞与内皮细胞的黏附，抑制 CD44、CD49 黏附因子的表达，保护内皮细胞的完整，阻断肿瘤细胞与基质的黏附，从而使肿瘤转移减少。③抑制血管生成。阿魏酸钠可以显著抑制小鼠 VEGF 的表达，从而抑制小鼠 H22 肿瘤血管生成。④免疫调节。川芎嗪对荷瘤鼠化疗所引起的免疫功能低下具有明显的恢复作用。

当归，见第一章“三十二、当归　鸡血藤　黄芪”。

【临证体会】

川芎、当归用于血虚之证时，每以此合阴柔静药用之，方如《太平惠民和剂局方》四物汤方，用此配熟地黄、白芍，成为补血专剂，广泛用于各类肿瘤病症治疗。用于血瘀之证时，每合活血药用之，如《景岳全书》生化汤方，以之配桃仁、炮姜等组成，有治疗妇科血瘀、小腹疼痛之症。如单独用此二药组方，《普济本事方》名佛手散，以补血活血、调经止痛为主，可以用于治疗妇科肿瘤血下疼痛等证。对于乳腺肿瘤疼痛难忍之证，也可取此二药为末，浓煎频服，有良效。

参考文献

［1］ 周鸿，黄含含，张静泽，等．川芎-当归药对研究进展［J］．中成药，2015，37（1）：184-188.

［2］ 金玉青，洪远林，李建蕊，等．川芎的化学成分及药理作用研究进展［J］．中药与临床，2013，4（3）：44-48.

四、三棱　莪术

【单味功用】

三棱，又名京三棱、红蒲根、光三棱。本品为黑三棱科植物黑三棱的干燥块茎。味辛、苦，性平。归肝、脾经。具有破血行气，消积止痛的功效。临床上常用于治疗癥瘕积聚，心腹疼痛，胁下胀痛，经闭，产后瘀血腹痛，跌打损伤，疮肿坚硬。

莪术，又名蓬莪茂、蓬药、蓬莪术、广茂、蓬术、青姜、羌七、广术、黑心姜、文术。本品为姜科植物蓬莪术、广西莪术或温郁金的干燥根茎。后者习称“温莪术”。味辛、苦，性温。归肝、脾经。具有行气破血，消积止痛的功效。临床上常用于治疗用于血瘀腹痛，肝脾肿大，妇女血瘀经闭，跌打损伤作痛，饮食积滞。

【伍用功能】

三棱、莪术味皆辛、苦，为破血逐瘀代表性中药，二药配伍使用首见于《经验良方》三棱丸，属于“相须”配伍关系，均具有破血逐瘀、消癥止痛、行气散积之功。而究二药之区别，化血之力三棱优于莪术，理气之力莪术优于三棱。张锡纯有言：“若论耗散气血，香附尤甚于三棱、莪术，若论消磨癥瘕，十倍香附亦不及三棱、莪术也”。三棱苦平辛散，入肝脾血分，为“血中之气药”，长于破血中之气，故用以破血通经；莪术苦辛温香，入肝脾气分，为“气中之血药”，善破气中之血，故用以破气消积。二药伍用，气血双施，方可得活血化瘀、行气止痛、化积消块而无碍。三棱、莪术具有破血行气、逐瘀消癥的功效，常相须为用，治疗

"癥瘕""积聚"等证。

【主治】

（1）肝癌、胃癌、肺癌、脑癌、鼻咽癌、乳腺癌等各种恶性肿瘤。

（2）各种恶性肿瘤患者手术、放化疗后证属瘀血久积者。

【常用量】

三棱 5～10g。

莪术 6～9g。

【化学成分、药理研究】

三棱抗肿瘤组分和化学成分有：三棱黄酮、三棱水提取物等。

三棱的抗肿瘤药理作用如下。①抑制肿瘤细胞。三棱水提取物及三棱黄酮具有明确的细胞毒理作用，其抑制细胞增殖活性的机制与诱导细胞的 S/G2 细胞周期停滞相关。②免疫调节。三棱水提取物提高血清中炎性细胞因子 TNF-α、IL-2 水平，增强荷瘤鼠的免疫能力，从而发挥抗肿瘤复发转移的作用。

莪术抗肿瘤组分和化学成分有：β-榄香烯、莪术醇、莪术二酮和莪术酮等。

莪术的抗肿瘤药理作用如下。①抑制肿瘤细胞增殖。莪术油可抑制骨肉瘤细胞的增殖，诱导细胞凋亡，并下调 IGF-1R mRNA 的表达及 Akt、Bcl-2 蛋白的表达。②抗肿瘤细胞转移。莪术油用量在 16～32mg/kg 可改善宫颈癌荷瘤裸鼠的血液高凝状态，发挥抗血栓形成作用，遏制癌症侵袭转移。③免疫调节。莪术提取物β-榄香烯通过增强树突状细胞抗原递呈功能，促进小鼠脾细胞增殖及 IFN-γ 的分泌，从而发挥诱导免疫应答作用，抑制肝癌荷瘤小鼠皮下移植瘤的生长，延长生存期。

研究证明，三棱、莪术针对肿瘤瘀血积滞病机，二者配伍在治疗肝癌、胃癌、肺癌、妇科肿瘤等方面已发挥初步成效，其主要机制包括抑制肿瘤细胞繁殖，诱导肿瘤细胞凋亡，抑制肿瘤血管生成，抑制肿瘤细胞侵袭与转移。

【临证体会】

《医学衷中参西录》中指出三棱、莪术“性非猛烈而建功甚速。其行气之力，又能治心腹疼痛，胁下胀疼，一切血凝气滞之证。若与参、术、诸药并用，大能开胃进食，调血和血”，将本药对奉为理气活血之要药，并对临床应用提出指导方略“由于气血凝滞者，可但用三棱、莪术，不必以补药佐之；若治瘀血积久过坚硬者，原非数剂所能愈，必以补药佐之，方能久服无弊。或用黄芪六钱，三棱、莪术各三钱，或减黄芪三钱，加野台参三钱，其补破之力皆可相敌，不但气血不受伤损，瘀血之化亦较速”，为后世用药提供了宝贵的经验。

参考文献

[1] 徐立春，孙振华，陈志琳，等．三棱、莪术提取物修饰的肿瘤细胞疫苗的非特异性抗瘤实验研究［J］．癌症，2001（12）：1380-1382.

[2] 冯娅茹，张文婷，李二文，等．三棱化学成分及药理作用研究进展［J］．中草药，2017，48（22）：4804-4818.

[3] 赵志梅，张立杰，夏天，等．莪术主要单体成分抗炎、抗肿瘤作用研究进展［J］．药物评价研究，2017，40（1）：119-124.

五、全蝎　蜈蚣

【单味功用】

全蝎，又名全虫、虿、蛬、杜伯、主簿虫、虿尾虫、茯背虫、蝎子。本品为钳蝎科动物东亚钳蝎的干燥体。味辛，性平；有毒。归肝经。具有息风止痉，通络止痛，攻毒散结的功效。临床上常用于治疗惊风抽搐，癫痫，中风半身不遂、口眼㖞斜，偏头痛，风湿痹痛，破伤风，淋巴结结核，风疹疮肿。

蜈蚣，又名蝍蛆、吴公、天龙、百脚、百足虫、千足虫。本品为蜈蚣科动物少棘巨蜈蚣的干燥体。味辛，性温；有毒。归肝经。具有息风镇痉，攻毒散结，通络止痛的功效。临床上常用于治疗小儿惊风，抽搐痉挛，中风口㖞，半身不遂，破伤风，风湿顽痹，疮疡，瘰疬，毒蛇咬伤。

【伍用功能】

全蝎、蜈蚣均味辛，归肝经。全蝎具有搜风通络、解毒散结之功，《医学衷中参西录》论其“色青，味咸，性微温。善入肝经，搜风发汗，治痉痫抽掣，中风口眼㖞斜，或周身麻痹，其性虽毒，但善解毒，削除一切疮疡，为蜈蚣之伍药，其力相得益彰也。”蜈蚣具有搜风解痉、攻毒散结、通络止痛之功，《医学衷中参西录》论其“味微辛，性微温，走窜之力最速，内而脏腑，外而经络，凡气血凝聚之处皆能开之……”二者均入肝经，为息风解痉圣品，相须为用，其力相得益彰，息风解痉作用倍增。此二药均善走窜搜剔，能入络搜除深在之风毒，合用则祛风通络、息风止痉功效增强，二药又因其毒性，有以毒攻毒、散结解毒之功。

全蝎平肝息风解痉，祛风通络止痛，解毒散结消肿；蜈蚣息肝风解痉挛、止抽搐，通经络止疼痛，解毒散结消肿。二者相伍具有搜风通络之功效，临床主要用于络脉不通引起的四肢麻木、抽搐或震颤、疼痛，甚至口眼㖞斜、半身不遂等。

【主治】

(1) 肺癌、肝癌、胃癌、前列腺癌、肾癌、卵巢癌、舌癌、恶性淋巴瘤等各种恶性肿瘤。

(2) 各种恶性肿瘤患者手术、放化疗后证属毒邪瘀阻、络脉不通者。

【常用量】

全蝎 3～6g。

蜈蚣 3～5g。

【化学成分、药理研究】

全蝎抗肿瘤组分和化学成分有：蝎毒多肽提取物、蝎毒素等。

全蝎的抗肿瘤药理作用如下。①抑制肿瘤细胞。全蝎提取物及蝎毒具有抑制前列腺癌、肺癌、肝癌、淋巴瘤细胞增殖，诱导癌细胞凋亡等作用。②抗肿瘤细胞转移。蝎毒多肽提取物可改善凝血、纤溶和血小板聚集的亢进状态，降低荷瘤裸鼠血液黏度，还可以阻抑肿瘤细胞的黏附穿膜能力，对肺癌荷瘤裸鼠肿瘤转移能力有明显的抑制作用。③抗血管新生。蝎毒多肽提取物可以通过控制 HIF-1α，抑制癌转移因子 VEGF 的表达，阻碍肝癌的新生血管，从而减缓肿瘤细胞的侵袭。

蜈蚣抗肿瘤组分和化学成分有：蜈蚣油性提取液。

蜈蚣的抗肿瘤药理作用如下。①抑制肿瘤细胞。蜈蚣油性提取液具有抑制肝癌、黑色素瘤等细胞增殖，诱导癌细胞凋亡等作用。②抑制血管生成。蜈蚣提取物可明显抑制血管内皮生长因子（VEGF）与促血管生成素 2（Ang-2）的表达，从而起到抑制血管生成，进而达到抑制肿瘤生长及转移的作用。③调节免疫。蜈蚣提取物中的多聚糖蛋白复合物可通过下调花生四烯酸代谢途径及肿瘤相关巨噬细胞（TAMs）的功能，进而起到促进特异性和非特异性免疫的作用。

现代药理研究发现，虫类药具有免疫调节、抗凝、抗炎、抑制杀灭微生物、镇静、镇痛以及抗肿瘤等作用。全蝎含蝎毒，系类似一种蛇毒神经毒的蛋白质，对动物皮肤痛或者内脏痛均有显著的镇痛作用，同时其又能抗凝、抗真菌、抗肿瘤。蜈蚣含类蜂毒样及类组胺样物质，具有抗血栓、抗炎、抗肿瘤和促进免疫功能等作用。二药伍用可通过抑制肿瘤增殖、促进凋亡、抑制血管生成、调节免疫等多种途径对肿瘤起到抑制作用。

【临证体会】

全蝎，为治风要药，有息风解痉、祛风止痛、解毒散结之功；蜈蚣，善于搜风通络而解痉，解毒止痛。临床上诸多医家伍用二药，治疗各种疾病，如以其搜风通络、止痹痛之功来治疗癌痛，用其祛风逐邪、平喘止咳之能治疗呼吸系统肿瘤，以息风止痉之效治疗肿瘤脑转移等。

参考文献

[1] 连小云，暴蕾，路明．全虫抗肿瘤作用研究进展［J］．时珍国医国药，2002（2）：116-117.

[2] 朱宏，梁良．全蝎组织提取物抗肿瘤活性的研究［J］．中华中医药学刊，2014，32（12）：3039-3041.

[3] 周永芹，韩莉．中药蜈蚣的研究进展［J］．中药材，2008（2）：315-319.

[4] 姜建伟，何福根，章红燕．中药蜈蚣抗肿瘤作用机制及临床应用研究进展［J］．海峡药学，2012，24（9）：28-29.

六、守宫　蜈蚣

【单味功用】

守宫，又名壁虎、蝘、蜓、蝎虎、壁宫、辟宫子、地塘虫、天龙、爬壁虎。守宫科动物无疣壁虎以干燥全体入药。味咸，性寒。有小毒。归肝经。具有祛风，活络，散结的功效。临床上常用于治疗中风瘫痪，风湿关节痛，骨髓炎，淋巴结结核，肿瘤。

蜈蚣，见本章“五、全蝎　蜈蚣”。

【伍用功能】

守宫、蜈蚣均归肝经，蜈蚣味辛、性温，有毒，具有息风镇痉、攻毒散结、通络止痛等功效。《本草纲目》中有“盖行而疾者，惟风与蛇，蜈蚣能制蛇，故亦能截风，盖厥阴经药也”的记载。守宫，味咸、性寒，有小毒，功效祛风、活络、散结。《本草纲目》云：“（壁虎）主治中风瘫痪，手足不举，或历节风痛，及风痉惊痫，小儿疳痢，血积成痞，厉风瘰疬；疗蝎螫。”二者伍用，相须为用，攻伐善走，通络散结之力相得益彰。此二药均善走窜搜剔，能入络搜除深在之邪毒，合用则功效增强，二药又因其毒性，有以毒攻毒、散结解毒之功。蜈蚣解毒散结、通络止痛、息风止痉；壁虎息风止痉、化瘀散结止痛等，用之均能切中肿瘤邪毒内聚、气滞血瘀为主的病机。

现代药理研究发现，蜈蚣和壁虎均具有抗肿瘤作用：两者均含两种类似蜂毒的有毒成分，即组胺样物质及溶血性蛋白质，且有抑制肿瘤细胞作用；蜈蚣水蛭注射液能使小白鼠的精原细胞发生坏死、消失；壁虎体外试验表明，壁虎水溶液对人体肝癌细胞的呼吸有明显抑制作用，壁虎中含有丰富的维生素F，已证明维生素F有一定抗癌活性。二药伍用可通过诱导肿瘤细胞凋亡和分化、抑制肿瘤新生血管形成以及通过免疫调节来抑制肿瘤的生长。

【主治】

（1）肺癌、食管癌、鼻咽癌、白血病等各种恶性肿瘤。

（2）各种恶性肿瘤患者手术、放化疗后证属气滞血瘀、痰瘀互阻者。

【常用量】

守宫 2～5g。

蜈蚣 3～5g。

【化学成分、药理研究】

守宫的抗肿瘤组分和化学成分：壁虎活性成分、鲜壁虎冻干粉、多糖等。

守宫的抗肿瘤药理作用如下。①诱导肿瘤细胞凋亡。谢爽等发现鲜壁虎冻干粉含药血清能够诱导C6胶质瘤细胞凋亡，其诱导细胞凋亡的机制可能与上调*Bax*基因有关。②诱导肿瘤细胞分化。守宫诱导肿瘤细胞分化仅局限于肝癌细胞，主要从细胞形态、生化指标及细胞周期的改变来判定肝癌细胞分化。③抑制肿瘤新生血管形成。宋萍等在探讨鲜壁虎冻干粉对H22肝细胞癌血管生成机制时，发现其抑制机制可能是通过降低肿瘤组织内bFGF、VEGF蛋白的表达而达到抗肿瘤效果。④免疫调节。闫祝辰等发现守宫多糖可促进淋巴细胞增殖，具有有丝分裂原样作用；通过促进APC的抗原呈递作用，促进淋巴细胞对肝癌细胞的细胞毒作用。

蜈蚣，见本章“五、全蝎　蜈蚣”。

【临证体会】

守宫、蜈蚣配伍应用共奏祛风定惊、解毒散结、通络止痛之功，临床上常用于消化系统肿瘤，症见腹部癥瘕积块，痛有定处，日久不愈。另外，对于缓解各种肿瘤引起的疼痛有良效。

参考文献

[1] 张飞春，李中信，杜文平．守宫抗肿瘤研究进展［J］．河北中医，2009，31（01）：144-145.

[2] 闫祝辰，张晓宇，吴雄志，等．守宫多糖对淋巴细胞增殖与细胞毒作用的影响［J］．中草药，2007（8）：1230-1233.

七、全蝎　僵蚕

【单味功用】

全蝎，见本章“五、全蝎　蜈蚣”。

僵蚕，见第三章“十五、僵蚕　夏枯草”。

【伍用功能】

全蝎、僵蚕均性平，归肝经。全蝎味辛，性平，有毒，归肝经，具有搜风定惊、开痰行滞、解毒散结、通络止痛之功效，为息风定痛、解毒散结要药。僵蚕味咸、辛，性平，归肝、肺、脾经，具有息风止痉、祛风止痛、解毒散结、化痰软坚之效。二药均善走窜搜剔，能除入络之风痰邪毒，合用则祛风涤痰、息风止痉功效增强。且全蝎辛温燥烈，走窜性猛，行表达里，无所不至；而僵蚕气味俱薄，能升能降，升则可入肺，降则可入肝。全蝎得僵蚕则搜风涤痰效果增强，僵蚕得全蝎则活血通络、解毒散结效果增强，二药相须为用，其力相得益彰。

现代药理研究发现，虫类药具有免疫调节、抗凝、抗炎、抑制（杀灭）微生物、镇静、镇痛以及抗肿瘤等作用。全蝎、僵蚕伍用可通过促进肿瘤细胞凋亡、抑制肿瘤增殖、抑制血管生成、调节免疫等多种途径对肿瘤起到抑制作用。

【主治】

（1）胃癌、食管癌、肝癌、肺癌、皮肤癌等恶性肿瘤。

（2）各种恶性肿瘤患者手术、放化疗后伴邪毒内阻、损伤络脉者。

【常用量】

全蝎 3～6g。

僵蚕 5～10g。

【化学成分、药理研究】

全蝎，见本章“五、全蝎　蜈蚣”。

僵蚕，见第三章“十五、僵蚕　夏枯草”。

【临证体会】

全蝎、僵蚕皆味辛，辛味“能散，能行”，多能通，消除壅滞。而僵蚕又味咸，咸能软坚散结，且《素问·宣明五气篇》曰“咸走血”，能入血分。二药性善走窜，剔邪搜络，攻坚破积，清代吴鞠通言：“以食血之虫，飞者走络中气分，走者走络中血分，可谓无微不入，无坚不破”，其药效强，药力猛，故用于肿瘤的治疗，以求祛邪拔毒之功。

参考文献

[1] 吕景山．施今墨对药 [M]. 北京：人民军医出版社，1996.

[2] 陈维华，徐国荣．药对论 [M]. 合肥：安徽科学技术出版社，1984.

八、川芎　鸡血藤

【单味功用】

川芎，见本章“三、川芎　当归”。

鸡血藤，见第一章“三十二、当归　鸡血藤　黄芪”。

【伍用功能】

川芎、鸡血藤均性温，归肝经，是常用的活血化瘀药物配伍之一。川芎性温而味辛，辛温香窜，故可行气活血、祛风止痛。鸡血藤性温而味甘、苦，以温能和血，甘能补血，苦泄力强而能散瘀，故可活血补血、舒筋散瘀。川芎以行气活血为主，鸡血藤则兼顾活血散瘀与补血，二药伍用，相辅相成，气血兼顾，行气散瘀、活血养血之力得以增强。血瘀证与肿瘤密切相关，活血化瘀法在抗肿瘤的研究中具有重要地位。川芎、鸡血藤对药是常见的抗肿瘤活血化瘀配伍，川芎行气力强，气为血之帅，而增强对药活血化瘀之功效。而鸡血藤辛温而苦，散瘀力强而又有补血养血之功，从而增强对药活血化瘀之力，又能养血养正，生血培元。二药伍用，在肿瘤病治疗过程中扮演着不可或缺角色，活血化瘀而不伤正，补血养血而不留瘀。

现代医学研究认为，川芎、鸡血藤配伍在肿瘤疾病中的作用机制主要在于抑制肿瘤细胞增殖，诱导分化；减弱血小板凝集，使癌细胞不易在血液中停留、黏附、聚集、种植，从而减少转移；诱导肿瘤细胞凋亡；影响微循环，增加血管通透性，以改善瘤组织局部的缺氧状态，提高放化疗敏感性；能提高抗体、补体水平，增强机体免疫力，抑制纤维母细胞亢进的胶原合成作用，预防或减少放化疗引起的组织纤维化。

【主治】

（1）肺癌、食管癌、鼻咽癌、白血病等各种恶性肿瘤。

（2）各种恶性肿瘤患者手术、放化疗后证属气滞血瘀者。

【常用量】

川芎 3～10g。

鸡血藤 9～15g。

【化学成分、药理研究】

川芎，见本章“三、川芎　当归”。

鸡血藤，见第一章“三十二、当归　鸡血藤　黄芪”。

【临证体会】

川芎、鸡血藤均性味辛温，于血虚血瘀证患者，当合阴柔药用之，如芍药、地黄之类，以防辛散太过伤血。川芎被称为“血中气药”“行一身之气”，能上行头目，下行血海，中开郁结，旁通脉络。另外，鸡血藤苦而不燥，温而不烈，行血散瘀，调经止痛，性质和缓，同时又兼补血作用，研究证明还有增加白细胞计数之功效，常可用于放化疗后白细胞减少症患者。

参考文献

陈维华，徐国荣．药对论［M］．合肥：安徽科学技术出版社，1984.

九、牡丹皮　赤芍

【单味功用】

牡丹皮，又名牡丹根皮、丹皮、丹根。本品为毛茛科植物牡丹的干燥根皮。味苦、辛，性微寒。归心、肝、肾经。具有清热凉血，活血化瘀的功效。临床上常用于治疗温毒发斑，吐血衄血，夜热早凉，无汗骨蒸，经闭痛经，痈肿疮毒，跌扑伤痛。

赤芍，又名木芍药、赤芍药、红芍药、草芍药。本品为毛茛科植物芍药或川赤芍的干燥根。味苦，性微寒。归肝经。具有清热凉血，散瘀止痛的功效。临床上常用于治疗温毒发斑，吐血衄血，目赤肿痛，肝郁胁痛，经闭痛经，癥瘕腹痛，跌扑损伤，痈肿疮疡。

【伍用功能】

牡丹皮与赤芍均性味苦微寒，归肝经。二药功效相似，皆有凉血清热、活血散瘀之功。牡丹皮偏泻心经之火，长于清热凉血，善治血中结热；赤芍偏清肝经之火，活血散瘀作用较佳，善治脉中瘀滞。牡丹皮、赤芍均色赤，能入营分。二药伍用，相须配对，凉血活血之力倍增，使得血热得清而不妄行，血流畅顺而不留瘀，且具有凉血不妨祛瘀，活血不碍止血的特点，是临床常用的凉血散瘀对药。血瘀是与肿瘤的发生和发展有着密切关系的，作为以祛瘀为目的的牡丹皮、赤芍对药运用于肿瘤临床，也具有一定的理论根据。

现代医学研究认为，牡丹皮、赤芍配伍使用可以诱导肿瘤细胞凋亡、阻滞肿瘤细胞增殖周期、影响细胞凋亡相关基因表达、抑制血管生成、调节免疫系统，从而起到抗肿瘤作用。

【主治】

(1) 胃癌、肠癌、肝癌、恶性淋巴瘤、前列腺癌等各种恶性肿瘤。

(2) 各种恶性肿瘤患者手术、放化疗后伴热入营血、血热妄行者。

【常用量】

牡丹皮 6～12g。

赤芍 6～12g。

【化学成分、药理研究】

牡丹皮的抗肿瘤组分和化学成分：丹皮酚等。

牡丹皮的抗肿瘤药理作用如下。①抑制肿瘤细胞。丹皮酚可抑制胃癌、肠癌细胞增殖，诱导肿瘤细胞凋亡。②抑制肿瘤血管生成。丹皮酚可以抑制胃癌、肠癌等肿瘤的新生血管生成，减缓肿瘤细胞的侵袭。

赤芍的抗肿瘤组分和化学成分：赤芍总苷等。

赤芍的抗肿瘤药理作用如下。①抑制肿瘤细胞。赤芍总苷能够抑制肝癌、肠癌肿瘤细胞增殖，诱导肿瘤细胞凋亡。②阻滞肿瘤细胞增殖周期。赤芍总苷能够通过将细胞周期阻滞于 G0/G1 期以及 G2/M 期，诱导 K562 细胞凋亡。

【临证体会】

牡丹皮、赤芍合用，是肿瘤病临床治疗中最常用的凉血活血对药，最宜用于肿瘤病温热入营血、血热妄行之吐血、衄血、尿血、发斑等血证，也常用于肿瘤病内伤杂症中血行不畅，或瘀血内停所致的疼痛。证情偏热者尤为切合，证情偏寒者常需与温散药合用。

参考文献

[1] 杨小龙，张珂，许俊锋，等．牡丹皮药理作用的研究进展 [J]. 河南科技大学学报（医学版），2012，30（2）：157-158.

[2] 张传凤，颜贵明，马克龙．丹皮酚抗癌作用及机制近五年研究进展 [J]. 辽宁中医药大学学报，2019，21（10）：158-161.

[3] 陆小华，马骁，王建，等．赤芍的化学成分和药理作用研究进展 [J]. 中草药，2015，46（4）：595-602.

[4] 王凤红，王丽，侯慧卿，等．赤芍药化学成分及抗肿瘤活性研究进展 [J]. 河北中医，2015，37（4）：614-618.

十、僵蚕　地龙

【单味功用】

僵蚕，见第三章“十五、僵蚕　夏枯草”。

地龙，又名蚯蚓、螼、螾、丘螾、蜿蟺、引无、附蚓、寒蚓、曲蟺、曲蟮、土龙、地龙子、土蟺、虫蟮。本品为钜蚓科动物参环毛蚓、通俗环毛蚓、威廉环毛蚓或栉盲环毛蚓的干燥体。前一种习称“广地龙”，后三种习称“沪地龙”。味咸，性寒。归肝、脾、膀胱经。具有清热定惊，通络，平喘，利尿的功效。临床上常用于治疗高热神昏，惊痫抽搐，关节痹痛，肢体麻木，半身不遂，肺热喘咳，尿少水肿，高血压。

【伍用功能】

僵蚕、地龙均味咸，归肝经。僵蚕辛、咸，气味俱薄，升多降少，息风解痉、散风止痛、化痰散结；地龙咸寒，以下行为主，清热息风、通络止痉。二药伍用，一升一降，升降协同，化痰散结、息风止痉、舒展神经、祛瘀生新、通络止痛之力增强。

化痰通络法与活血通络法均为肿瘤的主要治法。地龙，《本草纲目》谓其可治疗“历节风痛”。《得配本草》谓其“能引诸药直达病所……除风湿痰结……”其性善走窜，长于通络止痛，且又有利湿清热之功，凡经络痹阻，血脉不畅，肢节不利诸证，每常用之，为治疗痹证的常用药，有“通则不痛”之义。僵蚕药味辛咸，性平，有祛风解痉、化痰散结之效，亦善搜风通络。僵蚕“气味俱薄，轻清而浮”(《景岳全书》)，地龙药性咸寒，咸能降泄。两者一升一降，升降协同，故用于肿瘤病血瘀证，以活血化瘀，舒展经络，并有通络止痛之功。

现代医学研究认为，僵蚕、地龙配伍有抑制肿瘤生长、促进细胞凋亡、免疫增强、抗氧化、改善血液高凝状态等作用，是肿瘤病治疗过程中的常用对药。

【主治】

(1) 肝癌、胃癌、肺癌、脑癌、鼻咽癌、乳腺癌等各种恶性肿瘤。

(2) 各种恶性肿瘤患者手术、放化疗后伴痰瘀互结阻络者。

【常用量】

僵蚕 5～10g。

地龙 5～10g。

【化学成分、药理研究】

僵蚕，见第三章“十五、僵蚕　夏枯草”

地龙的抗肿瘤组分和化学成分：蚯蚓纤溶酶、蚯蚓胶原酶、地龙提取物。

地龙的抗肿瘤药理作用如下。①抑制肿瘤生长。地龙及其提取物中的蚯蚓纤溶酶和蚯蚓胶原酶对肝癌等肿瘤有相当的抑瘤作用。②促进细胞凋亡。地龙抽提取物对多种人癌细胞株有抑制、杀伤作用，而其中与凋亡相关的丝氨酸蛋白酶1（ARSP1），在一定作用浓度，可造成肿瘤细胞外形明显的凋亡变化。③调节免疫。地龙制剂及地龙肽类提取物可以提高小鼠体内淋巴细胞的增殖率，增强巨噬细胞细胞毒效应，使荷瘤小鼠免疫功能显著增强。

【临证体会】

僵蚕、地龙配伍，一升一降，常用于肿瘤病经络不通，挛急而痛者，特别是脑转移引起的头痛等，即升降和谐，通而不痛也。另外两者伍用，有添精补髓和祛瘀生新的双重作用，利于肿瘤病顽疾治疗。施今墨先生特别指出如二药伍用出现变态反应，症见皮肤瘙痒、湿疹，甚至头痛、呕吐，应立即停药，并用徐长卿15g、地肤子3g水煎服。

参考文献

［1］ 毛承飞，崔永安，左小东．地龙抗肿瘤研究进展［J］．中医药学报，2006（5）：50-52.

［2］ 刘文雅，王曙东．地龙药理作用研究进展［J］．中国中西医结合杂志，2013，33（2）：282-285.

［3］ 黄庆，李志武，马志国，等．地龙的研究进展［J］．中国实验方剂学杂志，2018，24（13）：220-226.

十一、蜂房　僵蚕

【单味功用】

蜂房，又名露蜂房、蜂肠、百穿、蜂𫎖、大黄蜂窠、紫金沙、马蜂包、马蜂窝、虎头蜂房、野蜂房、纸蜂房、长脚蜂窝、草蜂子窝、蜂巢。本品为胡蜂科昆虫果马蜂、日本长脚胡蜂或异腹胡蜂的巢。味甘，性平；有毒。归胃经。具有祛风止痛，攻毒杀虫的功效。临床上常用于治疗惊痫，风痹，瘾疹瘙痒，乳痈，疔毒，瘰疬，痔漏，风火牙痛，头癣，蜂螫肿痛。

僵蚕，见第三章“十五、僵蚕　夏枯草”。

【伍用功能】

蜂房、僵蚕均性平，归肝经。蜂房甘平有微毒，甘平可补血，小毒可攻毒拔瘤，故有去腐生肌、消炎止痛的功效；僵蚕辛咸，气味俱薄，升多降少，故有息风解痉、散风止痛、化痰散结的功效。二药伍用，一补一散，可使活血拔毒而不伤正，补血生新而不留瘀，共奏活血化瘀、散风止痛、化痰散结、去腐生新之效。蜂房、僵蚕为虫类药物，即“蠕动之物”，攻拔走窜，善行搜剔，在肿瘤病治疗过程中，多用于散痰气郁结而化血毒之瘀，能直达病所，能他药所不能。

现代医学研究认为，蜂房、僵蚕配伍抗肿瘤作用主要体现在：抑制肿瘤生长、促进细胞凋亡、免疫增强、抑制肿瘤血管生成、改善血液高凝状态等方面。

【主治】

（1）肺癌、乳腺癌等各种恶性肿瘤。

（2）各种恶性肿瘤患者手术、放化疗后伴痰郁气结、邪毒内扰者。

【常用量】

蜂房 3～5g。外用适量，研末油调敷患处，或煎水漱，或洗患处。

僵蚕 5～10g。

【化学成分、药理研究】

蜂房的抗肿瘤组分和化学成分：露蜂房蛋白、有机溶剂提取物等。

蜂房的抗肿瘤药理作用：抑制肿瘤细胞。露蜂房及其活性成分具有抑制胃癌、肺癌、肝癌、宫颈癌、口腔上皮癌细胞增殖、诱导癌细胞凋亡、抗血管生成等作用。

僵蚕，见第三章“十五、僵蚕　夏枯草”。

【临证体会】

蜂房、僵蚕多用于肺癌、乳腺癌等肿瘤治疗，以求药到病所，而针对肿瘤病癌痛患者，常配以全蝎、山慈菇之类以增加解毒散结、通络止痛的功效。而对于化疗后组织坏死，可加生大黄、姜黄、五倍子、枯矾、冰片等，磨细粉，以蜂蜜和之，外敷至伤处，可奏良效。

参考文献

［1］ 郑荣寿，孙可欣，张思维，等．2015年中国恶性肿瘤流行情况分析［J］．中华肿瘤杂志，2019，41（1）：19-28.

［2］ 李彦，贾恩礼，栾琳．蜂房药理作用研究进展［J］．中医药信息，2004，27（5）：21-22.

［3］ 张坤，魏金荣，关一夫．蜂房提取物中抗肿瘤成分的活性研究［J］．中医杂志，2010，51（S2）：246-248.

十二、土鳖虫　水蛭

【单味功用】

土鳖虫，又名蛰虫、地鳖、土鳖、过街、簸箕虫、蚵蚾虫、地蜱虫、山蟑螂、地乌龟、土元、臭虫母、盖子虫、土虫、节节虫、蚂蚁虎。本品为鳖蠊科昆虫地鳖或冀地鳖的雌虫干燥体。味咸，性寒，有小毒。归肝经。具有逐瘀，破积，通络，理伤的功效。用于血瘀疼痛、产后腹痛、跌打损伤等。

水蛭，又名蛭蝚、至掌、马蜞、马蛭、蜞、马蟥、马鳖、红蛭、水琪、蚂蝗蜞、黄蜞、水麻贴、沙塔干、肉钻子、蚂蟥。本品为水蛭科动物蚂蟥、水蛭或柳叶蚂蟥的干燥全体。味咸、苦，性平；有小毒。归肝经。具有破血，逐瘀，通经的功效。临床上常用于治疗蓄血，癥瘕，积聚，妇女经闭，干血成痨，跌扑损伤，目赤痛，云翳。

【伍用功能】

土鳖虫、水蛭均味咸，归肝经，土鳖虫咸寒，为血分之品，具有破血逐瘀、搜剔血积、消癥散结之功，药力峻猛而迅速，有一过不留之势；水蛭最喜食人血而性迟缓，味苦、咸，性平，长于破血逐瘀、消坚散积，药力缓而持久。二药合用，相须配对，力速者可逐瘀于顷刻，性迟者可消积于久缓，相得益彰，具有很强的蚀死血、祛恶血之功，并可使药力发挥既迅速又持久，故善治恶血不除、瘀血久积之症。土鳖虫、水蛭因其独特作用，“飞走诸灵，俾飞者升，走者降，血无凝著，气可宣通”，可彻底搜剔尽除络中混处之毒邪，维持细小络脉血气正常循行流通，则病无由生。

现代医学研究认为，土鳖虫、水蛭配伍主要通过抑制肿瘤的生长和增殖、诱导肿瘤细胞凋亡、抑制肿瘤血管生成、抗血小板聚集和抗凝血、提高机体免疫力、抗肿瘤 MDR 的途径发挥其抗肿瘤作用。

【主治】

（1）肝癌、肾癌、卵巢癌等各种恶性肿瘤。

（2）各种恶性肿瘤患者手术、放化疗后伴络脉闭阻不通者。

【常用量】

土鳖虫 3～10g。

水蛭 1～3g。

【化学成分、药理研究】

土鳖虫的抗肿瘤组分和化学成分：土鳖虫纤溶活性蛋白、土鳖虫蛋白粗提取物、土鳖虫醇提取物等。

土鳖虫的抗肿瘤药理作用如下。①抑制血管生成。从土鳖虫体内分离纯化的土鳖虫纤溶活性蛋白对肿瘤血管生成具有抑制作用。②抗肿瘤活性。土鳖虫醇提取物对黑色素瘤、胃癌、原发性肝癌等多种肿瘤细胞生长有明显的抑制作用。③抗突变作用。结果表明土鳖虫具有较明显的抗突变能力，特别表现出抗移码型基因突变能力。④免疫调节。土鳖虫口服液能提高红细胞 CR1 活性，提高红细胞免疫黏附功能，可以改善细胞免疫能力从而发挥其抗肿瘤作用。

水蛭的抗肿瘤组分和化学成分：水蛭素、水蛭提取物。

水蛭的抗肿瘤药理作用如下。①抑制肿瘤的生长和增殖。水蛭素可以调控肿瘤细胞某些基因表达，使细胞生长的 DNA、RNA、蛋白质的合成受到严重障碍，从而抑制肿瘤细胞的生长与增殖。②诱导肿瘤细胞凋亡。水蛭提取物具有诱导人肝癌 Hep G2 细胞凋亡的作用。③抑制肿瘤血管生成。水蛭及其活性成分能够抑制血管内皮生长因子（VEGF）和基质金属蛋白酶 9 的表达，降低肿瘤组织的微血管密度及抑制血管内皮细胞的增殖，从而抑制肿瘤血管的生成，起到抗肿瘤的作用。④抗肿瘤多耐药性。水蛭提取物能明显下调 Hep G2 细胞 MDR1 mRNA 的表达，从而达到抗肿瘤多耐药性的作用。

【临证体会】

《本草经疏》中云“蟅虫，治跌扑损伤，续筋骨有奇效。乃足厥阴经药也。夫血者，身中之真阴也，灌溉百骸，周流经络者也。血若凝滞，则经络不通，阴阳之用互乖，而寒热洗洗生焉。咸寒能入血软坚，故主心腹血积，癥瘕血闭诸证”。《汤液本草》：“水蛭，苦走血，咸胜血，仲景抵当汤用虻虫、水蛭，咸苦以泄畜血，故《经》云有故无殒也”。此二药下瘀力强，且为有毒之品，非瘀血久积、元气未伤者，不可妄投。

参考文献

［1］ 刘京生，苗智慧，董力，等．水蛭抗肿瘤作用的实验研究［J］. 时珍国医国药，2001（10）：884-885.

［2］ 季漪，李柳，吴勉华．水蛭抗肿瘤作用机制研究进展［J］. 中国中医药信息杂志，2015，22（3）：131-133.

［3］ 郭晓庆，孙佳明，张辉．水蛭的化学成分与药理作用［J］. 吉林中医药，2015，35（1）：47-50.

十三、川芎　桂枝

【单味功用】

川芎，见本章“三、川芎　当归”。

桂枝，见第一章“八、黄芪　桂枝”。

【伍用功能】

川芎、桂枝均辛温，川芎辛温香窜，走而不守，行气活血，祛风止痛，能上行巅顶，下达血海，外彻皮毛，旁通四肢；桂枝辛温行散，甘温助阳，色赤入营，行里达表，温通一身之阳气，畅流一身之气血，温通心阳、温阳利水、温经散寒。二药伍用，行气活血、散瘀止痛之力增强。

中医认为，饮食作息不节，内伤七情，可导致气血功能紊乱，脏腑功能失调，致癌因素通过“内虚”导致内外合邪，气滞血瘀，痰凝毒结，形成癌瘤。早在《内经》就论及积、伏梁、石瘕与血瘀证的关系。王清任也认为：“气无形不能结块，结块者，必有形之血也。血受寒则凝结成块，血受热则煎熬成块。”川芎、桂枝配伍，行气活血，温散之力可通达全身，散瘀之力强，直达病所，为肿瘤病之常用行气活血对药。

现代医学研究认为，川芎、桂枝配伍有抑制 PTKs 活性、诱导肿瘤凋亡、抗氧化、增强免疫、抑制肿瘤血管生成等作用，可在肿瘤病治疗过程中，起到一定抗肿瘤和保护机体作用。

【主治】

(1) 卵巢癌、宫颈癌、骨癌等各类恶性肿瘤。

(2) 各种恶性肿瘤患者手术、放化疗后伴寒凝血瘀，甚而血瘀疼痛者。

【常用量】

川芎 3～10g。

桂枝 3～10g。

【化学成分、药理研究】

川芎，见本章“三、川芎　当归”。

桂枝，见第一章“八、黄芪　桂枝”。

【临证体会】

川芎、桂枝均辛温，如遇肿瘤病寒证，寒凝血瘀，甚而血瘀疼痛者，二药配伍可奏良效；如遇热证者，当配以酸收之品，以免辛散太过而伤正。

参考文献

陈维华，徐国荣．药对论［M］．合肥：安徽科学技术出版社，1984.

十四、鸡血藤　当归

【单味功用】

鸡血藤，见第一章“三十二、当归　鸡血藤　黄芪”。

当归，见第一章“三十二、当归　鸡血藤　黄芪”。

【伍用功能】

鸡血藤、当归均性温，归肝经。鸡血藤性温而味甘、苦，以温能和血，甘能补血，苦泄力强而能散瘀，故可活血补血、舒筋散瘀，《饮片新参》云：“去瘀血，生新血，流利经脉”。当归性柔而润，补血调经，活血止痛，祛瘀消肿，润燥滑肠，《景岳全书·本草正》载：“当归……味甘而重，故专能补血；其气轻而辛，故又能行血。补中有动，行中有补，诚血中之气药，亦血中之圣药也”。鸡血藤、当归均能兼顾活血与补血，相较而言，鸡血藤更善活血，而当归更善补血，二药伍用，相须为用，活血散瘀、补血养血之力得以增强。鸡血藤、当归作为常见活血化瘀、补血养血的中药，在肿瘤病治疗中，常配伍使用，以散血分之瘀滞，并补养因肿瘤病所致的血虚诸证，有活血而不伤正，补血而不留瘀之功。

现代医学研究认为，鸡血藤、当归配伍使用，可直接诱导肿瘤细胞凋亡，抑制肿瘤细胞增殖，增加血管通透性，抗缺氧，提高放化疗敏感性，升高白细胞，增强机体免疫力，从而参与到肿瘤病的防治过程。

【主治】

（1）肝癌、胃癌、白血病等各类恶性肿瘤。

（2）各种恶性肿瘤患者手术、放化疗后出现骨髓抑制证属气虚血瘀者。

【常用量】

鸡血藤 9～15g。

当归 6～12g。

【化学成分、药理研究】

鸡血藤，见第一章“三十二、当归　鸡血藤　黄芪”。

当归，见第一章“三十二、当归　鸡血藤　黄芪”。

【临证体会】

鸡血藤、当归用于血虚之证时，可加养阴药如地黄、白芍等，以增补血之力；用于血瘀之证时，可加其他活血药，如丹参、桃仁、炮红花等，以加活血之功。此外，二药合用，有增加白细胞的功效，对于肿瘤放化疗患者白细胞数量减低，可加牛膝、川续断、红豆、黑豆等，浓煎至膏，长期服用。

参考文献

［1］　吕景山．施今墨对药［M］．北京：人民军医出版社，1996．

［2］　陈维华，徐国荣．药对论［M］．合肥：安徽科学技术出版社，1984．

十五、全蝎 川芎

【单味功用】

全蝎，见本章“五、全蝎 蜈蚣”。

川芎，见本章“三、川芎 当归”。

【伍用功能】

全蝎、川芎二药均味辛，归肝经。全蝎息风镇痉，攻毒散结，通络止痛。川芎活血行气，祛风止痛。全蝎以息风镇痉、攻毒散结为主，川芎以活血行气为主，“血行则风自灭”，兼以祛风止痛。二药伍用，相辅相成，气血兼顾，行气散瘀、攻毒散结、息风止痛之力得以增强。

【主治】

（1）脑癌、肺癌、食管癌、鼻咽癌等各种恶性肿瘤。

（2）各种恶性肿瘤患者手术、放化疗后证属气滞血瘀者。

【常用量】

全蝎 3～6g。

川芎 3～10g。

【化学成分、药理研究】

全蝎的抗肿瘤组分和化学成分：多肽提取物、全蝎提取物、蝎毒素等。

全蝎的抗肿瘤药理作用如下。①影响肿瘤细胞的黏附穿膜和降解基底膜能力。研究证明蝎毒多肽提取物 PESV 可以有效地提高白血病小鼠 E-钙黏蛋白的表达，降低 CD49d 和

CXCR4 的表达，具有较好的阻抑白血病细胞髓外浸润的作用，提示蝎毒多肽提取物对肿瘤细胞的黏附穿膜能力可能有作用。②抑制肿瘤转移。PESV 可降低荷瘤裸鼠血液黏度，对肺癌荷瘤裸鼠肿瘤转移能力有明显的抑制作用。③抑制肿瘤细胞和诱导癌细胞凋亡。高芳研究发现蝎毒素能够抑制非霍奇金淋巴瘤（NHL)细胞株、人恶性淋巴瘤细胞株（Raji）和人淋巴瘤（Juekat）细胞的增殖，并且呈时间、浓度依赖性，可以诱导 Raji 和 Juekat 细胞凋亡和细胞周期 G1 期阻滞。④抑制血管生成。王兆朋等研究化疗期间再增殖中 H22 肿瘤组织 HIF-1α 和 SDF-1/CXCR4 表达的变化及蝎毒多肽提取物对其表达的影响，以探讨肿瘤组织再增殖期间新生血管生成发生的机制，认为在化疗期间肿瘤组织产生 HIF-1α，HIF-1α 诱导间质组织分泌 SDF-1，HIF-1α 和 SDF-1 促进血管内皮生长因子（VEGF）的表达上调，从而诱发肿瘤内新生血管的生成。⑤免疫调节。陈晓敏观察东亚钳蝎毒素 ITX 对 C57BL/6 小鼠 Lewis 肺癌（LLC）组织生长的影响，观察肿瘤和肺脏的炎性细胞浸润情况，认为 ITX 能够通过加强肿瘤微环境中以炎症为代表的非特异免疫促进 C57BL/6 小鼠 LLC 的生长。

川芎的抗肿瘤组分和化学成分：川芎嗪、阿魏酸钠等。

川芎的抗肿瘤药理作用如下。①免疫调节。川芎嗪对荷瘤鼠化疗所引起的免疫功能低下具有明显的恢复作用，而且可抑制肿瘤的生长，活化 T 细胞增殖能力，明显促进化疗荷瘤鼠 NK 细胞活性和 IL-2 产生的能力抑制肿瘤细胞与内皮细胞的黏附，抑制 CD44、CD49黏附因子的表达，保护内皮细胞的完整，阻断肿瘤细胞与基质的黏附，从而使肿瘤转移减少。②抑制血管生成。阿魏酸钠可以显著抑制小鼠 H22 肿瘤的生长及血管生成，且能抑制 VEGF 的表达，但不能抑制 ECV304 及 H22 细胞的增殖，阿魏酸钠对肿瘤组织 VEGF 表达的抑制作用可能是其抗 H22 肿瘤及抗血管生成的一个重要机制。

【临证体会】

全蝎息风镇痉，攻毒散结，通络止痛。川芎活血祛瘀，行气开郁，祛风止痛。二者合用，气血兼顾，行气散瘀、攻毒散结、息风止痛之力得以增强。

参考文献

[1] 杨文华，杨向东，史哲新，等．蝎毒多肽干预白血病细胞浸润效应及分子机制［J］．天津中医药，2010，27（1）：15.

[2] 贾金秋，王颖，张维东，等．蝎毒多肽提取物对肺癌荷瘤裸鼠血流变学的影响［J］．山东医药，2006，46（27）：11-12.

[3] 王兆朋，张维东，武利存，等．蝎毒多肽提取物对化疗期间再增殖 H22 肿瘤组织 HIF-1α 和 SDF-1/CXCR4 表达的影响［J］．中国中药杂志，2011，36（13）：1803-1807.

[4] 陈晓敏，崔平方，曹俊娜，等．东亚钳蝎毒素 ITX 对 C57BL/6 小鼠 Lewis 肺癌组织生长的影响［J］．肿瘤基础与临床，2010，23（1）：1-4.

[5] 王琪，程德春，王磊．川芎嗪对荷瘤鼠化疗后免疫功能的影响［J］．齐齐哈尔医学院学报，2003，24（3）：243-244.

[6] 陈伟海，徐晓玉，胡益勇，等．阿魏酸钠对小鼠 H22 肝癌生长的抑制作用及其机制研究［J］．北京中医药大学学报，2006，29（10）：690-693.

十六、白花蛇　守宫

【单味功用】

白花蛇为蝮蛇科动物尖吻蝮（五步蛇）的干燥全体，主产于湖北、浙江、江西、福建等地。以条大、干燥、头尾齐全、花纹斑块明显者为佳。小白花蛇为眼镜蛇科银环蛇的幼蛇，除去内脏，盘成圆形如钱大，功效与白花蛇相似，但用量较轻，主产于广东、广西等地。味甘、咸，性温，有毒，归肝经。具有祛风，通络，止痉之功效。临床上用于治疗风湿顽痹，麻木拘挛，中风口歪，半身不遂，抽搐痉挛，破伤风，麻风疥癣，瘰疬恶疮。

守宫，见本章“六、守宫　蜈蚣”。

【伍用功能】

白花蛇、守宫均味咸，归肝经。白花蛇祛风，通络，止痉，《药性论》言：“主治肺风鼻塞，身生白癜风、疬疡、斑点及浮风瘾疹。”守宫祛风定惊，消癥解毒，通络起废，抗痨消坚，《本草纲目》谓：“中风瘫痪，手足不举，或历节风痛，及风痉惊痫，小儿疳痢，血积成痞，厉风瘰疬；疗蝎螫。”白花蛇、守宫二药配伍，祛风通络散结之力得以增强。

【主治】

（1）肺癌、食管癌、膀胱癌、肝癌、脑癌等。

（2）各种恶性肿瘤患者手术、放化疗伴癌性疼痛证属风热毒结者。

【常用量】

白花蛇 3～6g。

守宫 2～5g。

【化学成分、药理研究】

白花蛇的抗肿瘤组分和化学成分：凝血酶样物质、酯酶及3种抗凝血物质。

白花蛇的抗肿瘤药理作用：抗凝血作用。五步毒蛇具有凝血酶样作用，使纤维蛋白原耗竭、血液失凝而广泛出血。

守宫，见本章“六、守宫　蜈蚣”。

【临证体会】

白花蛇具有清热解毒、活血化瘀的作用。守宫具有祛风、定惊、止痛、散结的作用。二者配伍应用共奏祛风定惊、解毒散结、通络止痛之功，临床上常用于治疗食管癌、肝癌、白血病属风热毒结者，具有一定疗效，另外，对于缓解各种肿瘤引起的疼痛有良效。现代抗癌制剂“金龙胶囊”就以本“药对”为主要成分加工制成的。

参考文献

[1] 谢爽，王学美，谢东泽．鲜壁虎提取物抑制 C6 胶质瘤细胞增殖和诱导凋亡的研究［J］. 肿瘤防治研究，2003，30（6）：458-461.

[2] 宋萍，王学美，谢爽，等．鲜壁虎冻干粉抑制 H22 肿瘤血管生成机理的实验研究［J］. 中国中西医结合杂志，2006，26（1）：58-62.

[3] 闫祝辰，张晓宇，吴雄志，等．守宫多糖对淋巴细胞增殖与细胞毒作用的影响［J］. 中草药，2007，38（8）：1230-1233.

十七、蝼蛄　猪苓

【单味功用】

蝼蛄又名拉拉蛄、地拉蛄，为蝼蛄科昆虫蝼蛄或大蝼蛄的成虫全体，主要类型有华北蝼蛄、东方蝼蛄、台湾蝼蛄和普通蝼蛄。华北蝼蛄又称单刺蝼蛄，主要分布在北方各地。其味咸，性寒，有小毒，归膀胱、大肠、小肠经。有利水消肿的功效。临床上常用于治水肿，石淋，小便不利，瘰疬，痈肿恶疮。

猪苓始载于《神农本草经》，列为中品，别名地乌桃、猪屎苓等，为多孔菌科真菌猪苓的干燥菌核，分布于河北、河南、安徽、浙江、福建、湖南等地。其味甘、淡，性平。归肾、膀胱经。具有利水消肿及渗湿的功效。临床常用于治疗小便不利、水肿、泄泻、淋浊、带下等病证。

【伍用功能】

蝼蛄、猪苓均归于膀胱经，均有利水消肿的功效，蝼蛄味咸，偏入大、小肠经，通利二便，《日华子本草》言其“治恶疮，水肿，头面肿”，且有小毒，用于癌肿有“以毒攻毒”之能；猪苓淡以渗湿，偏入肾、膀胱经，专事利小便渗湿之功，与蝼蛄伍用，二药相须，利水消肿之力增强，且兼有解毒抗癌之效。

【主治】

(1) 肝癌、食管癌、鼻咽癌、胃癌等各种恶性肿瘤。

(2) 各种恶性肿瘤患者手术、放化疗后伴见小便不利、下肢水肿、恶性腹水等。

【常用量】

蝼蛄 3～4.5g。

猪苓 6～12g。

【化学成分、药理研究】

蝼蛄的抗肿瘤组分和化学成分：天冬氨酸、组氨酸、丙氨酸、酪氨酸、谷氨酸、脯氨酸、苏氨酸、缬氨酸、亮氨酸、异亮氨酸、甘氨酸、磷、钙、钾、镁、铁、锌、锰、钛、锶、硒和钼等。

蝼蛄的抗肿瘤药理作用：肿瘤细胞毒作用。东方蝼蛄醇提取物中有 2 个分离组分对人类肝癌细胞的半数抑制浓度 (IC_{50}) 值小于 10.0μg/mL，对人类肝癌细胞具有明显的细胞毒性；东方蝼蛄提取物中有 1 个分离样品的半数抑制浓度

(IC_{50}）接近10.0μg/mL，对3种人宫颈癌细胞株均具有明显的细胞毒性。东方蝼蛄乙醇提取物中存在抑制肿瘤细胞生长的物质，值得对其进一步深入研究。

猪苓的抗肿瘤组分和化学成分：麦角甾醇、生物素、糖类、蛋白质等。

猪苓的抗肿瘤药理作用：抑制肿瘤细胞。猪苓多糖具有抑制肿瘤生长和增强荷瘤动物及肿瘤患者免疫功能的作用。

【临证体会】

蝼蛄具有利水，通便，消肿，通淋的功效。猪苓，性味甘淡平，淡能渗利，偏于利水渗湿。二者合用，利水消肿之力增强，且兼有解毒抗癌之效。

参考文献

[1] 国家药典委员会．中华人民共和国药典：一部［S］．北京：中国医药科技出版社，2015：318.

[2] 杨勇琴，张成桂，自加吉，等．东方蝼蛄醇提取物对3种人类肝癌细胞株的细胞毒性研究［J］．中国民族民间医药，2017，26（15）：66-69.

[3] 自加吉，张成桂，杨勇琴，等．东方蝼蛄提取物对3株人宫颈癌细胞的细胞毒性研究［J］．平顶山学院学报，2017，32（05）：54-57.

[4] 刘汉卿，郭勇全，肖萍，等．猪苓的研究与应用［J］．广州化工，2010，38（10）：40-41.

十八、五灵脂　蒲黄

【单味功用】

五灵脂又名药本、寒号虫粪等，五灵脂分为灵脂米、灵脂块（血灵脂、糖灵脂）两种。灵脂米即复齿鼯鼠的干燥粪便，灵脂块是其粪便与尿液的混合物夹以少量砂石干燥凝结而成。

其味苦、咸、甘，性温，归肝经。有活血止痛，化瘀止血的功效。临床上主要用于心腹瘀血作痛，痛经，血瘀经闭，产后瘀血腹痛；炒炭治崩漏下血；外用治跌打损伤，蛇、虫咬伤。

蒲黄又名香蒲、水蜡烛、蒲草。为香蒲科植物水烛香蒲、东方香蒲或同属植物的干燥花粉。其味甘，性平。归肝、心包经。有止血，化瘀，通淋利尿之功效。临床上常用于吐血，衄血，咯血，崩漏，外伤出血，经闭痛经，脘腹刺痛，跌扑肿痛，血淋涩痛。

【伍用功能】

五灵脂、蒲黄均味甘，归肝经。五灵脂活血止痛、化瘀止血，蒲黄止血化瘀兼有通淋利尿的功效，《本经》言："主心腹膀胱寒热，利小便，止血，消瘀血。"二药相伍活血止血之力增强，并有利尿通淋、活血止痛之功，常用于治疗出血诸证因血瘀所致者，如失笑散仅由五灵脂、蒲黄等份组成，药简力专，共奏祛瘀止痛、推陈出新之功，使瘀血得去，脉道通畅，则诸症自解。

【主治】

（1）肺癌、食管癌、肝癌、白血病等各种恶性肿瘤。

（2）各种恶性肿瘤患者手术、放化疗后伴见各类出血、癌性疼痛证属气滞血瘀者。

【常用量】

五灵脂 3～9g。布包煎，或入丸、散。外用适量。

蒲黄 5～10g。

【化学成分、药理研究】

五灵脂的抗肿瘤组分和化学成分：焦性儿茶酚、苯甲酸、

3-萜烯-9,10-二羧酸、尿嘧啶、五灵脂酸、间羟基苯甲酸、原儿茶酸、次黄嘌呤、尿囊素等。

五灵脂的抗肿瘤药理作用：抑制肿瘤细胞。五灵脂与人参水提取物可延长接种艾氏腹水癌细胞（EAC）后1周的荷瘤小鼠生存时间，并抑制癌细胞增殖。

蒲黄的抗肿瘤组分和化学成分：黄酮类，如柚皮素、槲皮素、香蒲新苷等，还含有止血成分鞣质，此外还含有甾类、烷烃类及糖类等。

蒲黄的抗肿瘤药理作用：抑制肿瘤生长。蒲黄水提取物对Lewis肺癌小鼠移植瘤的生长有一定的抑制作用，在肿瘤的预防及综合治疗中具有一定的应用价值。

【临证体会】

五灵脂具有活血止痛、化瘀止血、消积解毒的功效。蒲黄具有止血化瘀、利尿通淋的功效。二者合用，活血止血之力增强。

参考文献

[1] 邱清华，邓绍云．五灵脂化学成分与药用研究进展［J］．江苏科技信息，2015，（11）：76-78.

[2] 李芳，陈佩东，丁安伟．蒲黄化学成分研究［J］．中草药，2012，43（4）：667-669.

[3] 孔祥鹏，陈佩东，张丽，等．蒲黄的化学成分研究［J］．吉林中医药，2011，31（1）：66-68.

十九、土鳖虫　鳖甲

【单味功用】

土鳖虫，见本章“十二、土鳖虫　水蛭”。

鳖甲，始载于《神农本草经》，列为中品，别名团鱼盖、脚鱼壳、上甲等。为鳖科动物鳖的干燥背甲，其味咸，性微寒，无毒，归肝、肾经。具有滋阴潜阳、软坚散结、退热除蒸之功效。临床用于阴虚发热、劳热骨蒸、虚风内动、闭经、久疟疟母等病证。

【伍用功能】

土鳖虫、鳖甲均味咸，性寒，归肝经。土鳖虫破血逐瘀、续筋接骨；鳖甲滋阴潜阳、软坚散结、退热除蒸；土鳖虫得鳖甲软坚散结之助，破血逐瘀功效增强，鳖甲得土鳖虫破血逐瘀之力，软坚散结之功更著，二药相伍，共奏破血逐瘀、软坚散结之效。

【主治】

(1) 肺癌、骨癌、食管癌、鼻咽癌等各种恶性肿瘤。

(2) 各种恶性肿瘤患者手术、放化疗后证属气滞血瘀者。

【常用量】

土鳖虫 3～10g。

鳖甲 9～24g。

【化学成分、药理研究】

土鳖虫的抗肿瘤组分和化学成分：氨基酸、各种脂肪醛、芳香醛、二十八烷醇、β-谷甾醇、十八烷基甘油醚（鲨肝醇）、尿嘧啶和尿囊素。

土鳖虫的抗肿瘤药理作用：抑制肿瘤细胞。土鳖虫提取物可抑制肝、胃癌细胞的呼吸，并能抑制白血病细胞增殖。

鳖甲，见第一章“二十三、龟甲　鳖甲”。

【临证体会】

土鳖虫可使血细胞比容、全血高切黏度、全血低切黏度、红细胞聚集指数、红细胞刚性指数均降低，使红细胞沉降率、血沉常数明显升高。此外还有降脂、耐缺氧、镇痛、抗心肌缺血等作用。破瘀血，续筋骨。用于筋骨折伤，瘀血经闭，癥瘕痞块。鳖甲养阴清热，平肝息风，软坚散结。二者合用，共奏破血逐瘀、软坚散结之效。

参考文献

[1] 罗情，巫秀美，郭娜娜，等．地鳖虫的化学成分和药理活性研究进展．中国医药科学，2015，5（17）：41-44.

[2] 江苏新医学院．中药大辞典：下册．上海：上海科学技术出版社，1986：2723.

[3] 凌笑梅，刘娅，张娅婕，等．鳖甲提取物对体外肿瘤细胞生长的抑制作用［J］．中国公共卫生学报，1997，16（1）：8-9.

[4] 钱丽娟，许沈华，张宗显．鳖甲浸出液对人肠癌细胞（HR-8348）抑制作用的形态学观察［J］．癌症，1997，16（3）：175-176.

二十、姜黄　延胡索

【单味功用】

姜黄别名黄姜、毛姜黄、宝鼎香、黄丝郁金等。为姜科植物姜黄的干燥根茎。主产于四川、福建。冬季茎叶枯萎时采挖，煮或蒸至透心，晒干，除去须根。味辛、苦，性温。归肝、脾经。具有破血行气、通经止痛之功效。临床常用于血瘀气滞的心、腹、胸、胁痛，经闭，产后腹痛，跌打损伤及风湿痹痛等病证。

延胡索别名玄胡素、元胡，为罂粟科多年生草本植物延胡索的干燥块茎。主产于浙江、江苏、湖北、湖南等地。夏初茎叶枯萎时采挖，除去须根，置沸水中煮至恰无白心时取出，晒干。切厚片或捣碎，生用；或醋炙用。味辛、苦，性温。归肝、脾经。具有活血，行气，止痛之功效。临床常用于气血瘀滞诸痛证。

【伍用功能】

姜黄、延胡索均味辛、苦，性温，归肝、脾经。功效相似，皆有行气活血之功。姜黄入血分，破血行气消癥，通经止痛。《日华子本草》言其“治癥瘕血块，痈肿，通月经，治跌扑瘀血，消肿毒；止暴风痛冷气，下食。”延胡索走气入血，长于活血定痛。《开宝本草》谓其“主破血，产后诸病，因血所为者。妇人月经不调，腹中结块，崩中淋露，产后血运，暴血冲上，因损下血，或酒摩及煮服。”二药相伍，活血行气止痛的功效相互增强。临床常并用于气血瘀滞诸痛证。

【主治】

(1) 肺癌、骨癌、肝癌、食管癌、鼻咽癌、白血病等各种恶性肿瘤。

(2) 各种恶性肿瘤患者手术、放化疗后出现疼痛证属气滞血瘀者。

【常用量】

姜黄 3～10g。外用适量。

延胡索 3～10g。研末吞服，一次 1.5～3g。

【化学成分、药理研究】

姜黄的抗肿瘤组分和化学成分：倍半萜和二苯基庚酮类。抗肿瘤成分有姜黄素。

姜黄的抗肿瘤药理作用：①诱导肿瘤细胞凋亡；②抗肿瘤侵袭及转移；③逆转肿瘤细胞耐药性及增加对化疗的敏感性等。

延胡索的抗肿瘤组分和化学成分：鉴定分离的生物碱有延胡索甲素、延胡索乙素、延胡索丙素、去氢紫堇碱等20多种，还含有树脂、挥发油、淀粉等成分。抗肿瘤成分有延胡索生物碱。

延胡索的抗肿瘤药理作用：延胡索生物碱对多种肿瘤细胞具有显著的增殖抑制作用，其发挥抗肿瘤作用的机制可能与诱导肿瘤细胞凋亡、逆转肿瘤细胞多药耐药性、抗血管生成作用、调控 mRNA 表达等有关。

【临证体会】

姜黄具有破血行气、通经止痛的功效。延胡索属于活血化瘀药中的凉血止痛药，具有活血、行气、止痛的功效。二者合用，活血行气止痛的功效相互增强。

参考文献

[1] 王奕智，张宁．姜黄素抗肿瘤作用的研究进展［J］．宝鸡文理学院学报（自然科学版），2015，35（01）：41-47.

[2] 万莉，钱晓萍，刘宝瑞．延胡索生物碱化学成分及其抗肿瘤作用的研究进展［J］．现代肿瘤医学，2012，（5）：1042-1044.

二十一、大黄　土鳖虫

【单味功用】

大黄，又名将军、黄良、火参、肤如、蜀大黄、生军、川军。本品为蓼科植物掌叶大黄、唐古特大黄或药用大黄的干燥根及根茎。秋末茎叶枯萎或次春发芽前采挖，除去细根，刮去外皮，切瓣或段，绳穿成串干燥或直接干燥。味苦，性寒。归脾、胃、大肠、肝、心包经。具有泄热通肠，凉血解毒，逐瘀通经功效。临床常用于实热便秘，积滞腹痛，泻痢不爽，湿热黄疸，血热吐衄，目赤，咽肿，肠痈腹痛，痈肿疔疮，瘀血经闭，跌打损伤，外治水火烫伤；上消化道出血。

土鳖虫，见本章“十二、土鳖虫　水蛭”。

【伍用功能】

土鳖虫咸寒，有小毒，破坚逐瘀，疗伤止痛，破而不峻，能行能和，既能去其死血，又能祛瘀血。古人云：“虫以动其瘀，通以去其闭。”故大黄、土鳖虫为药对，以通为补，祛瘀生新。大黄、土鳖虫治疗肝硬化最早见于《金匮要略》，症见“五劳极虚，羸瘦腹满，不能饮食……肌肤甲错，两目黯黑，缓中补虚，大黄䗪丸主之。”大黄凉血清热，起破积聚，推陈致新；土鳖虫咸寒入血，攻下积血，有破瘀血、消肿块、通经脉之功，合大黄通达三焦以逐干血。

【主治】

（1）胃癌、肠癌、肝癌、胰腺癌、食管癌、结肠癌等各种恶性肿瘤。

（2）各种恶性肿瘤患者手术、放化疗后伴热瘀互结、瘀血腹痛、湿热黄疸者。

【常用量】

大黄 3～15g。

土鳖虫 3～10g。

【化学成分、药理研究】

大黄的抗肿瘤组分和化学成分：大黄酚、大黄酸、芦荟大黄素、大黄素、蜈蚣苔素、大黄素甲醚、槲皮苷、金丝桃苷等。

大黄的抗肿瘤药理作用如下。①大黄酸的抑制肿瘤作用。大黄酸对肿瘤细胞增殖、迁移和侵袭能力具有明显的抑制作用。②大黄素的抑制肿瘤作用。大黄素能抑制癌细胞的上皮-间充质转化，增强肿瘤细胞的药物敏感性，抑制癌细胞血管拟态的形成。

土鳖虫，见本章“十二、土鳖虫　水蛭”。

【临证体会】

临床应用方面，大黄、土鳖虫合用，是肿瘤病临床治疗中最常用的清热解毒、破积消痈对药，最宜用于肿瘤病温热入营血、血热妄行之吐衄、目赤、咽肿等。也常用于肿瘤病内伤杂症实热便秘、积滞腹痛、泻痢不爽、湿热黄疸等症。

参考文献

[1] 周春梅，刘华东．浅谈大黄的配伍应用［J］．中国中医药现代远程教育，2011，9（03）：97-98.

[2] 张旭，程远方，张江霞，等．吉西他滨联合大黄素对胰腺癌 SW1990 细胞多耐药基因-1、miRNA-1271 及上皮-间充质细胞转化的影响［J］．安徽医药，2020，24（5）：860-864.

[3] 和莹莹，薛金慧，赵娜．大黄酸对非小细胞肺癌 A549 细胞增殖、迁移和侵袭能力的影响及其机制［J］．吉林大学学报（医学版），2020，46（2）：302-308，434.

[4] 余德芊，刘晓红．中药大黄有效成分大黄酸的抗肿瘤作用研究进展［J］．现代医药卫生，2020，36（3）：390-392.

[5] 舒遵华，王慧林，刘扬扬，等．大黄素抗肝癌作用机制的研究进展［J］．吉林中医药，2020，40（2）：278-280.

[6] 虎嘉祥，石晓卫. 大黄素对结肠癌移植瘤小鼠的抗肿瘤作用研究及对碳酸酐酶Ⅸ表达的影响［J］. 中国临床药理学杂志，2019，35（18）：2082-2084.

二十二、乳香　没药

【单味功用】

乳香，又名滴乳香、熏陆香。本品为橄榄科植物乳香树、药胶香树树皮渗出的树脂。味苦、辛，性温。归心、肝、脾经。具有活血止痛的功效。临床上常用于心腹诸痛，筋脉拘挛，跌打损伤，疮痈肿痛；外用消肿生肌。

没药，又名末药、明没药。本品为橄榄科植物地丁树或哈地丁树的干燥树脂。味辛、苦，性平。归心、脾、肝经。具有散瘀止痛，消肿生肌的功效。临床上常用于跌打瘀血肿痛，痈疽肿痛，胸腹诸痛；外用治疮口久不收敛。

【伍用功能】

乳香与没药均味苦，归肝经。二药功效相似，皆有活血散瘀止痛之功。乳香辛温香润，能于血中行气，舒筋活络，消肿止痛。没药苦泄力强，功擅活血散瘀、消肿止痛。乳香行气活血为主，没药活血散瘀为要。二药参合，气血兼顾，取效尤捷，共奏宣通脏腑、流通经络、活血祛瘀、消肿止痛、敛疮生肌之功。现代药理学研究发现，活血化瘀类中药能够通过拮抗正常细胞突变，直接杀伤细胞，诱导肿瘤细胞分化和凋亡，阻断肿瘤血管生成和改善血液流变，清除微循环障碍，增强免疫功能，对放、化疗的增效减毒等多个方面发挥抗肿瘤作用，而乳香、没药作为常用活血化瘀药对，对于治疗肿瘤具有良好的药效。

【主治】

(1) 胃癌、肠癌、乳腺癌、胰腺癌等各种恶性肿瘤。

(2) 各种恶性肿瘤患者手术、放化疗后伴血瘀疼痛者。

【常用量】

乳香 3～5g。

没药 3～5g。

【化学成分、药理研究】

乳香的抗肿瘤组分和化学成分：乳香酸、乳香挥发油等。

乳香的抗肿瘤药理作用如下。①抑制肿瘤细胞。乳香酸可抑制胃癌、肠癌细胞增殖。②诱导细胞凋亡。乳香挥发油可以调控细胞周期，诱导胰腺癌细胞凋亡。

没药的抗肿瘤组分和化学成分：没药挥发油、没药倍半萜等。

没药的抗肿瘤药理作用如下。①抑制肿瘤细胞。没药挥发油能够抑制卵巢癌、前列腺癌肿瘤细胞增殖，从而抑制肿瘤生长。②阻滞肿瘤细胞增殖周期。没药倍半萜能够通过将细胞周期阻滞于G0/G1期，诱导肿瘤细胞凋亡。

【临证体会】

临床应用方面，乳香气香窜，味淡，故善透窍以理气；没药气则淡薄，味则辛而微酸，故善化瘀以理血。二药并用为宣通脏腑流通经络之要药，因此凡心胃、胁、腹、肢体关节诸疼痛皆能治之。也常用于肿瘤病内伤杂症中血行不畅或瘀血内停所致的疼痛。

参考文献

[1] 王淙悦，喻明，王华伟，等．中药应用于肿瘤转移的20年用药规律探索[J]. 环球中医药，2014，7（2）：113-116.

[2] 高茹梦．乳香-没药配伍有效部位制备及其体外抗肿瘤活性评价［D]. 江苏大学，2019.

[3] 齐振华，张国平，赵谢兰，等．乳香诱导急性早幼粒细胞白血病细胞凋亡与细胞周期改变［J]. 临床血液学杂志，2000，13（3）：125-127.

[4] 倪效，梁晓强，张静喆．乳香提取物抑制裸鼠胰腺癌生长的作用及机制研究［J]. 中国中西医结合外科杂志，2015（4）：376-379.

[5] 曾臣红，陈冲，陈久林，等．陈皮、枫香脂、没药、木香挥发油对人高转移卵巢癌细胞 HO-8910PM 体外增殖影响的研究［J]. 上海中医药杂志，2017，51（3）：84-87.

[6] 李国辉，钟庆庆，沈涛．没药中环阿尔廷烷型三萜抑制前列腺肿瘤细胞增殖的研究［J]. 中药材，2013，36（10）：1640-1643.

第六章

固摄类

一、浮小麦　碧桃干

【单味功用】

浮小麦为禾本科植物小麦的干燥轻浮瘪瘦的果实，也就是在淘洗小麦时浮在水面上的那部分。全国大部分地区均有栽培。以粒均匀、质硬、断面白色、轻浮、无异味者为佳。小麦收割脱粒后，收集扬起其轻浮干瘪者，或以水淘之，浮起者，晒干。生用，或炒用。中医认为，浮小麦味甘、咸，性凉，可入心经，具有除虚热、止汗的功效。李时珍在《本草纲目》中说，浮小麦能“益气除热，止自汗盗汗、骨蒸虚热、妇人劳热”。临床上常用于骨蒸劳热，自汗盗汗。

碧桃干又名瘪桃干、桃奴、阴桃子，系蔷薇科植物桃或山桃的未成熟果实。4～6月摘取未成熟果实，晒干。主产于江苏、浙江、安徽等地。其味酸、苦，性平，归肺、肝经。能止血敛汗，行气止痛，截疟。用于治疗盗汗，遗精，吐血，疟疾，心腹痛及妊娠下血。

【伍用功能】

浮小麦、碧桃干均为敛汗要药，浮小麦味甘补益中气，偏入心经，养心安神，汗为心之液，尤其适用于心血不足、肾阴亏虚所致骨蒸盗汗；碧桃干味酸收敛，固表止汗，且能行气止血定痛，二药相合，配伍合理，益气敛汗之功增强，且能健脾补气、滋肾生津，常用于治疗肺肾虚弱、气血不和所致的气虚咳嗽，脾虚体弱，心悸自汗，精神疲乏、肢体麻木和中风后遗症等病症。

【主治】

（1）胃癌、肠癌等恶性肿瘤。

（2）各种恶性肿瘤患者手术、放化疗见自汗、盗汗不止或遗精遗尿，吐血，下血者。

【常用量】

浮小麦 15～30g。

碧桃干 6～9g。

【化学成分、药理研究】

浮小麦的抗肿瘤组分和化学成分：未见报告。

浮小麦的抗肿瘤药理作用：未见报告。

瘪桃干的抗肿瘤组分和化学成分：未见报告。

瘪桃干的抗肿瘤药理作用：未见报告。

【临证体会】

浮小麦性味甘凉，归心经，它主要作用为益气，除热，止汗。临床上经常应用于自汗、盗汗的患者，本品甘能益气，凉可除热，具有止汗的功效。碧桃干具有敛汗涩精、调血止痛的功效。二者合用，益气敛汗之功增强，且能健脾补气、滋肾生津。

参考文献

中国科学院中国植物志编辑委员会．中国植物志［M］．北京：科学出版社，1990.

二、五味子　生牡蛎

【单味功用】

五味子始载于《神农本草经》，别名北五味子、辽五味子，为木兰科植物五味子的干燥成熟果实，主产于辽宁、黑龙江、吉林、内蒙古等地，性温，味酸、甘，归肺、心、肾经，具有益气滋肾、生津敛汗、涩精止泻、宁心安神的功效，常用于久嗽虚喘、梦遗滑精、遗尿尿频、久泻不止、自汗、盗汗、津伤口渴、短气脉虚、内热消渴、心悸失眠等病证。

牡蛎，见第一章“七、黄芪　龙骨　牡蛎”。

【伍用功能】

五味子、牡蛎皆入肾经，均有滋阴安神的功效，五味子味甘入心，生津滋肾、宁心安神，兼有益气敛汗、涩精止泻之功，《日华子本草》言其“明目，暖水脏，治风，下气，消食，霍乱转筋，痃癖奔豚冷气，消水肿，反胃，心腹气胀，止渴，除烦热，解酒毒，壮筋骨。”牡蛎潜阳补阴、重镇安神，并有软坚散结之效。二药相伍，滋阴安神之力得以增强，同时有益气敛汗、软坚散结之功。

【主治】

（1）肺癌、食管癌、鼻咽癌、白血病等各种恶性肿瘤。

（2）各种恶性肿瘤患者手术、放化疗后惊悸失眠、盗汗、滑脱诸证证属阴津耗伤者。

【常用量】

五味子 2～6g。

生牡蛎 9～30g。

【化学成分、药理研究】

五味子的抗肿瘤组分和化学成分：挥发性成分、木脂素类、有机酸类、多糖类、苷类等。抗肿瘤成分有五味子多糖。

五味子的抗肿瘤药理作用如下。①免疫调节。黄玲等研究发现，五味子多糖能抑制 S180 荷瘤生长，并对免疫器官（脾脏、胸腺）具有刺激增生的作用。②抑制肿瘤细胞。五味子多糖具有轻度抑瘤形态学表现，能促进细胞凋亡，瘤内及瘤周炎症反应明显，而瘤细胞坏死则与对照组相当，推测五味子多糖的抑瘤作用可能不是直接杀死瘤细胞，而与细胞凋亡及活化免疫细胞有关。③抗突变作用。王艳杰等采用评价细胞遗传学损伤的标准试验，小鼠骨髓嗜多染红细胞（PCE）微核试验检测了五味子多糖的抗突变作用。五味子对诱变剂引起的体细胞遗传损伤有拮抗作用，还可以拮抗环磷酰胺所致的生殖细胞遗传损伤。

牡蛎，见第一章“七、黄芪　龙骨　牡蛎”。

【临证体会】

五味子收敛固涩，益气生津，补肾宁心。用于久嗽虚喘，梦遗滑精，遗尿尿频，久泻不止，自汗盗汗，津伤口渴，内热消渴，心悸失眠。牡蛎能够养心安神，对于心神不宁、心烦不寐、失眠心悸的人，适当食用牡蛎有很好的养心安神作用。也能够滋阴养血，对于阴虚血亏、虚损劳疾、四肢无力、精神倦怠的人，适当吃牡蛎有很好的滋阴养血的作用。二者合用，滋阴安神之力得以增强。

参考文献

［1］ 罗家洪，庄艳．五味子化学成分及生理活性研究进展［J］．临床合理用药

杂志，2012，05（10）：174-175.
[2] 黄玲，张捷平，陈华．五味子多糖对 S180 荷瘤小鼠抑瘤作用的研究[J]. 福建中医学院学报，2003，13（3）：22-23.
[3] 黄玲，陈玲，张振林．五味子多糖对荷瘤鼠瘤体抑制作用的病理学观察[J]. 中药材，2004，27（3）：202-203.
[4] 王艳杰，吴勃岩，梁颖．五味子粗多糖拮抗环磷酰胺诱导小鼠微核的实验研究[J]. 中医药信息，2006，23（5）：72-73.

三、浮小麦　山茱萸

【单味功用】

浮小麦为禾本科植物小麦的干燥轻浮瘪瘦的果实，也就是在淘洗小麦时浮在水面上的那部分。全国大部分地区均有栽培。以粒均匀、质硬、断面白色、轻浮、无异味者为佳。小麦收割脱粒后，收集扬起其轻浮干瘪者，或以水淘之，浮起者，晒干。生用，或炒用。中医认为，浮小麦味甘、咸，性凉，入心经，具有除虚热、止汗的功效。李时珍在《本草纲目》中说，浮小麦能“益气除热，止自汗盗汗、骨蒸虚热、妇人劳热”。临床上常用于骨蒸劳热、自汗盗汗等病证。

山茱萸，见第一章“九、黄芪　山茱萸”。

【伍用功能】

浮小麦、山茱萸均有固表敛汗之效，浮小麦固表止汗，兼能益气除热，偏入心经养心安神，汗为心之液，尤其适用于心血不足、肾阴亏虚所致骨蒸盗汗；山茱萸收敛固涩止汗，并能补益肝肾，与浮小麦配伍，固表敛汗之力增强，且能益气除热、补益肝肾，常用于肿瘤晚期患者见盗汗、大汗虚脱等病证。

【主治】

（1）肝癌、胃癌、食管癌、鼻咽癌等各种恶性肿瘤。

（2）各种恶性肿瘤患者手术、放化疗后见盗汗、大汗虚脱等。

【常用量】

浮小麦 15～30g。

山茱萸 6～12g。

【化学成分、药理研究】

浮小麦，见本章“一、浮小麦　碧桃干”。

山茱萸，见第一章“九、黄芪　山茱萸”。

【临证体会】

浮小麦有除虚热、止汗的功效，用于治疗阴虚发热、盗汗、自汗。山茱萸补益肝肾，收敛固涩，固精缩尿止带止崩，此外还可生津止渴。二者合用，固表敛汗之力增强，且能益气除热、补益肝肾，常用于肿瘤晚期患者见盗汗、大汗虚脱等病证。

参考文献

［1］ 中国科学院中国植物志编辑委员会．中国植物志［M］．北京：科学出版社，1990.

［2］ 中国药典委员会．中华人民共和国药典：一部［S］．北京：中国医药科技出版社，2015：27.

［3］ 杨明明，袁晓旭，赵桂琴，等．山茱萸化学成分和药理作用的研究进展［J］．承德医学院学报，2016，33（5）：398-400.

［4］ 邹品文，赵春景，李攀，等．山茱萸多糖的抗肿瘤作用及其免疫机制［J］．中国医院药学杂志，2012，32（1）：20-22.

四、金樱子　益智

【单味功用】

金樱子又名金罂子、糖罐子、刺头、倒挂金钩、黄茶瓶，为蔷薇科植物金樱子的干燥成熟果实。分布生长在全国各地。10～11月果实成熟变红时采收，干燥，除去毛刺。味酸、甘、涩，性平，归肾、膀胱、大肠经。具有固精缩尿，涩肠止泻之功效。临床上常用于遗精滑精、遗尿尿频、崩漏带下、久泻久痢等病证。

益智，见第一章“二十四、益智　补骨脂”。

【伍用功能】

金樱子、益智均归肾经，皆有固精缩尿、涩肠止泻之效。金樱子味酸收涩，长于固精缩尿，涩肠止泻，《滇南本草》谓其“治日久下痢，血崩带下，涩精遗泄。”益智性温，有暖肾温脾之功，肾司二便，肾阳足则二便正常，不妄泄利，脾阳固摄唾液有权。金樱子、益智二药并用，固精缩尿止泻之功得以增强，常用于脾肾虚寒所致遗尿、遗精、泄泻等病证。

【主治】

（1）肾癌、膀胱癌、大肠癌等。

（2）各种恶性肿瘤患者手术、放化疗伴肾虚、尿频、遗精者。

【常用量】

金樱子6～12g。

益智3～10g。

【化学成分、药理作用】

金樱子（果实）含柠檬酸、苹果酸、鞣质、树脂、维生素C，含皂苷 17.12%；另含丰富的糖类，其中有还原糖 60%（果糖 33%）、蔗糖 1.9%，以及少量淀粉。金樱子的药理作用主要包括对实验性动脉粥样硬化的作用及抗菌作用。

益智的抗肿瘤组分和化学成分：倍半萜类、单萜类、二萜类、二苯庚烷类、黄酮类、简单芳香族化合物及脂肪族化合物。抗肿瘤成分有益智仁甲醇、益智酮甲、益智酮乙、益智仁正己烷及乙酸乙酯。

【临证体会】

金樱子主要的功效为涩肠止泻、固精缩尿、固崩止带。益智温补固摄、暖脾止泻摄唾、温肾固精缩尿，主治脾肾虚寒，腹痛腹泻；或肾气虚寒小便频数，遗尿，遗精，白浊；或脾胃虚寒所致的慢性泄泻及口中唾液外流而不能控制者。二者合用，固精缩尿止泻之功得以增强。

参考文献

[1] 国家药典委员会．中华人民共和国药典：一部［S］．北京：中国医药科技出版社，2015：221，291.

[2] Lee E，Park K K，Lee J M，et al. Suppression of mouse skin tumor promotion and induction of apoptosis in HL-60 cells by Alpinia oxyphylla Miquel（Zingiberaceae）［J］. Carcinogenesis，1998，19（8）：1377-1381.

[3] Chun K S，Sohn Y，Kim H S，et al. Anti-tumor promoting potential of naturally occurring diarylheptanoids structurally related to curcumin［J］. Mutat Res，1999，428（1/2）：49-57.

[4] Surh Y J. Molecular mechanisms of chemopreventive effects of selected dietary and medicinal phenolic substances［J］. Mut Res，1999，428（1/2）：305-327.

五、石榴皮　诃子

【单味功用】

石榴皮，始载于《雷公炮炙论》，别名石榴壳、酸石榴皮、安石榴酸实壳、酸榴皮、西榴皮等。为石榴科植物石榴的干燥果皮。其味酸、涩，性温，归大肠经，具有涩肠止泻、止血、驱虫等作用，临床常用于久泻、久痢、便血、脱肛、崩漏、白带、虫积腹痛等病证，《药性论》："治筋骨风，腰脚不遂，步行挛急疼痛。主涩肠，止赤白下痢。取汁止目泪下，治漏精。"

诃子，又名诃黎勒，为使君子科植物诃子或绒毛诃子的干燥成熟果实。秋、冬二季果实成熟时采收，除去杂质，晒干。味苦、酸、涩，性平。归肺、大肠经。具有涩肠敛肺，降火利咽之功效。临床上常用于久泻久痢、便血脱肛、肺虚喘咳、久嗽不止、咽痛音哑等病证。

【伍用功能】

石榴皮、诃子均味酸、涩，归大肠经，皆有涩肠止泻之功，石榴皮涩肠止泻，兼有止血杀虫的作用，诃子涩肠止泻，并有敛肺止咳、降火利咽之功，二药并用，涩肠止泻之力增强，同时具有敛肺降火之效。常用于肿瘤患者见久泻久痢，便血脱肛，肺虚喘咳者。

【主治】

(1) 肺癌、肠癌、胃癌、膀胱癌等。

(2) 各种恶性肿瘤患者手术、放化疗伴久泄、久咳不止、便血者。

【常用量】

石榴皮 3～9g。

诃子 3～10g。

【化学成分、药理研究】

石榴皮的抗肿瘤组分和化学成分：鞣质类和黄酮类化合物，含有少量多糖、氨基酸类化合物、萜类化合物（乌索酸和齐墩果酸）、有机酸（熊果酸、咖啡酸、绿原酸等）、生物碱类（石榴皮碱）及多种微量元素。

石榴皮的抗肿瘤药理作用如下。①石榴皮中含有的黄酮醇类和黄酮类化合物是通过降低肿瘤细胞中的肿瘤坏死因子 α和白细胞介素-1β 的基因表达来发挥抗肿瘤作用，降低人体癌细胞中脂肪酸合成酶活性，通过激活半胱天冬酶和上调凋亡受体来加快癌细胞的脱噬作用。②石榴皮中的多酚类化合物能够抑制胃癌 BGC-823 细胞和子宫颈癌 Hela 细胞的增殖，其作用机制主要是干扰细胞周期和诱导肿瘤细胞凋亡。

诃子的抗肿瘤组分和化学成分：鞣质类、酚酸类、三萜类、黄酮类等。

诃子的抗肿瘤药理作用如下。①诃子乙醇提取物可对人类乳腺癌细胞系 MCF-7 和肺癌细胞系 A-549 产生细胞毒性，具有抗乳腺癌、肺癌等活性。②诃子果肉及种子提取物可以通过激活肿瘤细胞促凋亡信号通路和调控信号转导分子，起到抑制胆管癌细胞增殖的效果。③诃子提取物以及没食子酸、诃子鞣酸、诃子酸等化合物可减慢肿瘤细胞快速分裂时的 DNA 复制，从而达到抗肿瘤的目的。

【临证体会】

石榴皮具有涩肠止泻，止血，驱虫的作用。可用于久泻、久痢、便血、脱肛、崩漏、带下、虫积腹痛等症。石榴皮有较好的收敛涩肠作用，适用于久泻、久痢等病症。诃子苦降、酸涩，性平偏寒。归肺、大肠经。具有涩肠止泻，敛肺止咳，降火利咽的功能。二者合用，涩肠止泻之力增强，同时具有敛肺降火之效。

参考文献

［1］ 赵鹿，廖翠萍，杨秀娟，等．诃子的研究进展及质量标志物的预测［J］. 中草药，2020，51（10）：2732-2744.

［2］ 杨建宇，陈韵，郑春兰，等．石榴的生物活性及其抗炎和抗肿瘤作用［J］. 云南大学学报（自然科学版），2008，30（S1）：430-438.

六、糯稻根　黄芪

【单味功用】

糯稻根，别名糯稻根须、稻根须、糯谷根、糯稻草根。为禾本科植物糯稻的根状茎及须根。其味甘，性平，归心、肝经，有养阴除热、止汗的功效，常用于自汗盗汗、口渴咽干、肝炎、丝虫病等病证。

黄芪，见第一章“一、黄芪　党参”。

【伍用功能】

糯稻根、黄芪均味甘补中，糯稻根固表止汗、益胃生津、退虚热，黄芪健脾补中、升阳举陷、益卫固表、利尿、托毒生肌。二药配伍，相须为用，优势互补，糯稻根得黄芪健脾补中，则固表止汗、益胃生津之力更强，黄芪得糯稻根固表止汗，则益卫固表、升阳举陷之功更著，二药同用，药效相互增强，治气虚自汗、阴虚盗汗，如兼口渴者尤为适宜。

【主治】

（1）肺癌、膀胱癌、胃癌、肠癌等恶性肿瘤。

（2）各种恶性肿瘤患者手术、放化疗伴气虚自汗、阴虚盗汗兼津伤口渴者。

【常用量】

糯稻根 15～30g。

黄芪 9～30g。

【化学成分、药理研究】

糯稻根的抗肿瘤组分和化学成分：未见报告。

糯稻根的抗肿瘤药理作用：未见报告。

黄芪，见第一章“一、黄芪　党参”。

【临证体会】

糯稻根具有养阴除热，止汗的功效。黄芪具有补气固表，托毒排脓，利尿，生肌的功效。用于气虚乏力、久泻脱肛、自汗、水肿、子宫脱垂、慢性肾炎蛋白尿、糖尿病、疮口久不愈合。二者合用，药效相互增强，治气虚自汗、阴虚盗汗，如兼口渴者尤为适宜。

参考文献

中国科学院中国植物志编辑委员会．中国植物志［M］．北京：科学出版社，1990.

七、海螵蛸　瓦楞子

【单味功用】

海螵蛸又名墨鱼骨、乌贼骨，本品为乌贼科动物无针乌贼或金乌贼的干燥内壳。收集乌贼鱼的骨状内壳，洗净，干燥。味咸、涩，性温。归脾、肾经。具有固精止带，收敛止血，制酸止痛，收湿敛疮之功效。临床上主要用于治疗胃痛吞酸，吐血衄血，崩漏便血，遗精滑精，赤白带下；溃疡病。外治损伤出血、疮多脓汁等病证。

瓦楞子又名蚶子壳、毛蛤、瓦垅，本品为蚶科动物毛蚶、泥蚶或魁蚶的贝壳。秋、冬至次年春捕捞，洗净，置沸水中略煮，去肉，干燥。味咸，性平。归肺、胃、肝经。具有消痰软坚，化瘀散结，制酸止痛的功效。临床上常用于顽痰积结、黏稠难咳、瘿瘤、瘰疬、癥瘕痞块、胃痛泛酸等病证。

【伍用功能】

海螵蛸、瓦楞子均味咸，均有制酸止痛之功，海螵蛸制酸止痛，兼有固精止带，止血，收湿敛疮之效，瓦楞子制酸止痛，并有消痰软坚、化瘀散结之力，二药配伍，共奏制酸止痛，消痰软坚，收敛止血之功，常用于治疗胃痛、反酸、吐血等病证。

【主治】

(1) 肺癌、膀胱癌、胃癌等恶性肿瘤。

(2) 各种恶性肿瘤患者手术、放化疗伴胃痛、反酸、吐血者。

【常用量】

海螵蛸 5～9g。

瓦楞子 9～15g。

【化学成分、药理研究】

海螵蛸的抗肿瘤组分和化学成分：碳酸钙、壳角质、黏液质、氯化钠、磷酸钙、镁盐等。

海螵蛸的抗肿瘤药理作用：未见报告。

瓦楞子的抗肿瘤组分和化学成分：主要由无机成分和有机成分组成，其中以无机成分为主，主要由碳酸钙组成，有机成分以含量不等的蛋白质为主。文献报道，瓦楞子以碳酸钙为主，含有 14～16 种氨基酸。

瓦楞子的抗肿瘤药理作用：未见报告。

【临证体会】

海螵蛸的功效主要是收敛止血，涩精止带，制酸止痛，收湿敛疮。瓦楞子具有消痰化瘀，软坚散结，制酸止痛的功效。二者合用，共奏制酸止痛，消痰软坚，收敛止血之功。

参考文献

国家药典委员会．中华人民共和国药典［S］．一部．北京：中国医药科技出版社，2010：204，215.

八、乌梅　生牡蛎

【单味功用】

乌梅又名酸梅、黄仔、合汉梅、干枝梅，为蔷薇科植物梅的干燥近成熟并烘制的果实，性平，味酸、涩，归肝、脾、肺、大肠经，是药食同源的中药材，具有敛肺止咳、涩肠止泻、消肿解毒、生津止渴和安蛔的功效，临床常用于治疗肺虚久咳、久泻、久痢、蛔厥腹痛、呕吐、虚热消渴等病证。

牡蛎，见第一章“七、黄芪　龙骨　牡蛎”。

【伍用功能】

乌梅、牡蛎均归肝经，皆有收涩滋阴之功，乌梅敛肺止咳、涩肠止泻、消肿解毒、生津止渴，牡蛎重镇安神、潜阳补阴、软坚散结。二者配伍，收敛固涩、滋阴生津之效增强，可固摄癌毒，抑制肿瘤转移速度，使肿瘤易于控制，预防传变他脏，并且可增强人体正气，增强免疫，益气生津，养血滋阴。

【主治】

(1) 胃癌、食管癌、肺癌、膀胱癌等。

(2) 各种恶性肿瘤患者手术、放化疗伴肺虚久咳、久痢滑肠、虚热消渴、自汗盗汗、遗精崩带、胃痛吞酸等病证。

【常用量】

乌梅 6～12g。

生牡蛎 9～30g。

【化学成分、药理作用】

乌梅的抗肿瘤组分和化学成分：有机酸、萜类、甾醇、氨基类、糖类、挥发性成分、脂类、黄酮类、生物碱、微量元素等。

乌梅的抗肿瘤药理作用如下。①乌梅黄连复方能显著诱导人结肠癌 HT29 细胞凋亡，引起 HT29 细胞 G2/M 期阻滞，抑制肿瘤细胞环氧化酶2通路对人结肠癌HT29细胞增殖和迁移产生抑制作用。②乌梅醇提取物对人白血病U937细胞有浓度依赖性的促凋亡作用，其促凋亡作用与激活U937细胞内的半胱天冬酶途径和阻止细胞外的半胱天冬酶3介导的受体途径有关。③乌梅提取物MK615通过诱导结肠癌细胞凋亡和自噬而对体外结肠癌细胞有抗肿瘤活性，且乌梅提取物MK615还能抑制体外乳腺癌细胞和肝癌细胞、恶性黑色素瘤的生长。④乌梅主要活性成分之一的熊果酸抗肿瘤作用。熊果酸的抗肿瘤作用主要有预防肿瘤形成、诱导肿瘤细胞凋亡、阻滞肿瘤细胞增殖周期、诱导肿瘤细胞分化、防止肿瘤细胞侵袭转移等。

牡蛎，见第一章“七、黄芪　龙骨　牡蛎”。

【临证体会】

乌梅主要用于肺虚久咳，久痢滑肠，虚热消渴，蛔厥呕吐腹痛，胆道蛔虫症。牡蛎能够养心安神，对于心神不宁、心烦不寐、失眠心悸的人，适当食用牡蛎有很好的养心安神作用。同时，牡蛎还能够滋阴养血，对于阴虚血亏、虚损劳疾、四肢无力、精神倦怠的人，适当吃牡蛎有很好的滋阴养血作用。二者合用，收敛固涩、滋阴生津之效增强，可固摄癌毒，抑制肿瘤转移速度，使肿瘤易于控制，预防传变他脏。

参考文献

［1］ 李祺福，黄大川，石松林，等．牡蛎低分子活性肽BPO-L对人肺腺癌A549细胞周期和相关癌基因、抑癌基因表达的调控作用［J］．厦门大学学报：自然科学版，2008，47（1）：104-110.

［2］ 梁盈，黄大川，石松林，等．牡蛎低分子活性肽对人肺腺癌A549细胞形态与超微结构变化的影响［J］．厦门大学学报：自然科学版，2006，45（sul 1）：177-180.

[3] 李鹏，李祺福，石松林，等．牡蛎天然活性肽对人胃腺癌 BGC823 细胞周期与基因表达的调控［J］．中国海洋药物，2007，26（3）：18.

九、桑螵蛸　海螵蛸

【单味功用】

桑螵蛸，又名团螵蛸、长螵蛸、黑螵蛸、螳螂巢、螳螂子、刀螂子、螳螂蛋、流尿狗。本品为螳螂科昆虫大刀螂、小刀螂或巨斧螳螂的干燥卵鞘。味甘、咸，性平。归肝、肾经。具有益肾固精，缩尿，止浊的功效。临床上常用于遗精滑精，遗尿尿频，小便白浊。

海螵蛸，见本章“七、海螵蛸　瓦楞子”。

【伍用功能】

桑螵蛸、海螵蛸同入肾经，均具有固涩作用。桑螵蛸甘而咸寒，偏入气分，功长补肾益气、固精缩尿。海螵蛸咸涩微温，偏入血分，功专收敛，长于止血止带，无补益之力。二药相使配对，桑螵蛸为主，海螵蛸为辅，共奏补肾益气、缩尿止带、摄血固精之功。临床上多用于治疗肾虚遗精早泄者以及肾虚不固的尿频、遗尿，畏寒，脉沉者。

【主治】

（1）肺癌、膀胱癌等各种恶性肿瘤。

（2）各种恶性肿瘤患者手术、放化疗后尿频、遗尿者。

【常用量】

桑螵蛸 5～9g。

海螵蛸 5～9g。

【化学成分、药理研究】

桑螵蛸的抗肿瘤组分和化学成分：未见报告。

桑螵蛸的抗肿瘤药理作用：未见报告。

海螵蛸，见本章“七、海螵蛸　瓦楞子”。

【临证体会】

临床应用方面，桑螵蛸、海螵蛸合用，可用于肿瘤病临床治疗中尿频、遗尿的患者，对于肾虚不固的尿频、遗尿，畏寒，脉沉者，需配伍菟丝子、益智、淫羊藿、肉桂、乌梅、核桃仁、附子、升麻同用。

参考文献

[1] 彭琪，何睿，李世杰．李世杰教授运用桑螵蛸散治疗肾癌夜尿频多经验[J]. 亚太传统医药，2016，12（15）：112-113.

[2] 贾坤静，艾雪，贾天柱，等．桑螵蛸炮制前后蛋白质和多糖及脂类成分比较［J]. 亚太传统医药，2015，11（23）：15-17.

[3] 胡长效，朱静．中药桑螵蛸的研究进展［J]．农业与技术，2007，27（5）：77-79.

十、肉豆蔻　补骨脂

【单味功用】

肉豆蔻，又名肉果、玉果、顶头肉。本品为肉豆蔻科植物肉豆蔻的干燥种仁。味辛，性温。归脾、胃、大肠经。具有温中行气，涩肠止泻的功效。临床上常用于治疗脾胃虚寒，久泻不止，脘腹胀痛，食少呕吐。

补骨脂，见第一章“二十四、益智　补骨脂”。

【伍用功能】

补骨脂苦辛温燥，归肾、脾经，既能补肾壮阳，又能温脾止泻，且具收敛固涩之性，为脾肾阳虚，下元不固要药，肾虚腰膝冷痛，阳痿不举，遗精遗尿、尿频及脾肾阳虚泻泄、肾虚喘咳等均可用。肉豆蔻辛温芳香而涩，辛可行气，温暖脾胃，涩可固脱，故有温中行气、涩肠止泻之功。常用于脾胃虚寒气滞之脘腹胀痛及肠滑不固之久泻久痢等。补骨脂以补肾助阳而止泻，肉豆蔻以温脾涩肠而止泻，二药配伍，一涩一温，具有脾肾双补，涩肠止泻之效。

【主治】

（1）肺癌、宫颈癌、结肠癌等恶性肿瘤。各类肿瘤引起的脾胃阳虚而导致的泄泻。

（2）各种恶性肿瘤手术后或放化疗后见腰膝酸软，男子精少阳痿，女子宫寒不孕、经闭等脾胃阳虚、肾阳不足等病证。

【常用量】

肉豆蔻 3～10g。

补骨脂 6～9g。

【化学成分、药理研究】

肉豆蔻的抗肿瘤组分和化学成分：肉豆蔻酸、肉豆蔻脂素等。

肉豆蔻的抗肿瘤药理作用如下。①诱导细胞凋亡。肉豆蔻乙酸乙酯部位可诱导肝癌细胞凋亡。②抑制肿瘤细胞增殖。肉豆蔻提取物可以抑制胃癌、乳腺癌、结直肠癌等肿瘤细胞的增殖，从而对肿瘤具有抑制效果。

补骨脂，同第一章“二十四、益智 补骨脂”。

【临证体会】

临床应用方面，肉豆蔻温中散寒，行气消胀，收敛涩肠止泻；补骨脂补肾壮阳，补脾止泻，固精缩尿。肉豆蔻以补脾为主，补骨脂以补肾为要。二药伍用，一脾一肾，脾肾双补，补肾阳、温下元，以除下焦阴寒，温中土、运脾阳，以化湿止泻。可有效运用于各种恶性肿瘤手术后或放化疗后见腰膝酸软、男子精少阳痿、女子宫寒不孕、经闭等脾胃阳虚、肾阳不足等病证。

参考文献

[1] 苏慧．奥托肉豆蔻脂素类化合物的抗肿瘤活性研究［D］. 华东师范大学，2017.

[2] 黄海娟．中药肉豆蔻抗肿瘤活性部位筛选及体外抗肿瘤机制研究［D］. 青岛科技大学，2014.

[3] 权美平．13-甲基肉豆蔻酸抗肿瘤机制研究进展［J］. 动物医学进展，2013，34（9）：103-106.

[4] 裴凌鹏，崔箭．维药肉豆蔻体内抗肿瘤及其免疫调节作用的实验研究［J］. 中国民族民间医药，2009，18（3）：23-24.

[5] 黄枚，陈旭东，贺龙刚．13-甲基肉豆蔻酸抗肿瘤作用的研究［J］. 中国新药杂志，2009，18（23）：2255-2258.

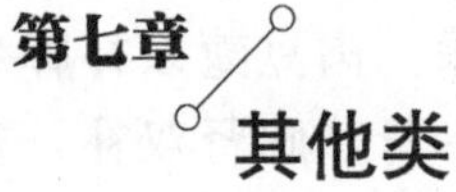

第七章 其他类

一、黄芩　浙贝母

【单味功用】

黄芩，见第二章“六、黄芩　桑白皮”。

浙贝母，见第二章“十一、冬凌草　浙贝母”。

【伍用功能】

黄芩、浙贝母均味苦，性寒，归肺经，均有清肺热、化痰湿之效，黄芩清热燥湿，兼可泻火解毒、止血安胎，浙贝母清热化痰，且能散结消痈。二药配伍，相须互助，清热燥湿、化痰散结之功效得以增强，常用于治疗肿瘤伴见肺热之咳嗽等病证。

【主治】

（1）肺癌、胃癌、肠癌、膀胱癌等恶性肿瘤或见淋巴结转移者。

（2）各种恶性肿瘤患者手术、放化疗伴肺热咳嗽等症。

【常用量】

黄芩 3～9g。

浙贝母 15～30g。

【化学成分、药理研究】

黄芩，见第二章“六、黄芩　桑白皮”。

浙贝母，见第二章“十一、冬凌草　浙贝母”。

【临证体会】

黄芩具有清热燥湿、凉血安胎、解毒功效。浙贝母性质比较寒，苦归肺心两经，它的主要功效是清热散结、化痰止咳，在化痰止咳里面清热化痰的效果比较好。主要是用来治疗呼吸系统疾病。二者合用，相须互助，清热燥湿、化痰散结之功效得以增强。

参考文献

中国科学院中国植物志编辑委员会．中国植物志［M］．北京：科学出版社，1990.

二、牛蒡子　白芷

【单味功用】

牛蒡子，见第二章“十二、黄芩　牛蒡子”。

白芷，始载于《神农本草经》，列为中品，本品为伞型科植物白芷或杭白芷的干燥根。夏、秋间叶黄时采挖，除去须根及泥沙，晒干或低温干燥。其性温，味辛，归胃、大肠、肺经，具有发散风寒、通窍止痛、燥湿止带、消肿排脓等功效，临床常用于治疗阳明头痛、眉棱骨痛、鼻渊头痛、牙痛、风寒湿痹、疮疡肿毒、毒蛇咬伤等，也用于治疗银屑病等症，均有较好的疗效。

【伍用功能】

牛蒡子、白芷均味辛，归肺、胃经，皆有祛风解表消肿之功，牛蒡子疏散风热、宣肺祛痰、利咽透疹、解毒消肿，白芷解表散寒、祛风止痛、通鼻窍、燥湿止带、消肿排脓。二药相伍，祛风解表散结消肿之力增强，兼有燥湿祛痰、解毒排脓之功。

【主治】

(1) 肺癌、膀胱癌、肠癌、胃癌、鼻咽癌、喉癌等恶性肿瘤。

(2) 各种恶性肿瘤患者手术、放化疗伴外感风邪，眉棱骨痛、鼻塞、鼻渊、牙痛、白带、疮疡肿痛等病证。

【常用量】

牛蒡子 6～12g。

白芷 3～9g。

【化学成分、药理研究】

牛蒡子，见第二章“十二、黄芩　牛蒡子”。

白芷的抗肿瘤组分和化学成分：香豆素类和挥发油成分。抗肿瘤成分有欧前胡素、戊烯氧呋豆素、呋喃香豆素、独活素、欧前胡素。

白芷的抗肿瘤药理作用如下。①抑制脂肪分解反应。有文献对具有抗癌作用的多种中药进行筛选后表明白芷及白芷的有效成分欧前胡素可以抑制毒激素-L 所诱导的脂肪分解反应，从而遏制恶性肿瘤的发生和进展。②抑制诱导恶病质样表现。吴耕书等研究发现白芷中戊烯氧呋豆素能抑制毒激素-L 在大鼠体内产生的诱导恶病质样表现，包括引起大鼠体内自由脂肪酸的释放量增加、血糖和血锌降低、血铜升高和摄食行为被抑制。③肿瘤细胞毒性。呋喃香豆素多有细胞毒性，被激活的呋喃香豆素与基态的氧结合后形成的活性氧自由基具有钝化蛋白的作用，可应用于治疗需要抑制细胞分化的疾病，而独活素和欧前胡素可经开发成为对肿瘤细胞具有毒性选择性的药物。④抑制肿瘤细胞。独活素能够通过阻滞细胞周期进程进而诱导细胞凋亡。⑤呋喃香豆素在体内还可抑制细胞色素 P450 氧化酶的活性，从而影响体内很多生理生化反应。

【临证体会】

牛蒡子辛、苦，寒，归肺、胃经，有疏风散热、宣肺利咽、解毒透疹功效。白芷是临床上使用比较多的一味中药，其本身来说性质辛温，具有祛风除湿、活血化瘀、排脓止痛的功效，在临床上可以用于多种疾病的治疗，特别是对于头痛、牙痛，止痛效果是比较好的。二者合用，祛风解表散结消肿之力增强。

参考文献

[1] 吴耕书，张荔彦．五加皮、茜草、白芷对毒激素-L 诱导的恶病质样表现抑制作用的实验研究．中国中医药科技，1997（1）：13-15.

[2] 杨倩，彭妍．天然香豆素类药物抗肿瘤作用研究进展［J］. 池州学院学报，2013，27（3）：49-52.

[3] 夏令先，王玉斌，黄文龙，等．香豆素类化合物的抗肿瘤作用研究进展［J］. 中国新药杂志，2013，22（20）：2392-2402.

三、冬瓜子　茯苓

【单味功用】

冬瓜子又名冬瓜仁，始载于《唐本草》，冬瓜的干燥成熟种子，洗净晒干（有先用明矾水浸泡1日后再洗净晒干者）。味甘，性凉。归脾、小肠经。具有清肺、化痰、排脓之功效，临床上常用于肺热咳嗽、肺痈、肠痈等病证。《本草述》："主治心经蕴热，小水淋痛，并鼻面酒渣如麻豆，疼痛，黄水出。"

茯苓，见第一章"十一、党参　茯苓"。

【伍用功能】

冬瓜子、茯苓均味甘，性平，同归脾经，皆有利水之功。冬瓜子化痰利水，兼有清肺化痰、消痈排脓之力，《本草述钩元》谓其"主腹内结聚，破溃脓血，凡肠胃内壅，最为要药。"茯苓渗湿利水，并有健脾宁心之力，《医学启源》言其"除湿，利腰脐间血，和中益气为主。治溺黄或赤而不利。"冬瓜子、茯苓二药配伍，相须互助，利水渗湿之效增强，且有健脾宁心，化痰消痈之效。

【主治】

（1）肺癌、肠癌、胃癌、膀胱癌等恶性肿瘤。

（2）各种恶性肿瘤患者手术、放化疗伴肺热咳嗽、肺痈、肠痈、便溏泄泻、心神不安、惊悸失眠、腹水、水肿等病证。

【常用量】

冬瓜子25～50g。

茯苓9～15g。

【化学成分、药理研究】

冬瓜子的抗肿瘤组分和化学成分：脂肪酸、甾醇类化合物、三萜类化合物及硒、铬等无机盐。

冬瓜子的抗肿瘤药理作用：①抗血管新生。研究表明，冬瓜子能抑制bFGF导致的血管内皮细胞增殖并呈剂量依赖性。

在体内对血管新生也有潜在的抑制作用。②免疫调节。冬瓜子能抑制组胺分泌，并通过增强免疫力发挥抗肿瘤效果。

茯苓，见第一章“十一、党参　茯苓”。

【临证体会】

冬瓜子能够清热止咳，对人出现的肺热和高热不退，还有咳嗽的症状，有明显的作用；能够利水消肿，冬瓜子主要治疗肾炎或者是尿道炎，还有小便不利以及水肿；能够润肠通便。茯苓具有利水渗湿、益脾和胃、宁心安神之功用。二者合用，相须互助，利水渗湿之效增强。

参考文献

[1] Lee K H，Choi H R，Kim C H. Anti-angiogenic effect of the seed extract of Benincasa hispida Cogniaux [J]. J Ethnopharmacol，2015，97 (3)：509-513.

[2] Yoshizumi S，Murakami T，Kadoya M，et al. Medicinal foodstuffs. XI. Histamine release inhibitors from wax gourd，the fruits of Benincasa hispida Cogn [J]. Yakugaku Zasshi，1988，118 (5)：188-192.

四、焦山楂　六神曲　白术

【单味功用】

山楂为蔷薇科植物山里红或山楂的干燥成熟果实。焦山楂为山楂的炮制品。秋季果实成熟时采收，切片，干燥。味酸、甘，性微温。归脾、胃、肝经。具有消食健胃，行气散瘀之功效，临床上主要用于肉食积滞、胃脘胀满、泻痢腹痛、瘀血经闭、产后瘀阻、心腹刺痛、疝气疼痛、高脂血症等病证。

六神曲为辣蓼、青蒿、苦杏仁等药加入面粉或麦麸混合后，经发酵而成的曲剂。味甘、辛，性温。归脾、胃经。具有健脾和胃，消食调中之功效。临床上主要用于脾胃虚弱、饮食停滞、胸痞腹胀、小儿食积等病证。

白术，见第一章“二、黄芪　白术”。

【伍用功能】

焦山楂、六神曲、白术均味甘、性温，归脾、胃经，皆有健脾和胃的功效。焦山楂消食健胃，行气散瘀；六神曲健脾和胃，消食调中；白术健脾益气，燥湿利尿，止汗，安胎。三者配伍，健脾和胃之功增强，兼有消食和胃、燥湿散瘀等功效，常用于恶性肿瘤脾胃虚弱，食积不化，胃胀患者。

【主治】

(1) 胃癌、胰腺癌、肺癌、乳腺癌等恶性肿瘤。

(2) 各种恶性肿瘤患者手术、放化疗见胃纳呆滞、食后腹胀、胃脘胀满、嗳气吞酸，证属脾胃虚弱者。

【常用量】

焦山楂 10～15g。

六神曲 6～12g。

白术 6～12g。

【化学成分、药理研究】

山楂的抗肿瘤组分和化学成分：左旋表儿茶精、槲皮素、金丝桃苷、绿原酸、枸橼酸及其单甲酯、二甲酯和三甲酯、蔗糖、黄烷聚合物、熊果酸等。抗肿瘤成分有丙酮提取液。

山楂的抗肿瘤药理作用如下。①阻断诱癌。山楂果实在胃液的 pH 条件下，山楂提取液能够消除合成亚硝胺的前体物质，即能阻断合成亚硝胺。山楂提取液对大鼠和小鼠体内合成甲基苄基亚硝胺诱癌有显著的阻断作用。②促进癌细胞凋亡。新近研究结果显示，细胞内二价钙离子的浓度与细胞凋亡速度密切相关，细胞内的二价钙离子的浓度对信号传导起着非常重要的作用，而山楂成分中的黄酮可以使癌细胞内二价钙离子的浓度明显提升。

六神曲的抗肿瘤组分和化学成分：酵母菌、淀粉酶、维生素 B 复合体、麦角甾醇、蛋白质及脂肪、挥发油等。

六神曲的抗肿瘤药理作用：未见报告。

白术，见第一章“二、黄芪　白术”。

【临证体会】

山楂具有消食健胃、活血化瘀、收敛止痢之功效。六神曲是一种中成药，它的功效是健脾和胃、消食调中，所以它主要是用来治疗小儿食积、功能性消化不良等。白术具有利尿消肿、固表止汗、安神养胎、提高免疫力之功效。三者合用，健脾和胃之功增强，兼有消食和胃、燥湿散瘀等功效。

参考文献

［1］ 郭娜，孙云朝，王骁．山楂抗癌机制的研究进展［J］. 湖南中医杂志，2019，35（06）：170-171.

［2］ 张晓娟，左冬冬．白术化学成分及药理作用研究新进展［J/OL］．中医药信息，2018（6）：101-106.

［3］ 张雪青，邵邻相，吴文才，等．白术挥发油抑菌及抗肿瘤作用研究［J］. 浙江师范大学学报（自然科学版），2016，39（4）：436-442.

［4］ 龙方懿，贾萍，王华飞，等．白术内酯 I 抑制卵巢癌 SK-OV-3 与 OVCAR-3 细胞增殖作用机制的研究［J］. 局解手术学杂志，2017，26（2）：89-93.

五、鸡内金　炒谷芽　炒麦芽

【单味功用】

鸡内金，别名鸡肫皮，为雉科动物家鸡的干燥沙囊内壁。

杀死鸡后，将鸡肫取出，立即剥离内壁，洗净并晾干。全国各地均可生产。其味甘，性平，归属脾、胃、小肠、膀胱经，具有健胃消食、涩精止遗、通淋化石的功效，用于呕吐、腹泻、小儿囤积、遗尿、遗精等疾病。干燥、完整、大而黄的鸡内金为上品。

炒谷芽是谷芽的一种炮制方法，置锅内用文火炒至深黄色并大部爆裂，取出放凉。为禾本科植物粟的成熟果实，经加工而发芽者，炒制而成。味甘，性温。入脾、胃经。具有健脾开胃，和中消食的功效。临床常用于治宿食不化、胀满、泄泻、不思饮食等病证。

炒麦芽是药品，炒麦芽也称大麦芽、大麦蘖、麦蘖、大麦毛。味甘，性平。归脾、胃、肝经。具有消食健胃，回乳消胀的功效。临床常用于食积不消、脘腹胀痛、脾虚食少、乳汁郁积、乳房胀痛、妇女断乳等病证。

【伍用功能】

鸡内金、炒谷芽、炒麦芽均味甘，归脾、胃经，皆有健胃消食之功，鸡内金健胃消食，兼有涩精止遗、通淋化石之功，炒谷芽、炒麦芽健胃消食，并有回乳消胀之力，三药配伍，共奏食积不消、脘腹胀痛等病证，常用于肿瘤患者并有宿食不化、胃脘胀满等病证。

【主治】

（1）胃癌、肝癌、肺癌、膀胱癌等恶性肿瘤。

（2）各种恶性肿瘤患者手术、放化疗伴纳谷减少、脾胃虚弱、宿食不化、胃脘胀满等病证。

【常用量】

鸡内金 10～30g。

炒谷芽 15～25g。

炒麦芽 10～15g。

【化学成分、药理研究】

鸡内金的抗肿瘤组分和化学成分：未见报告。

鸡内金的抗肿瘤药理作用：未见报告。

炒谷芽的抗肿瘤组分和化学成分：未见报告。

炒谷芽的抗肿瘤药理作用：未见报告。

麦芽的抗肿瘤组分和化学成分：未见报告。

麦芽的抗肿瘤药理作用：未见报告。

【临证体会】

鸡内金味甘性平，入脾、胃、膀胱经，具有健胃消食、化积排石、固摄缩尿等作用。炒谷芽消食和中，健脾开胃。用于食积不消，腹胀口臭，脾胃虚弱，不饥食少。麦芽甘平，归脾、胃、肝经，有消食健胃、回乳除胀的作用。

参考文献

王鹏飞，高慧敏，邹忠梅，等．药食两用中药鸡内金的研究概况［J］．中国药学杂志，2017，52（7）：535-538.

六、地骨皮　白薇

【单味功用】

地骨皮别名杞根、地骨、地辅、地节，为茄科植物枸杞或宁夏枸杞的干燥根皮，主产于山西、陕西、宁夏以及华北等地。其味甘，性寒，归肺、肝、肾经。地骨皮为常用中药，具有凉血除蒸、清肺降火的功效，临床常用于阴虚潮热、骨蒸盗汗、肺热咳嗽等病证。

白薇始载于《神农本草经》，列为中品，为萝摩科植物白薇的干燥根及根茎。生长于山坡灌丛中，一般于春、秋两季采收，晾干。白薇味苦、咸，性寒，归胃、肝、肾经。有清热凉血、利尿通淋、解毒疗疮的功效，临床常用于温邪伤营发热、阴虚发热、骨蒸劳热、产后血虚发热、热淋、血淋、痈疽肿毒等病证。

【伍用功能】

地骨皮、白薇均性寒，归肝经，皆有清热凉血之功。地骨皮凉血除蒸，兼能清肺降火，《本草汇言》谓其“虚劳火旺而脾胃薄弱，食少泄泻者宜减之。”白薇清热凉血，并可利尿通淋、解毒疗疮。《神农本草经》言其“主暴中风，身热肢满，忽忽不知人，狂惑邪气，寒热酸疼，温疟洗洗，发作有时。”地骨皮、白薇二药配伍，清热凉血除蒸之力增强，并能清肺降火、利尿通淋。

【主治】

(1) 胃癌、肺癌、膀胱癌、肠癌等恶性肿瘤。

(2) 各种恶性肿瘤患者手术、放化疗伴阴虚潮热、骨痈疽肿毒、肺癌、淋巴瘤等。

【常用量】

地骨皮 9～15g。

白薇 5～10g。

【化学成分、药理研究】

地骨皮的抗肿瘤组分和化学成分：桂皮酸和多量酚类物质、甜菜碱、β-谷甾醇、亚油酸、亚麻酸等。

地骨皮的抗肿瘤药理作用：抑制肿瘤细胞。研究表明，地骨皮甲醇提取物能够通过促进活性氧化物的生长及下调 Akt/ERK 信号通路和胱天蛋白酶的活化而发挥抑制小鼠及人类神经胶质瘤 U87MG 细胞的作用。

白薇的抗肿瘤组分和化学成分：C_{21} 甾体皂苷、白薇素、挥发油、强心苷及微量元素等成分。抗肿瘤成分有直立白薇苷 C。

白薇的抗肿瘤药理作用：抑制肿瘤细胞。有研究表明于白薇中分离获得 1 种能诱导肺癌 A549 细胞凋亡的活性成分，经鉴定为直立白薇苷 C。它可显著抑制 A549 细胞增殖、诱导 A549 细胞凋亡。同时增强胱天蛋白酶-3 和胱天蛋白酶-9 的活性，上调 TNF-α 基因表达，下调 BCL-2、胱天蛋白酶-3 和 Survivin 等基因表达。

【临证体会】

地骨皮用于阴虚潮热、骨蒸盗汗、肺热咳嗽、咯血、衄血、内热消渴等。白薇是一味性寒的中药，味苦、咸，归胃经、肝经、肾经，它主要功效是清热凉血。二者合用，清热凉血除蒸之力增强。

参考文献

杨利红，赵费敏，张特，等. 直立白薇苷 C 诱导肺癌 A549 细胞凋亡的作用机制 [J]. 中成药，2017，03：612-615.

七、生地黄　知母

【单味功用】

生地黄又名酒壶花、山烟根，本品为玄参科植物地黄的新鲜或干燥块根。秋季采挖，除去芦头、须根及泥沙，鲜用；

或将地黄缓缓烘焙至约八成干。前者习称“鲜地黄”，后者习称“生地黄”。味甘、苦，性寒。归心、肝、肾经。具有清热凉血，养阴生津的功效，临床上主要用于热病舌绛烦渴、阴虚内热、骨蒸劳热、内热消渴、吐血、衄血、发斑发疹等病证。

知母别名蒜辫子草、羊胡子根、地参，为百合科植物知母的干燥根茎。春、秋二季采挖，除去须根及泥沙，晒干，习称“毛知母”；或除去外皮，晒干。知母分布较广，山西省、内蒙古东部及南部、河南黄河以北地区、陕西北部、甘肃东部等地皆有分布。其味苦、甘，性寒，归肺、胃、肾经。具有清热泻火，滋阴润燥的功效，常用于热病烦渴、肺热燥咳、骨蒸潮热、内热消渴、肠燥便秘等病证。

【伍用功能】

生地黄、知母均味苦、甘，性寒，归肾经，皆有养阴清热之功，生地黄养阴清热，兼能凉血生津，李杲认为“生地黄，治手足心热及心热，能益肾水而治血，脉洪实者宜此。”知母滋阴降火，并能润燥除蒸，《本经》谓其“主消渴热中，除邪气肢体浮肿，下水，补不足，益气。”生地黄、知母二药并用，养阴清热之力增强，且能凉血除蒸、生津止渴。常用于肿瘤患者并见阴虚内热等病证。

【主治】

(1) 骨癌、乳腺癌、胃癌、肺癌、肝癌等恶性肿瘤。

(2) 各种恶性肿瘤患者手术、放化疗伴咳嗽、气喘证属阴虚火旺者。

【常用量】

生地黄 10～15g。

知母 6～12g。

【化学成分、药理研究】

生地黄的抗肿瘤组分和化学成分：环烯醚萜、单萜及其苷类、梓醇、二氢梓醇、乙酰醇、益母草苷、桃叶珊瑚苷、单蜜力特苷、蜜力特苷等。

生地黄的抗肿瘤药理作用：抑制肿瘤细胞。Gao 等研究发现，梓醇能够抑制卵巢癌细胞的增殖，并促进其凋亡，上调 micro RNA 的表达，减少 MMP-2 的产生。

知母的抗肿瘤组分和化学成分：知母的水提取物、甾体皂苷、皂苷元及芒果苷等成分。抗肿瘤成分有知母的水提取物、甾体皂苷、皂苷元、芒果苷。

知母的抗肿瘤药理作用：抑制肿瘤细胞。水提取物的活性主要是通过抑制癌细胞的生长并诱导其凋亡来抑制肿瘤细胞的。芒果苷能明显抑制白血病 HL-60 细胞的增殖及侵袭能力，并能有效诱导 HL-60 细胞的凋亡。另有研究表明知母皂苷也具有明显的抗肿瘤作用，其中又以知母皂苷Ⅷ活性最为明显。

【临证体会】

生地黄功效主要为清热凉血，养阴生津。主要用于热入营血，口干舌绛。知母具有清热泻火、滋阴润燥的功效，主治热病烦渴，肺热燥咳，骨蒸潮热，内热消渴，肠燥便秘。二者合用，养阴清热之力增强，且能凉血除蒸、生津止渴。

参考文献

[1] Gao N, Tian J X, Shang Y H, et al. Catalpol Suppresses Proliferation and Facilitates Apoptosis of OVCAR-3 Ovarian Cancer Cells through Upregulating MicroRNA-200 and Downregulating MMP-2 Expression [J]. Int J

Mol Sci，2014，15（11）：19394-19405.
［2］ 姚奕斌，彭志刚，刘振芳，等．芒果苷对白血病 HL-60 细胞周期及 CDC2/Cyclin B1 表达的影响［J］．中药材，2010，1：81-85.

八、升麻　鸡内金

【单味功用】

升麻别名莽牛卡架、龙眼根、窟窿牙根，为毛茛科植物大三叶升麻、兴安升麻或升麻的干燥根茎。秋季采挖，除去泥沙，晒至须根干时，燎去或除去须根，晒干。其味辛、微甘，性微寒。归肺、脾、胃、大肠经。具有发表透疹、清热解毒，升举阳气的功效。临床上常用于治疗风热头痛，齿痛，口疮，咽喉肿痛，麻疹不透，阳毒发斑；脱肛、子宫脱垂等病证。

鸡内金，见本章“五、鸡内金　炒谷芽　炒麦芽”。

【伍用功能】

升麻、鸡内金均味甘，归脾、胃经，皆有健脾和胃之功，升麻味辛质轻，偏于走表向上，升举脾阳以健脾理中，且有发表透疹、清热解毒之效，《本草纲目》谓其“消斑疹，行瘀血，治阳陷眩运，胸胁虚痛，久泄下痢后重，遗浊，带下，崩中，血淋，下血，阴痿足寒。”鸡内金化食消积以健脾助运，且兼有涩精止遗之功。二药配伍，作用互补，共奏理气消食、健脾和胃及清热解毒之功。

【主治】

（1）胃癌、肝癌、乳腺癌、肺癌、肠癌、膀胱癌等恶性肿瘤。

（2）各种恶性肿瘤患者手术、放化疗伴食积不化、脘腹胀满等病证。

【常用量】

升麻 3～10g。

鸡内金 10～30g。

【化学成分、药理研究】

升麻的抗肿瘤组分和化学成分：吲哚生物碱类升麻酮碱甲、升麻酮碱乙，酚类酰胺化合物，色原酮类化合物，甾体类化合物，环阿尔廷烷型三萜类化合物。

升麻的抗肿瘤药理作用：抑制肿瘤细胞。田氏等研究发现，升麻地上部分提取物可通过升高 Bax/Bcl-2 的比值，活化胱天蛋白酶-3 以及抑制多聚聚合酶（PARP）的表达而诱导肝癌细胞 HepG2 的凋亡。本研究通过对裸鼠肿瘤组织病理切片观察可见，TGCD 可导致肿瘤细胞出现凋亡形态，此改变与阳性药紫杉醇的作用相似；进一步采用膜联蛋白 V/PI 流式细胞仪双标记法测得其对裸鼠接种人 A549 肿瘤细胞具有明显的诱导凋亡作用，提示兴安升麻总苷体内抑制肿瘤的活性与诱导肿瘤细胞凋亡相关。

鸡内金，见本章“五、鸡内金　炒谷芽　炒麦芽”。

【临证体会】

升麻的作用是发表透疹、清热解毒、升举阳气，临床可用于治疗风热头痛、牙痛、口疮、咽喉肿痛、麻疹不透、阳毒发斑、脱肛、子宫脱垂等。鸡内金味甘性平，入脾、胃、膀胱经，具有健胃消食、化积排石、固摄缩尿等作用。二者合用，作用互补，共奏理气消食、健脾和胃及清热解毒之功。

参考文献

[1] 于豫鄂．升麻的化学成分研究［D］．浙江大学，2017.

[2] 田泽，斯建勇，陈四保，等．23-O-乙酰升麻醇-3-O-β-D-木糖苷对 HepG2 细胞的细胞毒性及其作用机制［J］．中国中药杂志，2006，31（21）：1818-1821.

九、薏苡仁　砂仁

【单味功用】

薏苡仁，见第一章“三十四、薏苡仁　白扁豆”。

砂仁，见第四章“十六、砂仁　厚朴”。

【伍用功能】

薏苡仁、砂仁均归脾、胃经，皆有健脾和胃之功，薏苡仁健脾和胃，兼有利水消肿，渗湿除痹，清热排脓之功。《本草纲目》谓其“健脾益胃，补肺清热，去风胜湿。炊饭食，治冷气；煎饮，利小便热淋。”砂仁健脾和胃，并有化湿行气、温中止泻、安胎之力，《药性论》言其“主冷气腹痛，止休息气痢，劳损，消化水谷，温暖脾胃。”二药配伍，共奏健脾和胃，化湿利水，温中止泻之功。

【主治】

（1）肝癌、胃癌、乳腺癌、肺癌等恶性肿瘤。

（2）各种恶性肿瘤患者手术、放化疗伴呕吐泄泻，妊娠恶阻，胎动不安证属湿邪阻遏者。

【常用量】

薏苡仁 9～30g。

砂仁 3～6g。

【化学成分、药理研究】

薏苡仁，见第一章“三十四、薏苡仁　白扁豆”。

砂仁，见第四章“十六、砂仁　厚朴”。

【临证体会】

砂仁主要的功效有化湿、行气、温中、止呕、止泻、安胎。主要可以用于因为脾胃气滞或者是湿邪中阻而引起的一系列的病症。薏苡仁有利水消肿、渗湿止泻、健脾、除痹、清热排脓的作用。二者合用，共奏健脾和胃，化湿利水，温中止泻之功。

参考文献

[1] 田洪星，郑晓霞，胡蝶，等．薏苡仁的化学成分及质量控制研究进展[J]. 贵州农业科学，2017，45（07）：82-87.

[2] 杜琴，胡兵，沈克平．补益中药抗肝癌作用研究概况［J］. 中药材，2010，33（9）：1512-1515.

[3] 张明发，沈雅琴．薏苡仁油抗头颈部癌的药理作用和临床应用研究进展[J]. 现代药物与临床，2012，27（2）：171-175.

[4] 曹国春，梁军，侯亚义．薏苡仁油诱导乳腺癌细胞系 MCF-7 细胞的凋亡及机理研究［J］. 实用临床医药杂志，2007，11（2）：1.

[5] 冯刚，孔庆志，黄冬生，等．薏苡仁注射液对小鼠移植性 S180 肉瘤血管形成抑制的作用［J］. 肿瘤防治研究，2004，31（4）：229.

十、地榆炭　槐花

【单味功用】

地榆炭为地榆的炮制加工品。地榆别名黄瓜香、玉札、山枣子，为蔷薇科植物地榆或长叶地榆的干燥根。后者习称“绵地榆”。春季将发芽时或秋季植株枯萎后采挖，除去须根，洗净，干燥，或趁鲜切片，干燥。味苦、酸、涩，性微寒。归肝、大肠经，具有凉血止血、解毒敛疮的功效。常用于血热出血、烫伤、湿疹、疮疡痈肿等病证。

槐花别名金药树、护房树、豆槐、槐米，为豆科植物槐的干燥花及花蕾。夏季花开放或花蕾形成时采收，及时干燥，除去枝、梗及杂质。前者习称“槐花”，后者习称“槐米”。原产于我国北部，华南及西南地区亦产，河北省产量较丰富，江苏主产于镇江、苏州、南京、徐州等地。味苦，性微寒。归肝、大肠经。具有凉血止血，清肝泻火的功效，主要用于治疗肠风便血、尿血、血淋、赤白痢疾、风热目赤、高血压、疮毒等病证。

【伍用功能】

地榆炭、槐花均味苦、微寒，归肝、大肠经，皆有凉血止血之功，是肠道出血的常用药对，地榆炭凉血止血，且味酸，收涩止血，解毒敛疮，《本草正》谓其“清火明日。治带浊痔漏，产后阴气散失。亦敛盗汗，疗热痞。”槐花凉血止血，并可清肝泻火，《本草求真》言其“治大、小便血，舌衄。”地榆炭、槐花二药配伍，凉血止血之力增强，且能解毒敛疮、清肝泻火。

【主治】

（1）肠癌、胃癌、肺癌、膀胱癌等恶性肿瘤。

（2）各种恶性肿瘤患者手术、放化疗伴便血、痔血、血痢、崩漏、吐血、衄血、肝热目赤、头痛眩晕等病证。

【常用量】

地榆炭 9～15g。

槐花 5～10g。

【化学成分、药理研究】

地榆炭的抗肿瘤组分和化学成分：鞣质、三萜皂苷及碳素。抗肿瘤成分有地榆皂苷Ⅱ。

地榆炭的抗肿瘤药理作用如下。①抑制肿瘤细胞。体外实验地榆对人子宫颈癌 JTC-26 株有抑制作用。地榆皂苷Ⅱ可上调 MDA-MB-231 细胞中活性氧的水平，上调 CHOP 的表达，激活内质网应激途径；下调 Bcl-2 的表达，上调 Bax 的表达，激活线粒体凋亡途径；上调 DR4、DR5 的表达，激活 TRAIL 外源凋亡通路。地榆皂苷Ⅱ通过激活三大细胞凋亡通路来抑制肿瘤细胞的增殖，促进肿瘤细胞的凋亡。

槐花的抗肿瘤组分和化学成分：芸香苷、三萜皂苷、白桦脂醇、槐花二醇和葡萄糖、葡萄糖醛酸、槐花米甲素、槐花米乙素、槐花米丙素（槐花米甲素是和芸香苷不同的黄酮类，槐花米乙素和槐花米丙素为甾醇类）。

槐花的抗肿瘤药理作用：①抑制肿瘤细胞。小槐花提取物对人宫颈癌细胞 Hela 有较强的生长抑制作用，且表现出良好的浓度依赖性。克隆形成实验验证了化合物 1327 对 Hela 细胞增殖的长程杀伤作用。②促肿瘤细胞凋亡。小槐花提取物对人宫颈癌细胞能诱导宫颈癌 Hela 细胞中蛋白 PARP 的切割从而促进肿瘤细胞凋亡，且具有浓度依赖性。

【临证体会】

地榆炭具有清热解毒、凉血止血、消肿敛疮的功效。槐花具有凉血止血、清肝泻火、抗炎的功效。二者合用，凉血止血之力增强，且能解毒敛疮、清肝泻火。

参考文献

[1] 王振龙，何霞，成明，等．地榆皂苷Ⅱ抑制肿瘤细胞增殖和诱导其凋亡的作用［J］. 华西药学杂志，2017（5）：485-488.

[2] 朱丹．小槐花大极性部位抗肿瘤活性物质研究［D］. 厦门大学，2014.

十一、猪苓　茯苓

【单味功用】

猪苓，见第五章“十八、蝼蛄　猪苓”。

茯苓，见第一章“十一、党参　茯苓”。

【伍用功能】

猪苓与茯苓均味甘而淡性平，皆归肾经。二药功效相似，皆有利水渗湿之功。猪苓兼入膀胱经，渗利使水湿之邪从小便而出，除淋浊、湿毒带下以及妊娠子淋等，还可治湿重于热之黄疸，其利尿作用比茯苓强，但无补益心脾之作用。茯苓兼入心、肺与脾、胃经，既能补益心脾而宁心，又能交通心肾而安神，常与参归枣仁同用，擅治心脾两虚、气血不足之心悸怔忡，健忘失眠。对于湿毒或湿热之带下淋浊等证，尤为适宜。二药伍用，相须配对，利水渗湿之力倍增，甘能补脾，淡能渗泄，药性平和，皆归经于肾，利水渗湿，可同治水湿停滞的各种水肿证，二者实为除湿利水消肿之要药，临床每相须配伍应用。湿邪与肿瘤的发生和发展有着密切的关系，作为以渗湿为目的的猪苓、茯苓对药运用于肿瘤临床，也具有一定的理论根据。

现代医学研究认为，猪苓、茯苓配伍使用可以激活免疫系统，杀伤肿瘤细胞、诱导肿瘤细胞凋亡、阻滞肿瘤细胞增殖周期、影响细胞凋亡相关基因表达，从而起到抗肿瘤作用。

【主治】

（1）胃癌、肠癌、膀胱癌、乳腺癌等各种恶性肿瘤。

（2）各种恶性肿瘤患者手术、放化疗后伴全身水肿、胸腔积液、腹水证属脾虚湿停者。

【常用量】

茯苓 10～15g。

猪苓 6～12g。

【化学成分、药理研究】

茯苓，见第一章“十一、党参　茯苓”。

猪苓，见第五章“十八、蝼蛄　猪苓”。

【临证体会】

临床应用方面，茯苓、猪苓合用，是肿瘤病临床治疗中最常用的利水渗湿对药，最宜用于水肿尿少、小便不利等证，也常用于肿瘤病患者化疗期内水湿内停所致的口渴欲饮、癃闭等病症。常与泽泻等利水渗湿之品同用，阴虚者则配阿胶、滑石等同用。

参考文献

[1] 梁喜爱．中药猪苓、茯苓治疗肿瘤的药理功能新探 [J]．铁道医学，1992 (4)：235.

[2] 邢康康，涂永勤，陈仕江．茯苓抗肿瘤作用研究进展 [J]．重庆中草药研究，2019 (2)：45-49.

[3] 刘洪超，蔡林衡，王淑英．猪苓多糖抗肿瘤机制研究进展 [J]．河南科技大学学报（医学版），2011，29 (3)：236-238.

十二、青蒿　鳖甲

【单味功用】

青蒿，又名蒿子、臭蒿、香蒿、苦蒿、臭青蒿。本品为菊科植物黄花蒿的干燥地上部分。味苦、辛，性寒。归肝、胆经。具有清热解暑，除蒸，截疟的功效。临床上常用于暑邪发热，阴虚发热，夜热早凉，骨蒸劳热，疟疾寒热，湿热黄疸。

鳖甲，见第一章“二十三、龟甲　鳖甲”。

【伍用功能】

青蒿与鳖甲均性寒，归肝经。二药功效相似，皆有清热之功。鳖甲咸、微寒，直入阴分，滋阴退热；青蒿苦辛而寒，其气芳香，清热透络，引邪外出。两药相配，滋阴清热，内清外透，使阴分伏热宣泄而解，相互配伍。是临床常用的养阴透热对药。癌性发热属于恶性肿瘤疾病中常见的临床症状，主要指在排除抗生素、感染治疗无效的条件下，恶性肿瘤患者出现直接与癌症有关的非感染性发热。目前，临床上对于癌性发热的治疗尚无明确的针对性方案，西医以对症治疗为主，激素、抗生素、解热镇痛药等治疗效果欠佳，复发率高。现代医学研究认为，青蒿鳖甲汤对癌性发热的治疗效果显著。

【主治】

（1）胃癌、肠癌、肝癌、肺癌、前列腺癌等各种恶性肿瘤。

（2）各种恶性肿瘤引起的癌性发热。

【常用量】

青蒿 6～12g。

鳖甲 9～24g。

【化学成分、药理研究】

青蒿的抗肿瘤组分和化学成分：青蒿素、青蒿琥酯等。

青蒿的抗肿瘤药理作用：①诱导细胞凋亡。Pang 等在一项关于人肝癌细胞系的研究中发现，青蒿琥酯通过 Bax 介导的内在途径，诱导活性氧依赖性的细胞凋亡。②抑制肿瘤血管生成。青蒿琥酯可以抑制胃癌、卡波希肉瘤等肿瘤的新生血管，减缓肿瘤细胞的侵袭。

鳖甲，见第一章“二十三、龟甲　鳖甲”。

【临证体会】

临床应用方面，青蒿、鳖甲合用，是肿瘤病临床治疗癌性发热最常用的养阴透热对药，鳖甲能直入阴分；青蒿气芳香清凉，性寒且无害于胃，有清热去暑、透发肌间郁热的功效，鳖甲与青蒿二药同用，前者得后者，能使阴分的邪气直达肌表；后者得前者，能使青蒿潜入阴分，达到以清伏邪的作用，两者结合，具有良好的清热、滋阴透邪作用，对于阴虚发热、盗汗、咳嗽等症有不错的效果。

参考文献

[1] 何威华．辨病与辨证相结合治疗癌性发热一则 [J]. 中国中医药信息杂志，2017，24（10）：118-119.

[2] 赵明森，张帆，贾火生．青蒿鳖甲汤加减治疗癌性发热 30 例疗效观察 [J]. 中国保健营养，2017，27（20）：76.

[3] Yi L，Pang G Q. Artesunate induces ROS-dependent apoptosis via a Bax-

mediated intrinsic pathway in Huh-7 and Hep3B cells [J]. Experimental Cell Research，2016，347 (2)：251-260.

[4] Dell'Eva R，Pfeffer U，Vene R，et al. Inhibition of angiogenesis in vivo and growth of Kaposi's sarcoma xenograft tumors by the anti-malarial artesunate. Biochem Pharmacol，2004，68：2359-2366.

[5] Martinez FO，Sica A，Mantovani A，et al. Macrophage activation and polarization [J]. Front Biosci，2008，13 (30)：53-61.

十三、陈壶卢瓢　大腹皮

【单味功用】

陈壶卢瓢，又名旧壶卢瓢、破瓢、败瓢、败瓠。本品为葫芦科植物瓢瓜或苦葫芦的陈旧的老熟果皮。味苦，性平。具有利水消肿，消胀杀虫的功效。临床上常用于治疗水肿，臌胀，痔漏下血，血崩，带下。

大腹皮，见第四章“十二、大腹皮　木香”。

【伍用功能】

陈壶卢瓢与大腹皮二药功效相似，皆有利水消肿之功。陈壶卢瓢偏利水消肿，又可消胀杀虫，治痔漏下血，崩中，带下赤白；大腹皮行气兼能利水消肿，气为津液运行的动力，气滞则津液易滞，大腹皮行气兼能利水，更利于气机复常。癌性腹水是晚期恶性肿瘤患者常见的临床表现，多见于原发性肝癌、胰腺癌、卵巢癌、子宫内膜癌、结直肠癌等。腹水的形成是腹腔内液体的产生和吸收失去动态平衡的结果。陈壶卢瓢与大腹皮可运用于治疗癌性腹水，二药伍用，相须配对，优势互补，利水消肿之力增强，兼能行气导滞，有助脾胃运化水谷，临床用于脾胃气滞证。

【主治】

(1) 胃癌、肠癌等各种恶性肿瘤以及癌性腹水。

(2) 各种恶性肿瘤患者手术、放化疗伴水湿停聚、脾胃气滞者。

【常用量】

陈壶卢瓢 10～30g。

大腹皮 5～10g。

【化学成分、药理研究】

陈壶卢瓢的抗肿瘤组分和化学成分：瓜氨酸、22-脱氧葫芦苦味素 D、22-脱氧异葫芦苦味素 D、皂苷等。

关于陈壶卢瓢的抗肿瘤作用，暂时未有比较深入的研究。而陈壶卢瓢具有对心、肝、肾的保护作用，可为进一步研究提供思路。

大腹皮，见第四章“十二、大腹皮　木香”。

【临证体会】

临床应用方面，陈壶卢瓢、大腹皮合用，加强了利水渗湿的功效，可有效治疗癌性腹水，同时对各种恶性肿瘤患者手术、放化疗伴水湿停聚、脾胃气滞导致的胸腔积液、腹水、水肿、纳差等症状都有很好的疗效。

参考文献

[1] 丁小娟，李丽圆．复方苦参注射液联合香菇多糖腹腔灌注治疗癌性腹水的临床观察［J］. 中医药临床杂志，2020，32（1）：131-134.

[2] 徐永前，艾麦花．恶性积液诊断与治疗［M］. 北京：中国科学技术出版社，2000：64-81.

[3] 李联营，李争光．中药陈用浅议［J］. 中国社区医师（医学专业半月刊），

2009，11（6）：8-9.
[4] 罗玉龙．瓜氨酸对脓毒症大鼠心脏、肝脏、肾脏的保护作用［D］．广西医科大学，2017.

十四、火麻仁　郁李仁

【单味功用】

火麻仁，又名大麻仁、火麻、线麻子。本品为桑科植物大麻的干燥成熟果实。味甘，性平。归脾、胃、大肠经。具有润肠通便的功效。临床上常用于治疗血虚津亏，肠燥便秘。

郁李仁，又名小李仁、大李仁。本品为蔷薇科植物欧李（酸丁、小李红）、郁李（赤李子）或长柄扁桃的干燥成熟种子。味辛、苦、甘，性平。归脾、大肠、小肠经。具有润燥滑肠，下气，利水的功效。临床上常用于治疗津枯肠燥，食积气滞，腹胀便秘，水肿，脚气，小便不利。

【伍用功能】

火麻仁与郁李仁均性平，同归于脾、大肠经。二药功效相似，皆有润燥滑肠、通便之功。二药同为润肠通便药。火麻仁偏入脾与大肠血分，生津润燥，增液缓脾而滑肠通便；而郁李仁偏入脾与大肠气分，通幽散结，行大肠气而导滞润肠通便。二药伍用，相须配对，将火麻仁配郁李仁可以起到润燥泻下的作用。郁李仁质润苦降，其泻下作用较火麻仁强，但下后使人津液亏损，燥结更甚；火麻仁润肠通便，急下而不伤津。两药相合，既可增加泻下作用，又能制其伤津耗液，一刚一柔，相互为用，用于津枯肠燥、大便秘结、习惯性便秘等证。现有研究认为，火麻仁提取物可抑制基质金属蛋白酶从而抑制肿瘤，郁李仁中的苦杏仁苷具有防癌、抗癌功能。火麻仁、郁李仁配伍使用可以治疗各种恶性肿瘤患者术后、放化疗后的便秘、二便不调等病症。

【主治】

（1）胃癌、宫颈癌、肝癌等各种恶性肿瘤。

（2）各种恶性肿瘤患者手术、放化疗后肠燥便秘者。

【常用量】

火麻仁 10～15g。

郁李仁 6～10g。

【化学成分、药理研究】

火麻仁的抗肿瘤组分和化学成分：胡芦巴碱、异亮氨酸甜菜碱、麻仁球朊酶、亚麻酸、亚油酸等。

火麻仁的抗肿瘤药理作用：抑制基质金属蛋白酶。火麻仁提取物可抑制 MMP-13 的活性，并且随着提取液浓度的增大，抑制作用增强。

郁李仁的抗肿瘤组分和化学成分：苦杏仁苷等。

郁李仁的抗肿瘤药理作用：抑制肿瘤细胞。郁李仁中的苦杏仁苷能够抑制肿瘤细胞增殖，同时杀伤肿瘤细胞。

【临证体会】

临床应用方面，火麻仁、郁李仁合用，是治疗肿瘤患者肠燥便秘兼症的最常用的润肠通便对药，最宜用于津枯肠燥、大便秘结、习惯性便秘等证。

参考文献

[1] 刘向荣．火麻仁抑制基质金属蛋白酶 13 抗肿瘤机制的实验研究［D］．吉林大学，2009.

[2] 王建中．苦杏仁甙防癌、抗癌功能述评［C］．国家林业局植树造林司．

北方省区《灌木暨山杏选育、栽培及开发利用》研讨会论文集．国家林业局植树造林司：中国林学会林木遗传育种分会，2004：238-241.
［3］ 叶柠远．刘沈林教授治疗慢性便秘经验［J］．南京中医药大学学报，2019，35（1）：109-110.

十五、三七　白及

【单味功用】

三七，见第一章“三十、红景天　三七　黄芪”。

白及，又名白根、地螺丝、白鸡儿、白鸡娃、连及草、羊角七。本品为兰科植物白及的干燥块茎。味苦、甘、涩，性微寒。归肺、肝、胃经。具有收敛止血，消肿生肌的功效。临床上常用于咯血吐血，外伤出血，疮疡肿毒，皮肤皲裂；肺结核咯血，溃疡病出血。

【伍用功能】

三七与白及均味甘、苦，归肝、胃经。二药功效相似，皆有止血消肿之功。三七气味苦温，能于血分化其血瘀。能祛瘀止血，活血止痛，主治吐血、衄血、便血、各种瘀滞疼痛与跌打伤痛等病症；白及能收敛止血，消肿生肌，主治咯血、呕血、衄血、外伤出血、疮疡肿痛、溃疡久不收口、手足皲裂、肺痈、肺痨等病症。三七以散为主，白及以收为要。二药伍用，一散一收，相互制约，消肿生肌、行瘀止血之力大为增强。血瘀是与肿瘤的发生和发展有着密切关系的，而三七白及联用有增强行瘀止血的功效，运用于肿瘤临床，也具有一定的理论根据。目前有研究发现三七提取物能有效抑制肿瘤细胞生长、促进肿瘤细胞凋亡等。近年来陆续有学者也将白及、白及提取物应用于肿瘤疾病、介入放射、食管造影、口腔疾病、消化道疾病的治疗及肠镜的检查等。

【主治】

(1) 胃癌、食管癌、肝癌、乳腺癌等各种恶性肿瘤。

(2) 各种恶性肿瘤患者手术、放化疗后伴瘀血内生及出血者。

(3) 用于化疗呕吐的治疗。

【常用量】

白及 6～15g。

三七 3～9g。

【化学成分、药理研究】

三七，见第一章"三十、红景天 三七 黄芪"。

白及的抗肿瘤组分和化学成分：2-羟基丁二酸、对羟基苄胺、棕榈酸、对羟基苯甲酸等。

白及的抗肿瘤药理作用如下。①诱导肿瘤细胞凋亡。白及中的黏液质含有广谱抗肿瘤成分，其所含的萜类化合物能诱导血管内皮细胞凋亡。②抑制肿瘤血管生成。白及中的黏液质能够有效抑制肿瘤血管生成，从而起到抗肿瘤的效果。

【临证体会】

临床应用方面，三七、白及合用，是肿瘤病临床治疗中最常用的化瘀止血对药，最宜用于肿瘤患者之吐血、衄血、尿血、发斑等血证，也常用于肿瘤病内伤杂症中血行不畅，或瘀血内停所致的疼痛。

参考文献

[1] Qian J, Vossoughi D, Woitaschek D, et al. Combined transarterial chemoembolization and arterial administration of Bletilla striata in treatment of

liver tumor in rats [J]. World J Gastroenterol, 2003, 9 (12): 2676-2680.

[2] Park J E, Woo K W, Choi S U, et al. T wo new cytotoxic spirostane-steroidal saponins from the roots of Bletilla striata [J]. Helv Chim Acta, 2014, 97 (1): 56-63.

[3] 左霞，常明泉，陶平德，等．白及在肿瘤治疗中的应用［J］. 中南药学，2015，13（1）：58-60.

[4] 孙爱静，庞素秋，王国权．白及化学成分与抗肿瘤活性研究［J］. 中国药学杂志，2016，51（2）：101-104.

[5] Jiang Z, Li X Z, Li N, et al. Chemical constituents in Dioscorea septemloba [J]. Chin Tradit Herb Drugs, 2009, 40 (7): 1024-1026.

[6] Morita H, Koyama K, Sugimoto Y, et al. Antimitotic activity and reversal of bbreast cancer resistance protein-mediated drug resistance by stilbenoids from Bletilla striata [J]. Bioorg Med Chem Lett, 2005, 15 (4): 1051-1054.

十六、仙鹤草　白茅根

【单味功用】

仙鹤草，又名龙麦芽草、脱力草、狼牙草、金顶龙牙、黄龙尾、毛脚茵。本品为蔷薇科植物龙芽草的干燥地上部分。味苦、涩，性平。归心、肝经。具有收敛止血，截疟，止痢，解毒的功效。临床上常用于治疗咯血，吐血，崩漏下血，疟疾，血痢，脱力劳伤，痈肿疮毒，阴痒带下。

白茅根，又名丝茅草、茅草、白茅草、茅草根。本品为禾本科植物白茅的干燥根茎。味甘，性寒。归肺、胃、膀胱经。具有凉血止血、清热利尿的功效。临床上常用于治疗血热吐血，衄血，尿血，热病烦渴，黄疸，水肿，热淋涩痛；急性肾炎水肿。

【伍用功能】

仙鹤草与白茅根二药功效相似，皆有止血之功。仙鹤草除收敛止血的功效外，兼有截疟止痢之功；白茅根偏凉血止血，兼有清热利尿之功。二药伍用，相须配对，止血之力倍增，仙鹤草苦涩，有收涩止血之功。白茅根甘寒，有凉血止血、清热利尿之效。二药合用，则有清热、凉血、止血之用。通常在临床上用于治疗尿血。现代医学研究指出，仙鹤草能够诱导肿瘤细胞周期阻滞，诱导肿瘤细胞凋亡，增强对肿瘤细胞免疫的抗肿瘤机制。白茅根及其活性成分在抗氧化、抗炎、抗肿瘤、调节免疫功能、止血等方面具有广泛的药理活性，并在恶性肿瘤、慢性肝炎、慢性肾炎等疾病的治疗中显现出良好的疗效。两者配伍可以加强抗肿瘤作用。

【主治】

(1) 胃癌、肝癌、肺癌、前列腺癌等各种恶性肿瘤。

(2) 各种恶性肿瘤患者手术、放化疗后伴出血者。

(3) 慢性肾炎。

【常用量】

仙鹤草 6～12g。

白茅根 9～30g。

【化学成分、药理研究】

仙鹤草的抗肿瘤组分和化学成分：仙鹤草鞣酸、仙鹤草黄酮、仙鹤草酚等。

仙鹤草的抗肿瘤药理作用如下。①抑制肿瘤细胞。仙鹤草提取物可抑制胃癌、肠癌细胞增殖，诱导肿瘤细胞凋亡。②增强机体对肿瘤细胞的免疫。已有较多研究表明，仙鹤草活性成分具有显著的免疫调节作用，可增强机体对肿瘤细胞的免疫能力。减缓肿瘤细胞的侵袭。

白茅根的抗肿瘤组分和化学成分：白茅素等。

白茅根的抗肿瘤药理作用如下。①抑制肿瘤细胞。白茅根提取物能够抑制肝癌、前列腺癌细胞增殖，诱导肿瘤细胞凋亡。②阻滞肿瘤细胞增殖周期。白茅根提取物能够通过将细胞周期阻滞于G0/G1期，诱导前列腺癌细胞株LNCap的凋亡。

【临证体会】

临床应用方面，仙鹤草、白茅根合用，白茅根甘寒，入血，能滋阴清热，缩短出凝血时间，降低血管通透性，凉血止血则不留瘀，而且又能泄膀胱之积热，通利小便，促进排尿，改善肾脏供血，消除尿中红细胞，降低血压，消退水肿，为治疗血尿之要药。仙鹤草收敛止血，可缩短凝血时间，促进血液凝固，是治疗肿瘤病患者血尿中最常用的凉血止血对药。

参考文献

[1] 孙胜菲．白茅根伍仙鹤草治血尿[J]．长春中医学院学报，1996(1)：42.

[2] 朱源，黄思瑜，王珏，等．仙鹤草的抗肿瘤作用机制及临床应用综述[J]．世界科学技术-中医药现代化，2018，20(12)：2196-2201.

[3] 马成勇，王元花，杨敏，等．白茅根及其提取物的药理作用机制及临床应用[J]．医学综述，2019，25(2)：370-374.

[4] 马娟．仙鹤草根与仙鹤草抗肿瘤作用比较研究[D]．济南：山东中医药大学硕士研究生学位论文，2008.

[5] 吴琳华．仙鹤草指纹图谱的建立及其抗肿瘤作用机制研究[D]．哈尔滨：

黑龙江中医药大学博士研究生学位论文，2004.
[6] 包永睿，王帅，孟宪生，等. 白茅根水提取物对人肝癌细胞株 SMMC-7721 细胞周期及细胞凋亡的影响 [J]. 时珍国医国药，2013，24 (7)：1584-1586.
[7] 陈大可. 芦竹素对人前列腺癌细胞系细胞凋亡及 Bcl-2/Bax 表达的影响 [J]. 中国中西医结合外科杂志，2016，22 (6)：575-579.